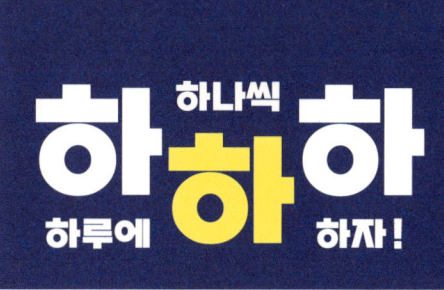

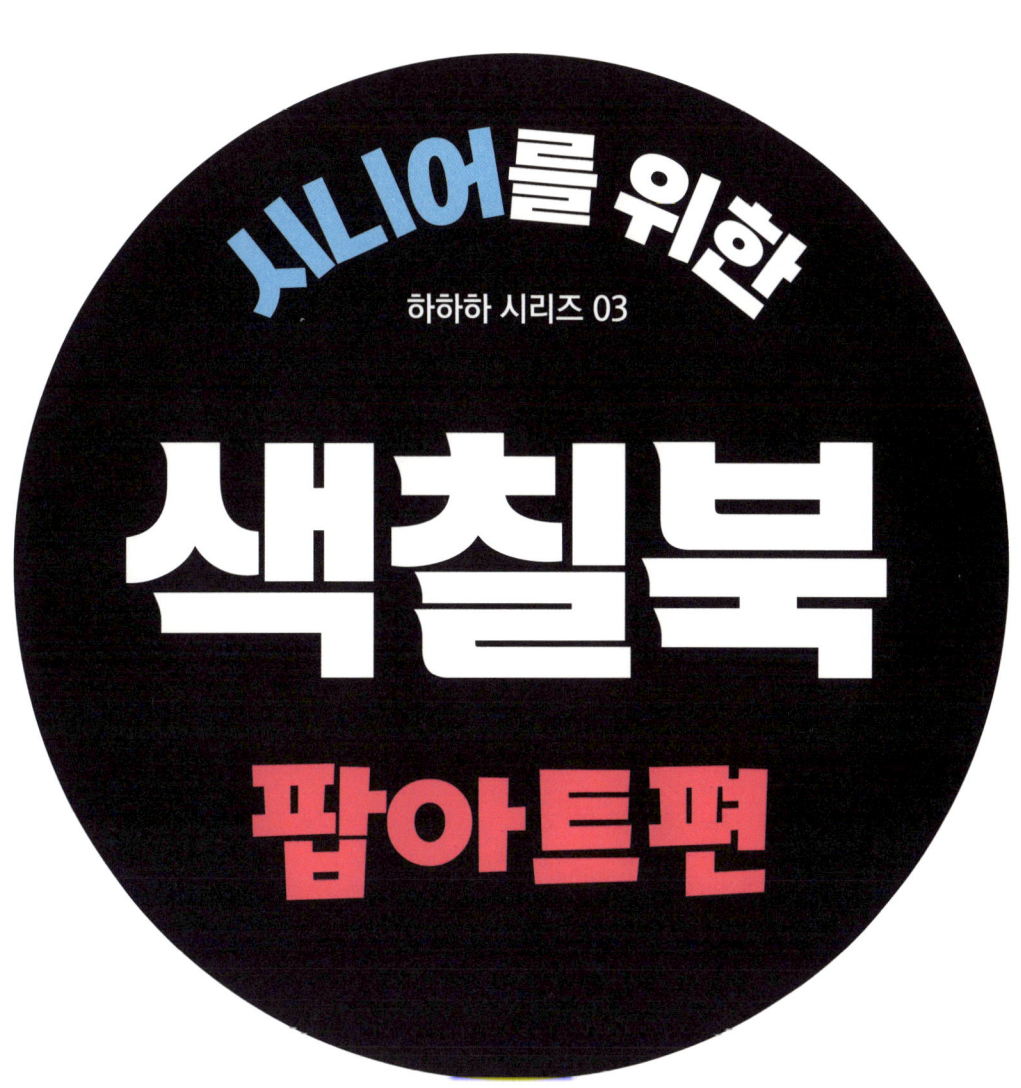

시니어를 위한
하하하 시리즈 03
색칠북
팝아트편

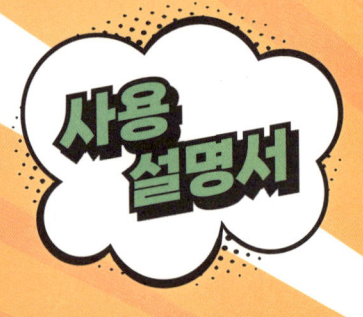

그림 확인하기

사용 설명서

먼저 어떤 작품인지 확인해보세요.
팝아트는 밝은 색을 칠하고, 검은색 선으로 표현하는
단순하지만 강렬한 느낌의 예술이에요.

나만의 팝아트

엉덩이 주사 안 아프게 OK!

팝아트는 **밝은 색**을 칠하고, **검은색 선**으로 표현하는
단순하지만 강렬한 느낌의 예술이에요.
완성작을 보며 나만의 팝아트를 만들어보세요.

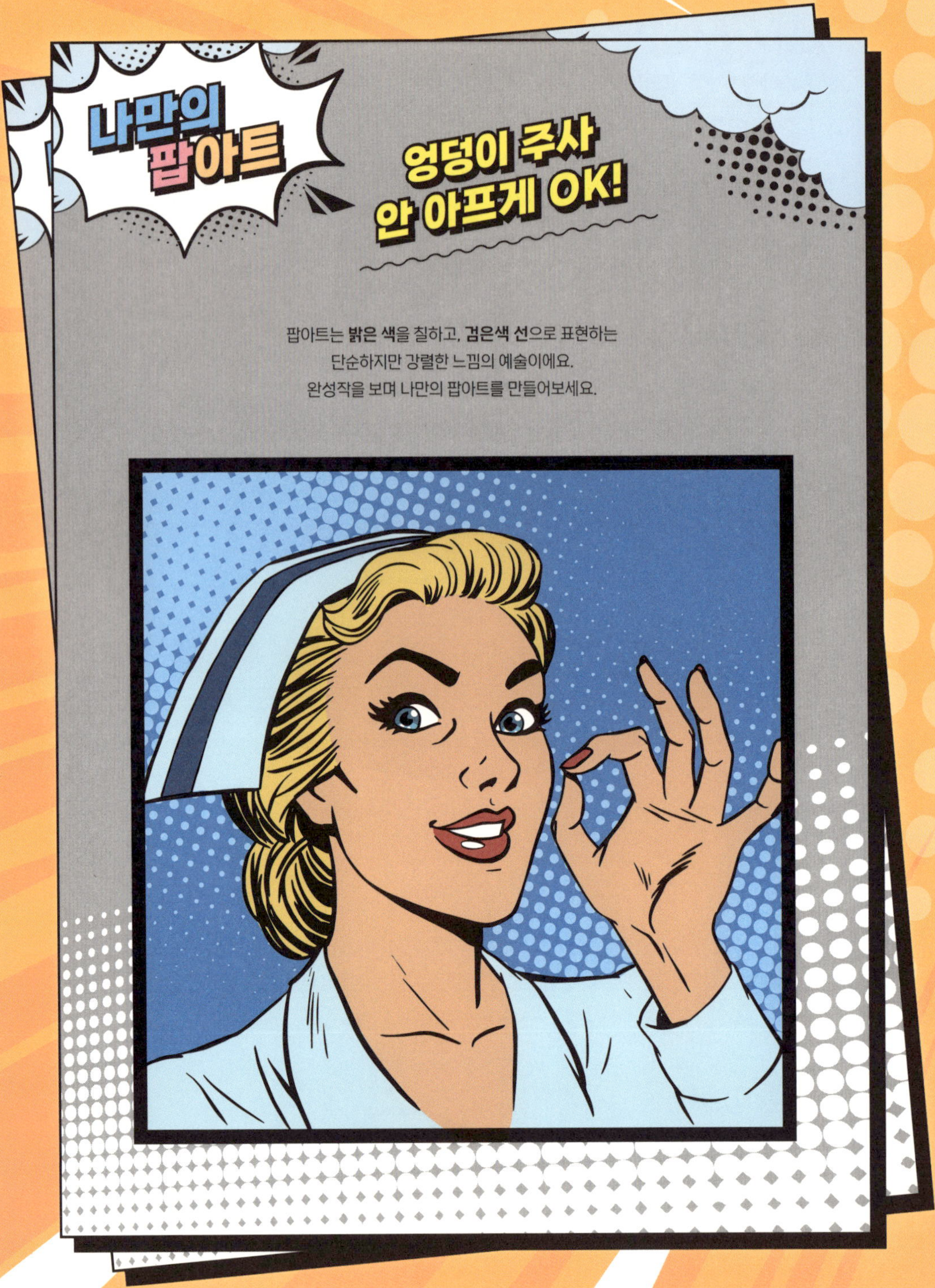

색칠해서 완성하기 2

그림과 똑같이 색칠해도 좋고 자유롭게 색칠해도 좋아요.
내가 원하는 색으로 색칠해 나만의 팝아트를 완성해보세요.
색연필이나 마커 등 여러 가지 도구로 색칠하면
또 다른 느낌의 그림으로 색다른 즐거움을 느낄 수 있답니다.

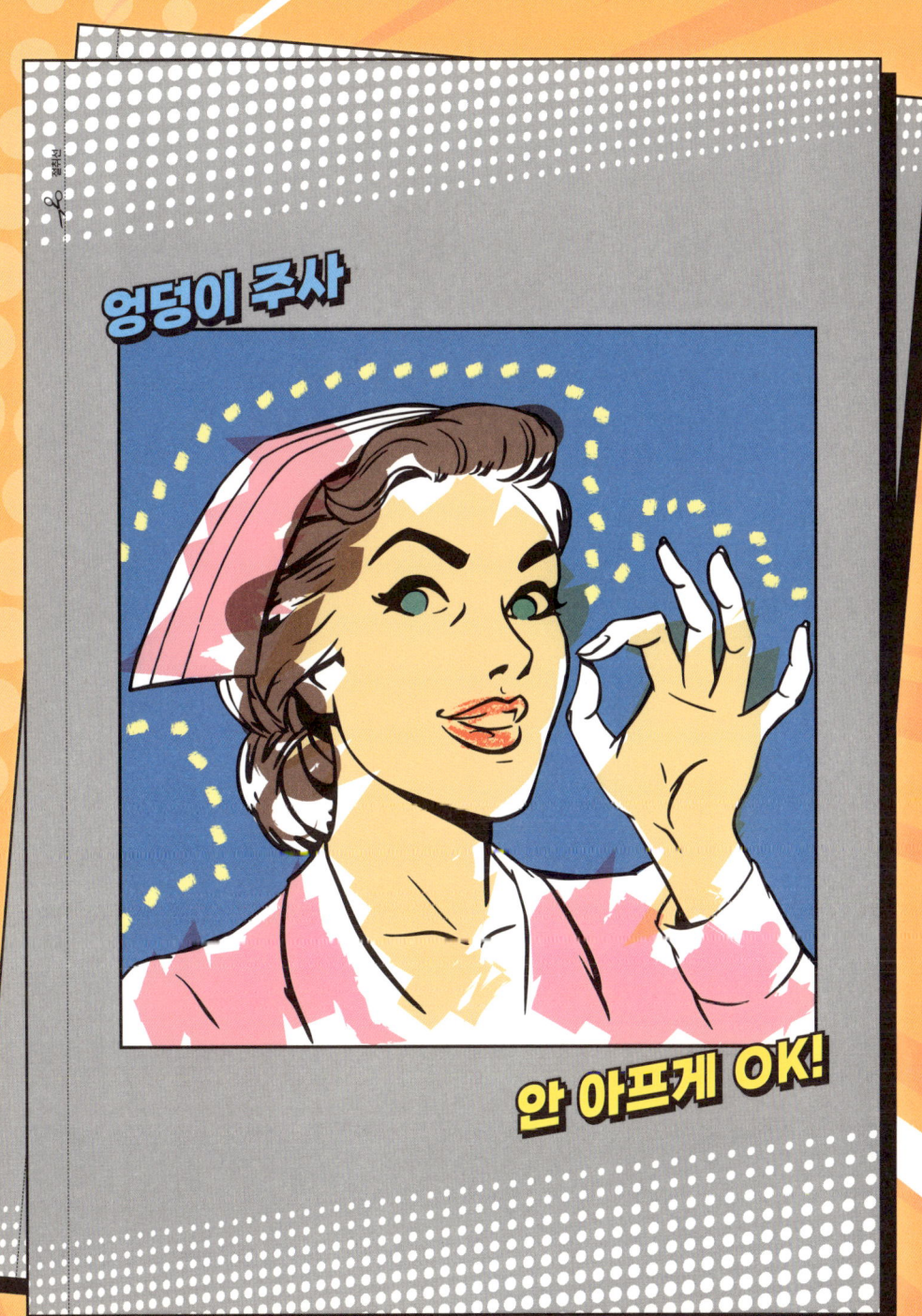

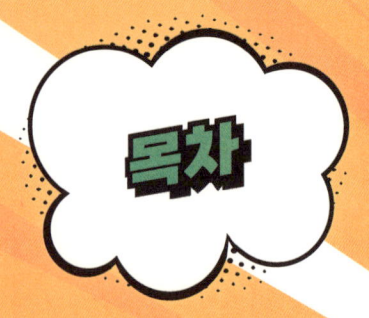

목차

1. 팝아트의 세계로
2. 모두 피해! 폭탄이다!
3. 잘해봅시다 우리
4. 사랑을 표현해요
5. 특별했던 햄버거의 추억
6. NO! 싫어요!
7. OK! 좋아요!
8. 우리는 할 수 있어
9. 너도 할 수 있어
10. 안녕하세요 잘 지내셨나요?
11. 경비아저씨 영광의 상처
12. 주부의 만능상자 하나면 끝
13. 즐거운 요리시간 시작해볼까요
14. 건강상태 좋아요!
15. 행복했던 결혼식 날
16. 행복한 그날의 기억
17. 떨렸던 청혼 반지 받아주세요
18. 안녕 이븐이 차 한잔할까요?
19. 나 오늘 어때요?
20. 사료는 맛없어
21. 완벽했던 여름휴가
22. 아름다운 시간 시원한 바람
23. 나는 지금 어디에 왔을까?
24. 사랑하는 사람과 함께해요
25. 우리 아기 나의 전부
26. 엄마는 널 사랑해
27. 아빠는 슈퍼맨
28. 엄마는 슈퍼우먼
29. 우리 아들 벌써 이렇게 컸구나
30. 아빠의 공격을 피해라!
31. 부드럽고 달콤한 케이크 한 조각
32. 서둘러요 시간이 없어요
33. 크리스마스에 산타가 오겠죠?
34. 두근두근 선물개봉 시간

- **35** 나에게 주는 선물 백화점 쇼핑
- **36** 달콤한 스무디와 달콤한 시간
- **37** 시원한 맥주 한 잔 주세요
- **38** 오늘 밤은 맥주로 가자
- **39** 아빠의 휴일은 소파와 한 몸
- **40** 시대신문 김기자입니다
- **41** 여보세요 누구세요
- **42** 건강에 좋은 토종닭백숙
- **43** 추수감사절에는 칠면조 요리
- **44** 고기 좋아요 1근에 만원
- **45** 내가 만든 요리가 제일 맛있어
- **46** 밥만 먹으면 졸리네
- **47** 시험시간 커닝하지 마세요
- **48** 모두 다 잘하고 있어요
- **49** 지금처럼 잘하면 돼요
- **50** 무이자할부 6개월이요
- **51** 가위바위보 주먹
- **52** 모르는 일이에요 몰라요
- **53** 잠복근무 체포합니다
- **54** 노안에는 돋보기안경
- **55** 두통엔 펜잘
- **56** 조용히 해주세요 남편카드예요
- **57** 사랑과 정열을 그대에게 꽃보다 남자
- **58** 내 꿈은 보디빌더 근육질 몸매
- **59** 커피는 맥심 결제는 아빠카드
- **60** 커트에 염색까지 하던 대로 맞죠?
- **61** 멋쟁이 중절모 사나이
- **62** 청바지가 잘 어울리는 여자
- **63** 첫째 아들의 첫 출근
- **64** 노래 부르는 베짱이
- **65** 행복하세요 행운을 빌어요
- **66** 보인다... 복권 1등 번호가 보인다!
- **67** 열심히 돈 벌어서 하와이 갈 거예요
- **68** 이거만 자르면 자유다!
- **69** 10년 무사고 모범운전이에요
- **70** 오늘은 월급날 내가 한턱 쏜다

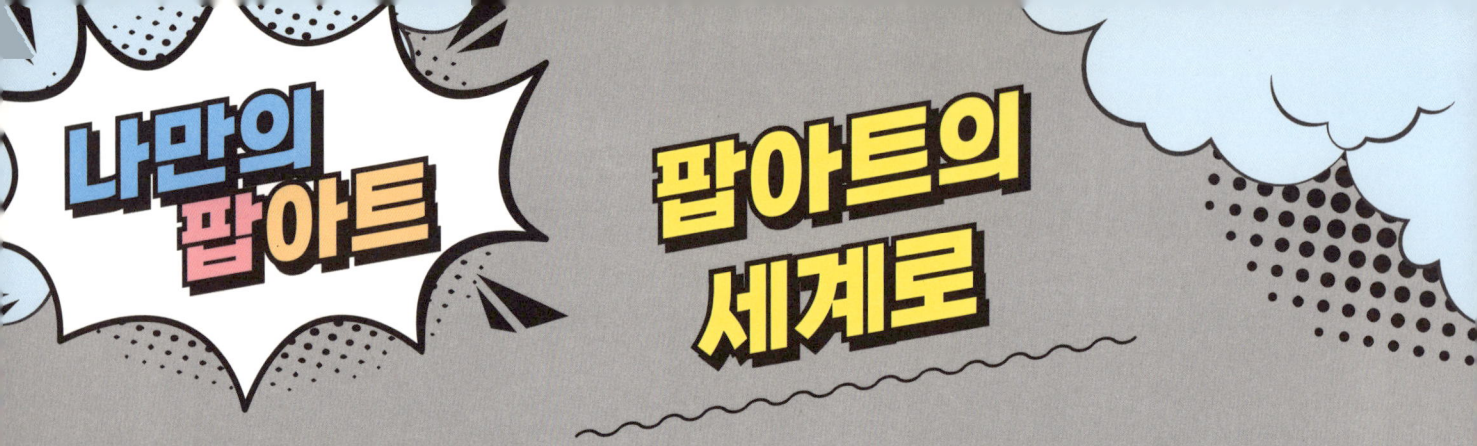

나만의 팝아트
팝아트의 세계로

팝아트는 **밝은 색**을 칠하고, **검은색 선**으로 표현하는
단순하지만 강렬한 느낌의 예술이에요.
완성작을 보며 나만의 팝아트를 만들어보세요.

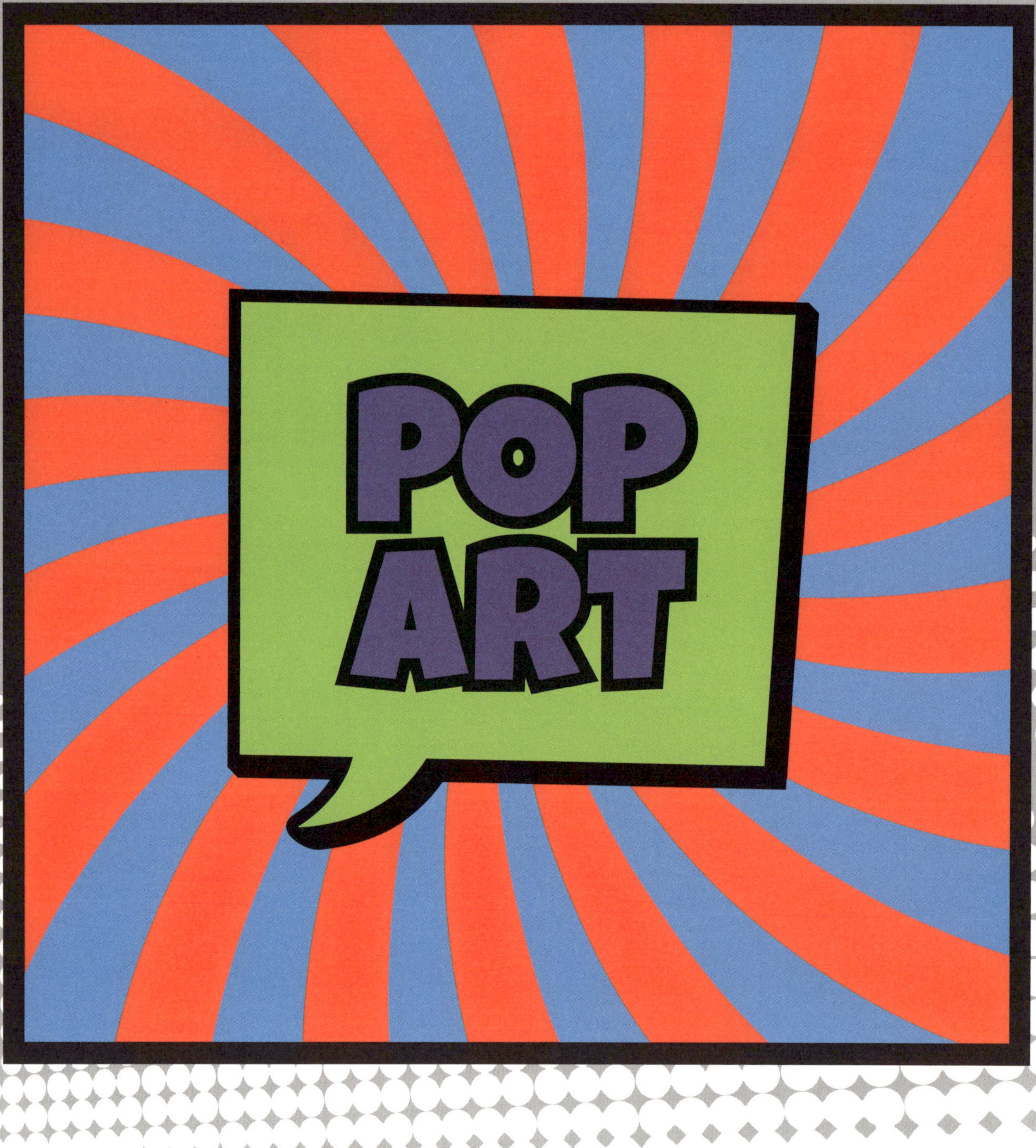

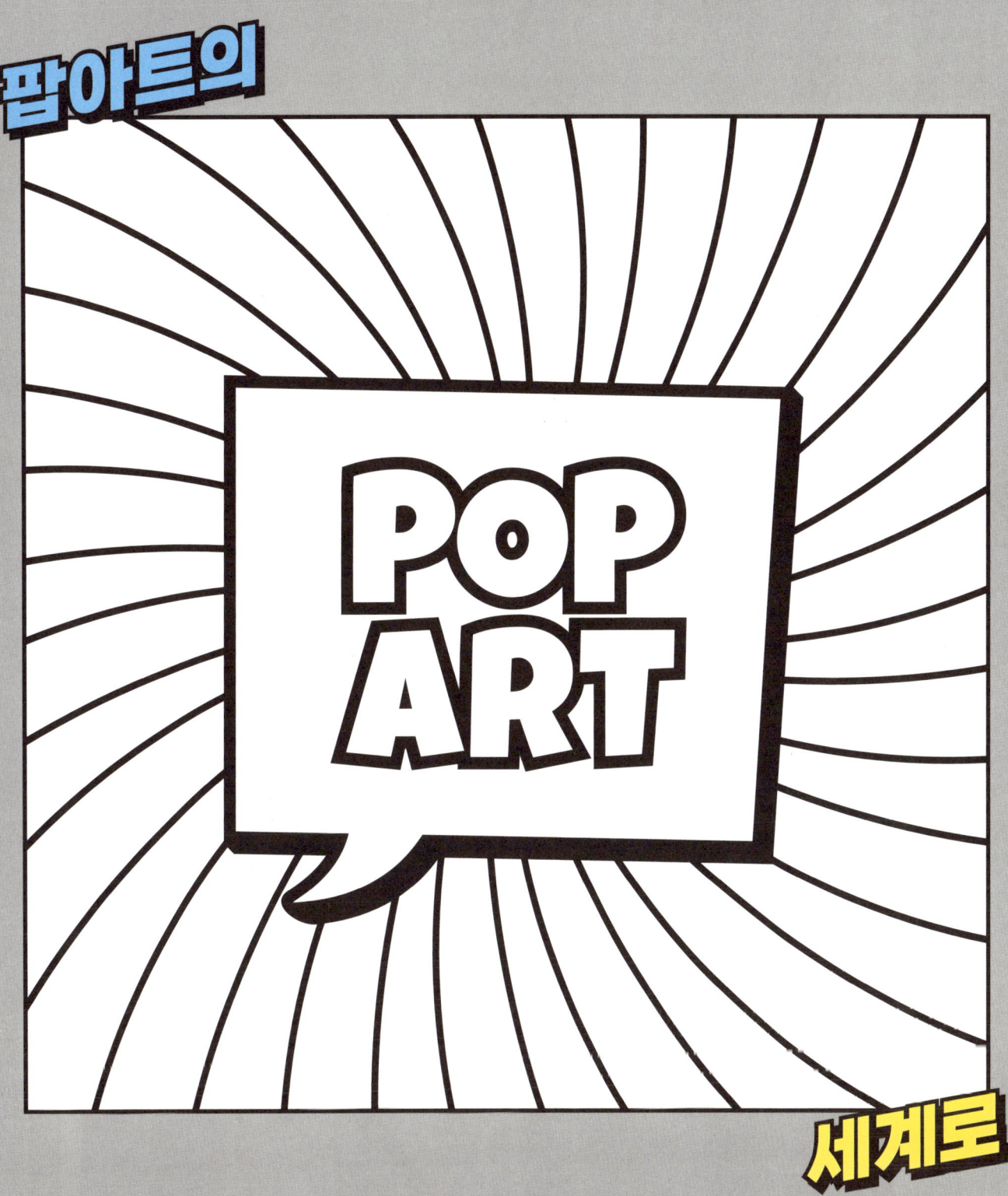

나만의 팝아트

모두 피해! 곧 터진다!

팝아트는 밝은 색을 칠하고, 검은색 선으로 표현하는 단순하지만 강렬한 느낌의 예술이에요. 완성작을 보며 나만의 팝아트를 만들어보세요.

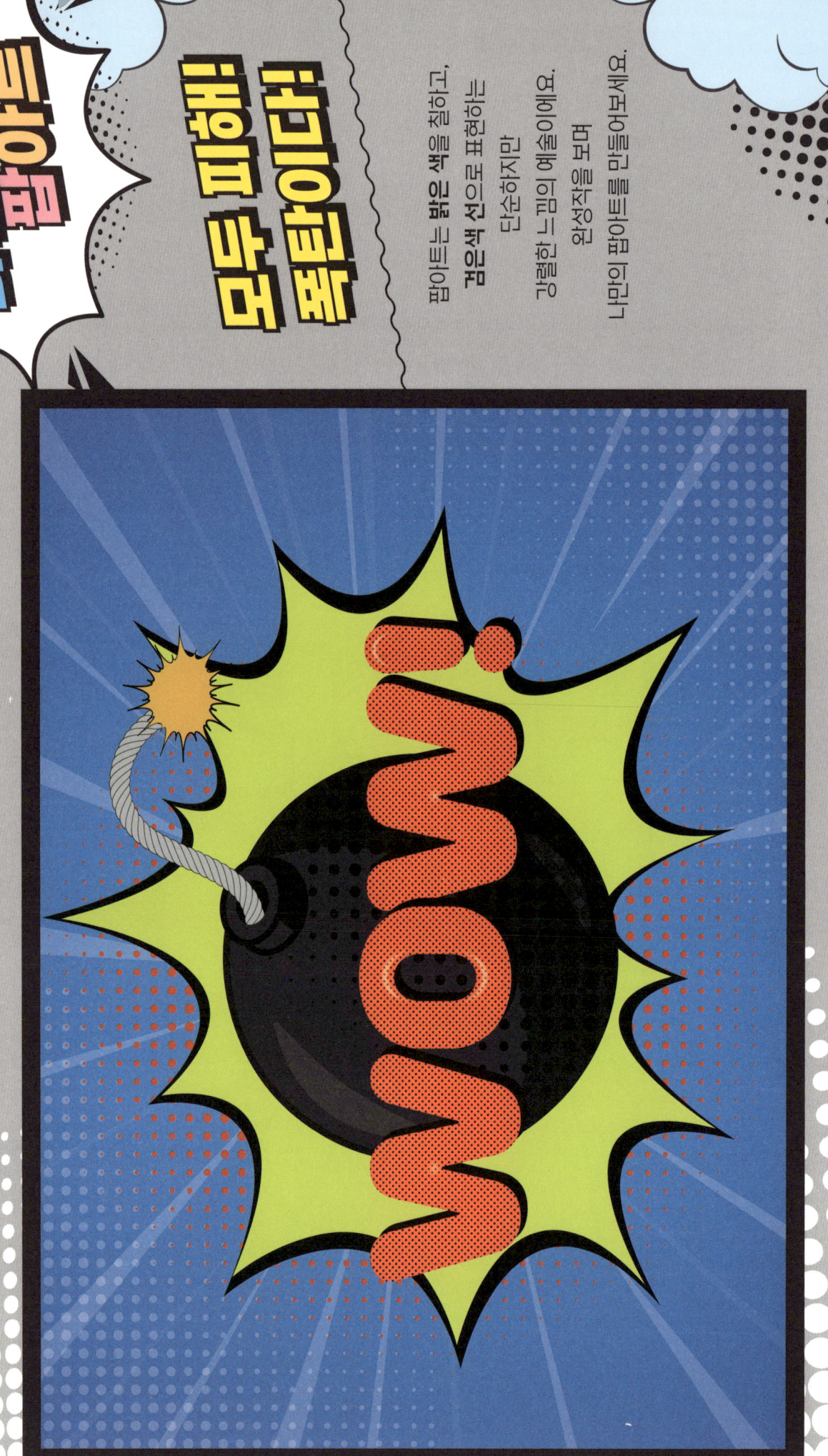

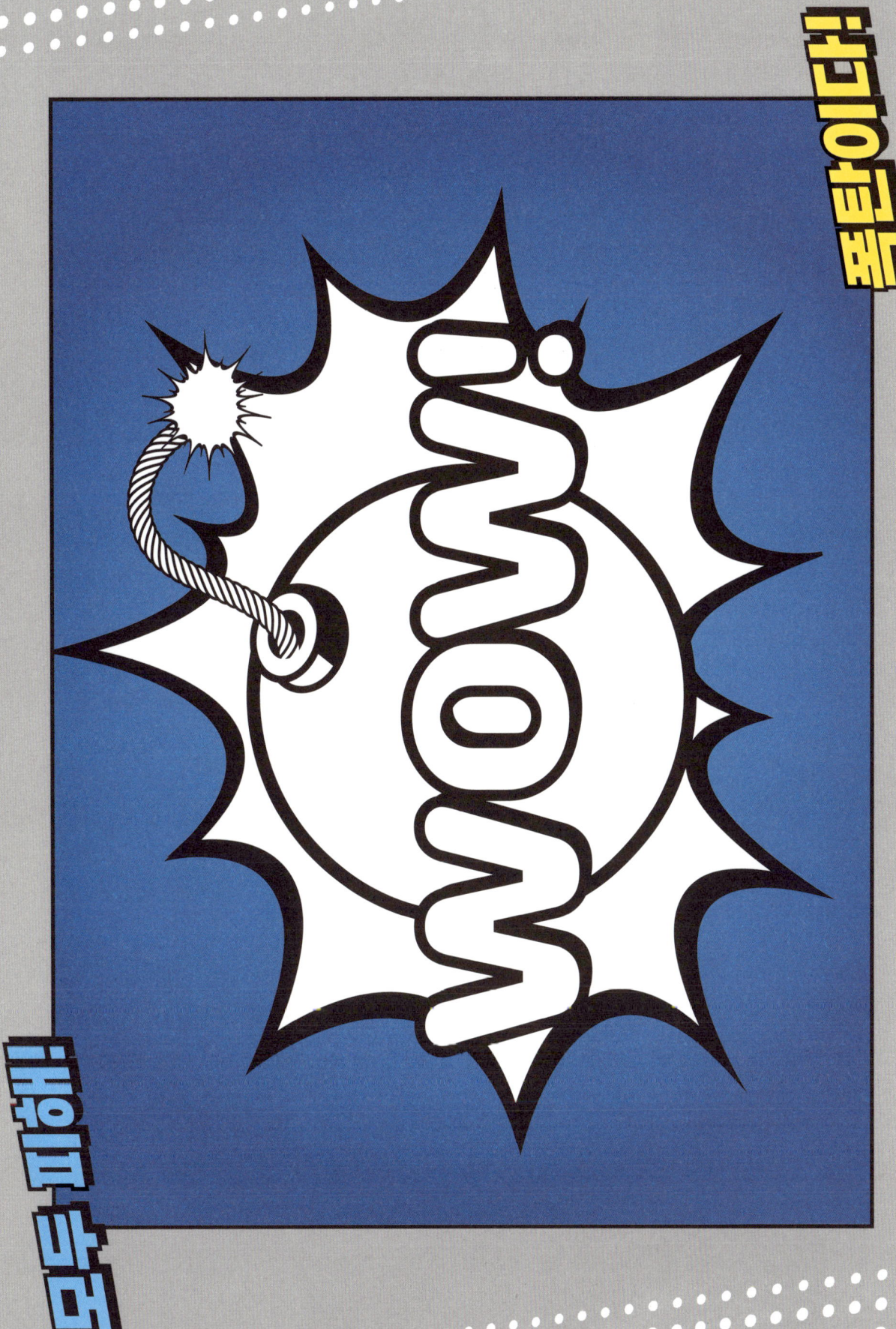

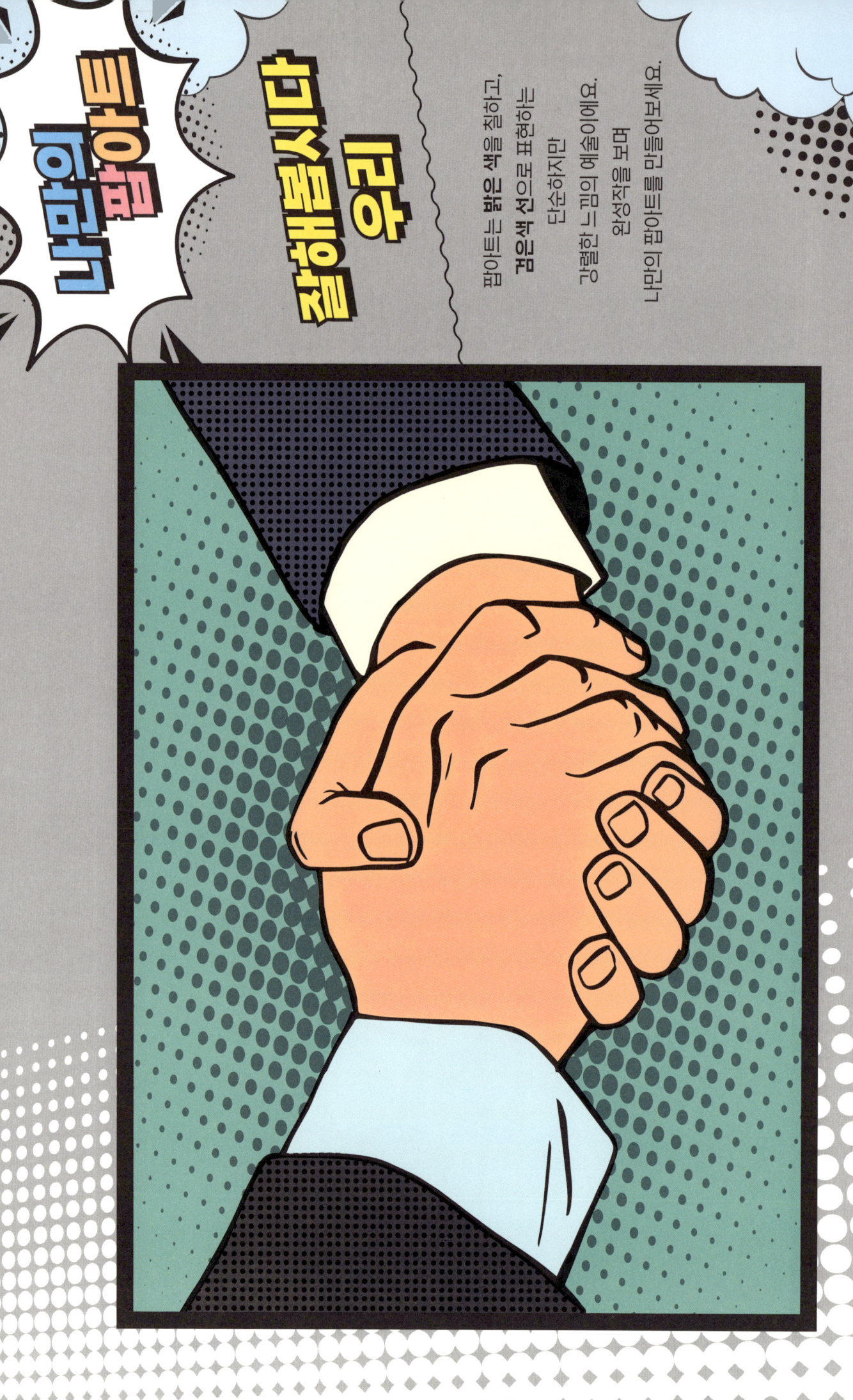

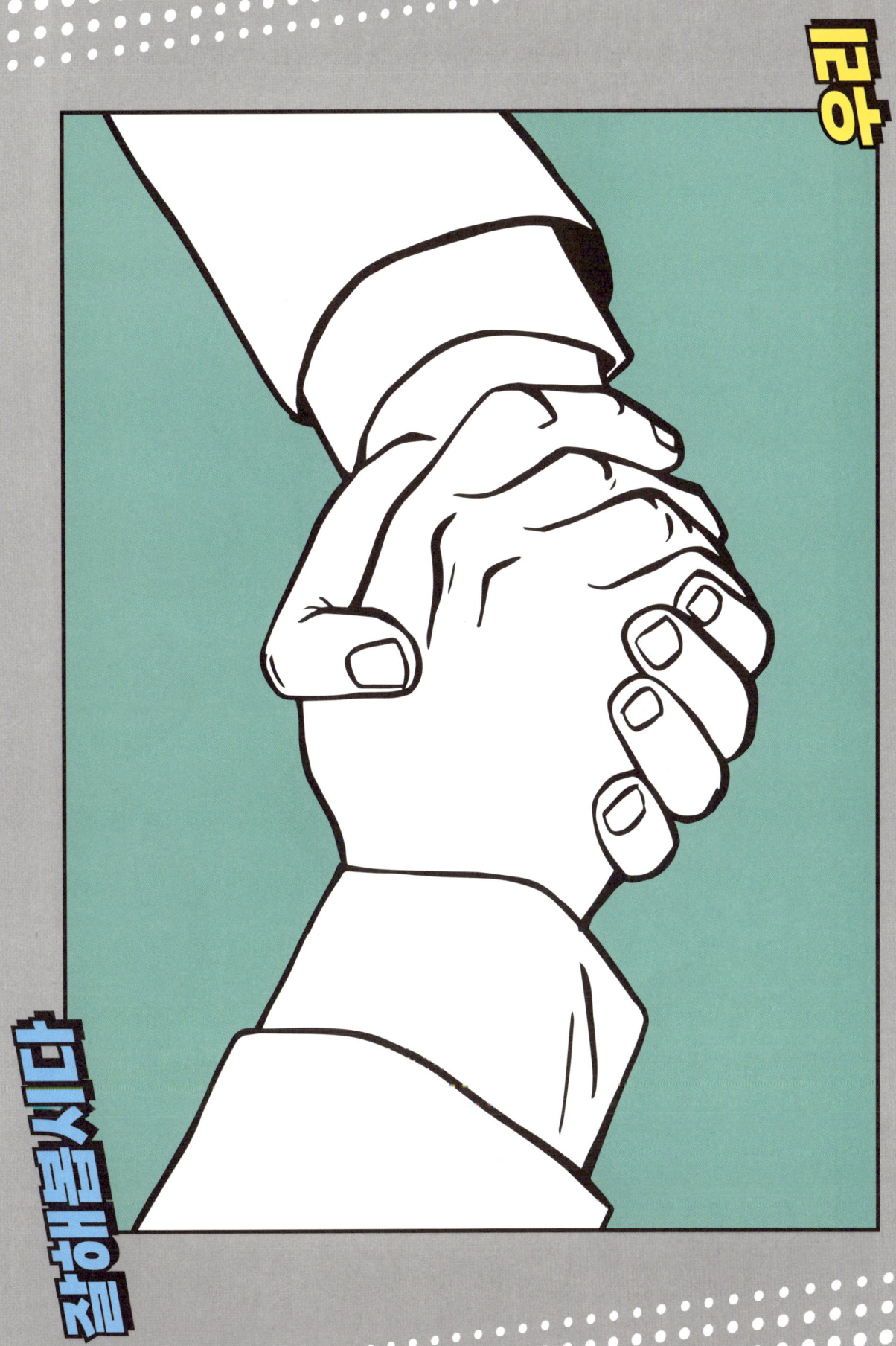

나만의 팝아트
사랑을 표현하다

팝아트는 밝은 색을 칠하고, 검은색 선으로 표현하는 단순하지만 강렬한 느낌의 예술이에요. 예술작품을 보며 나만의 팝아트를 만들어 완성해 보며 나만의 팝아트를 만들어요.

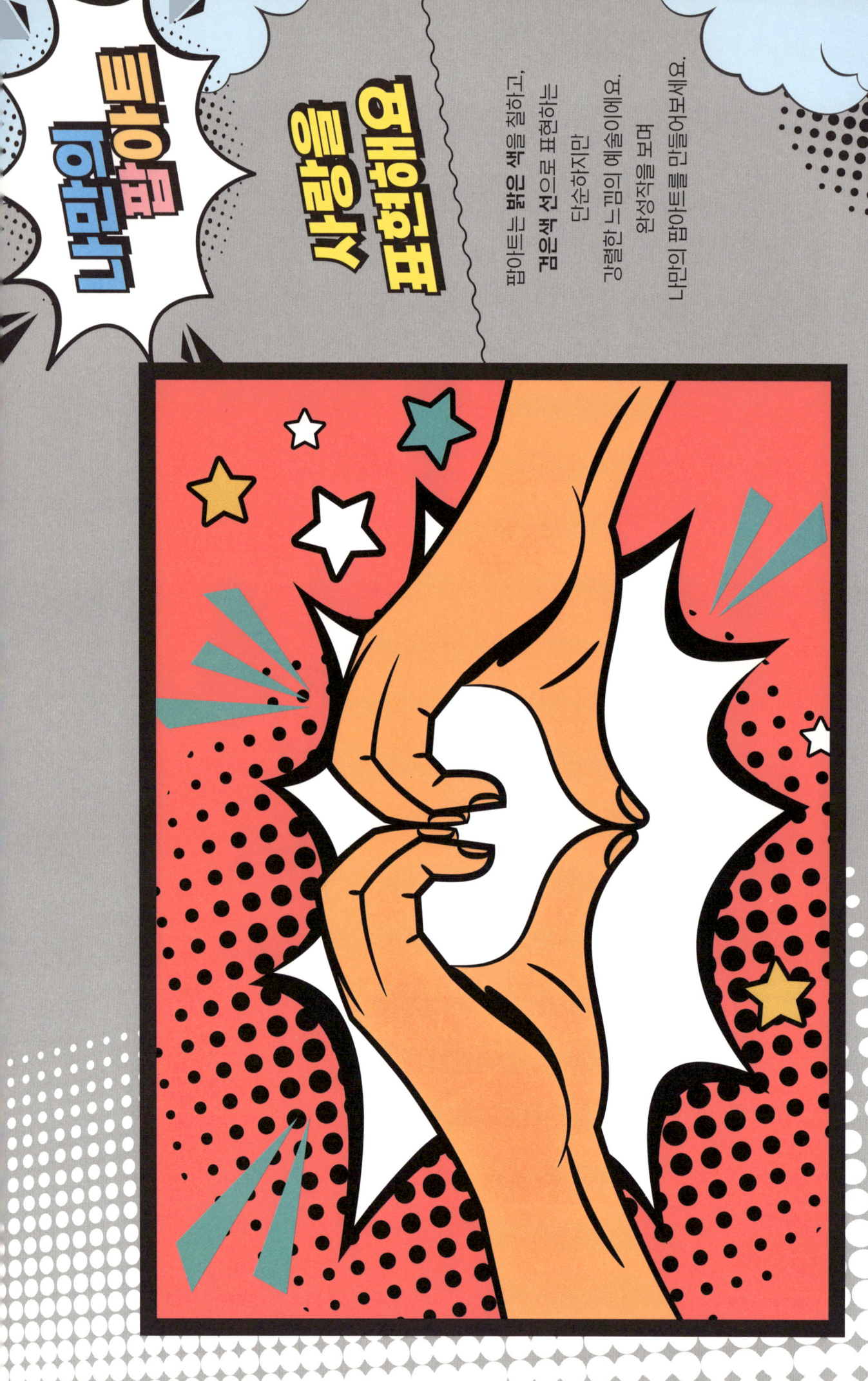

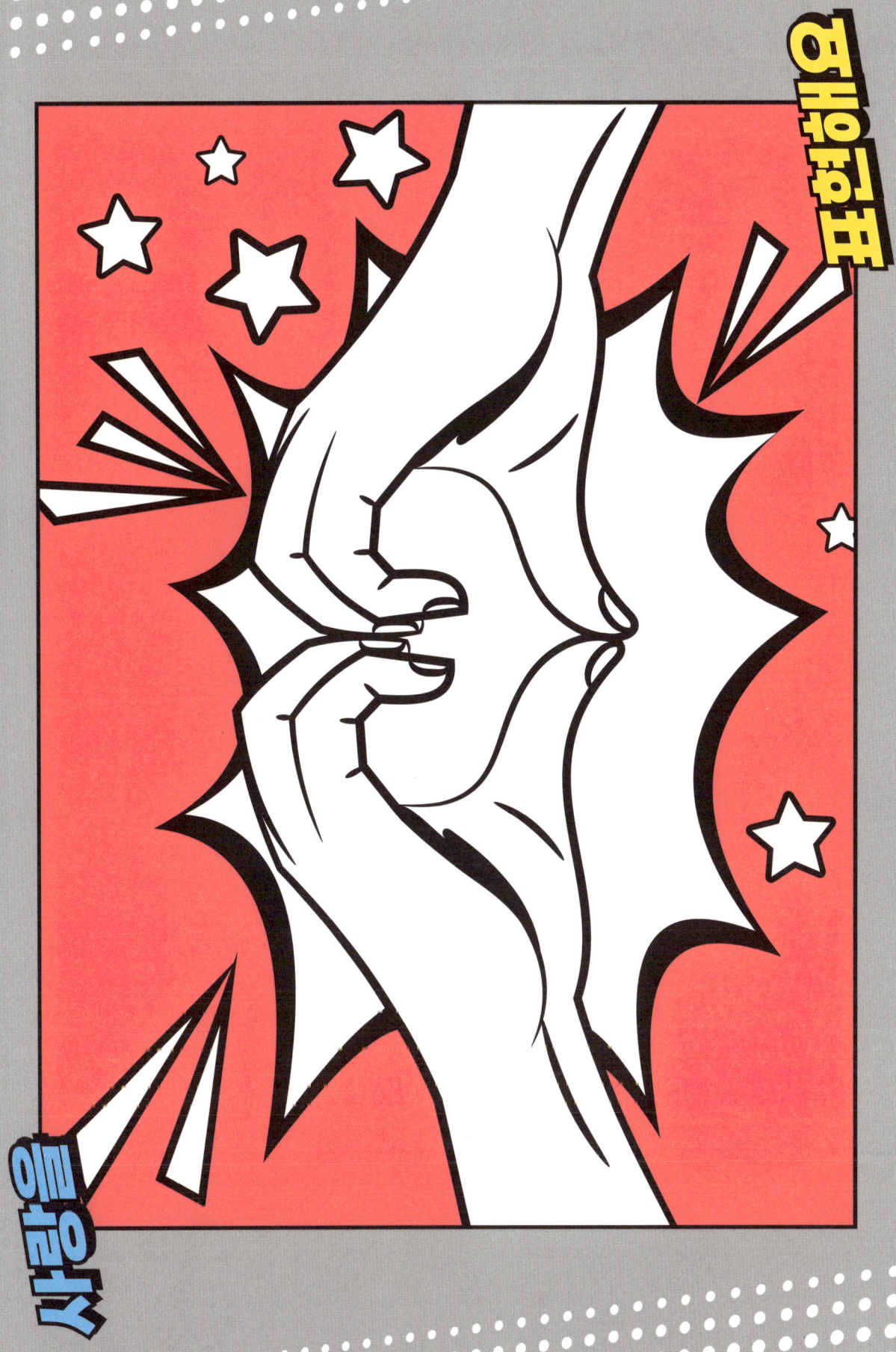

나만의 팝아트

특별했던 햄버거의 추억

팝아트는 밝은 색을 칠하고, 검은색 선으로 표현하는 단순하지만 강렬한 느낌의 예술이에요. 예시작들을 보며 나만의 팝아트를 만들어 보세요.

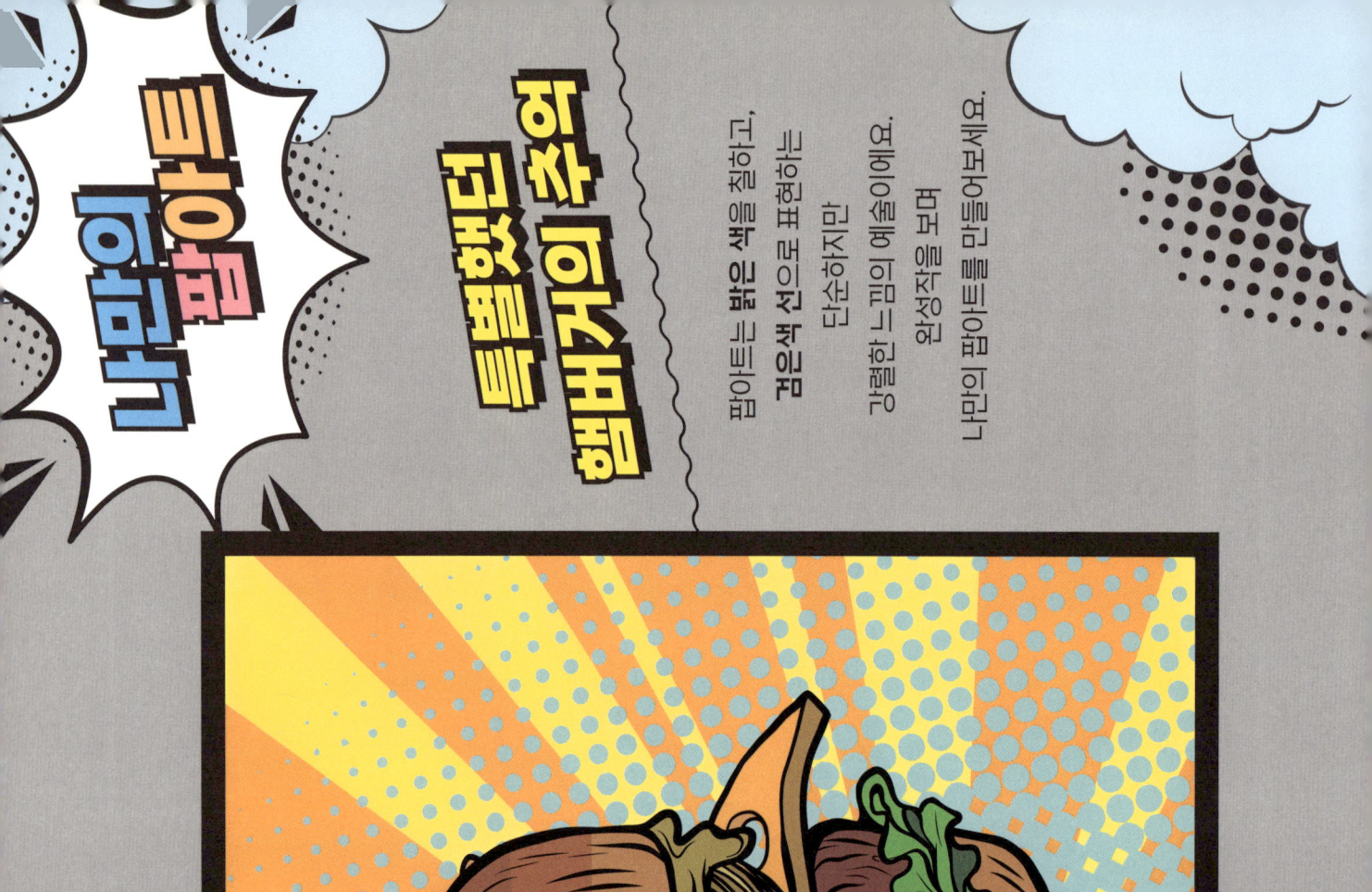

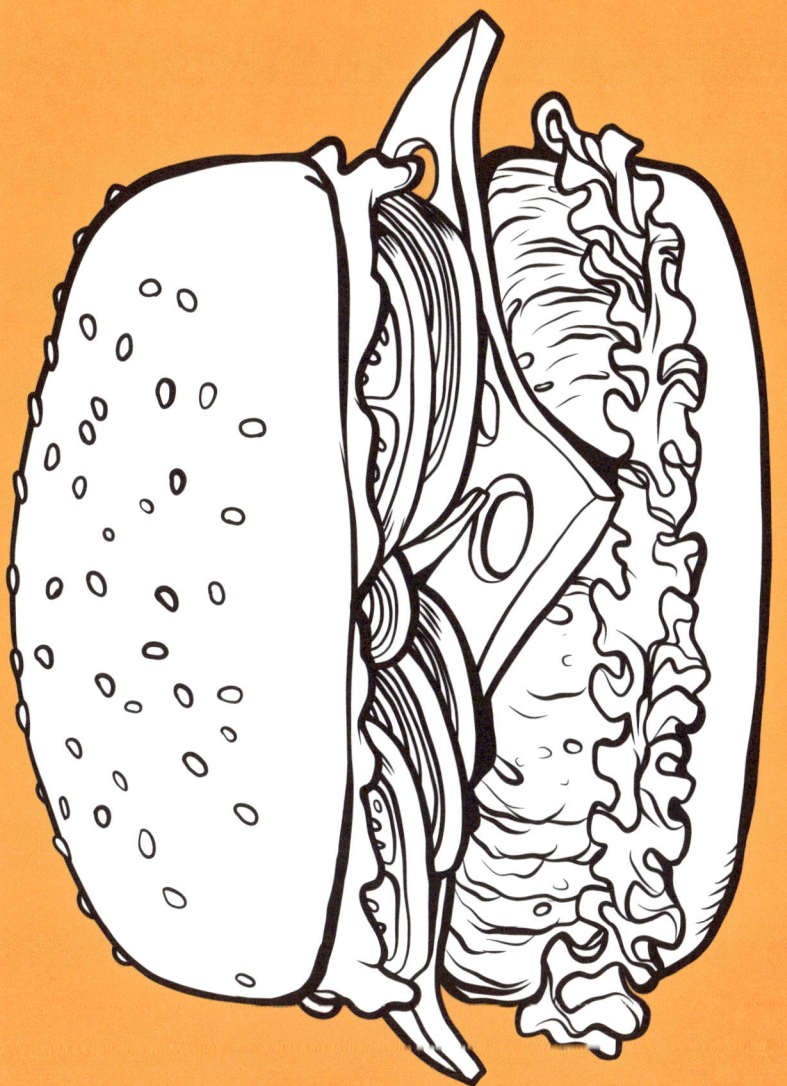

나만의 팝아트

NO! 싫어요!

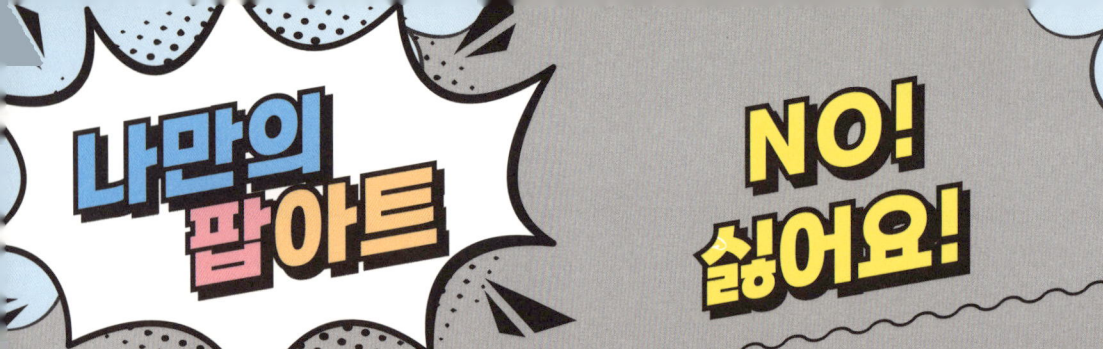

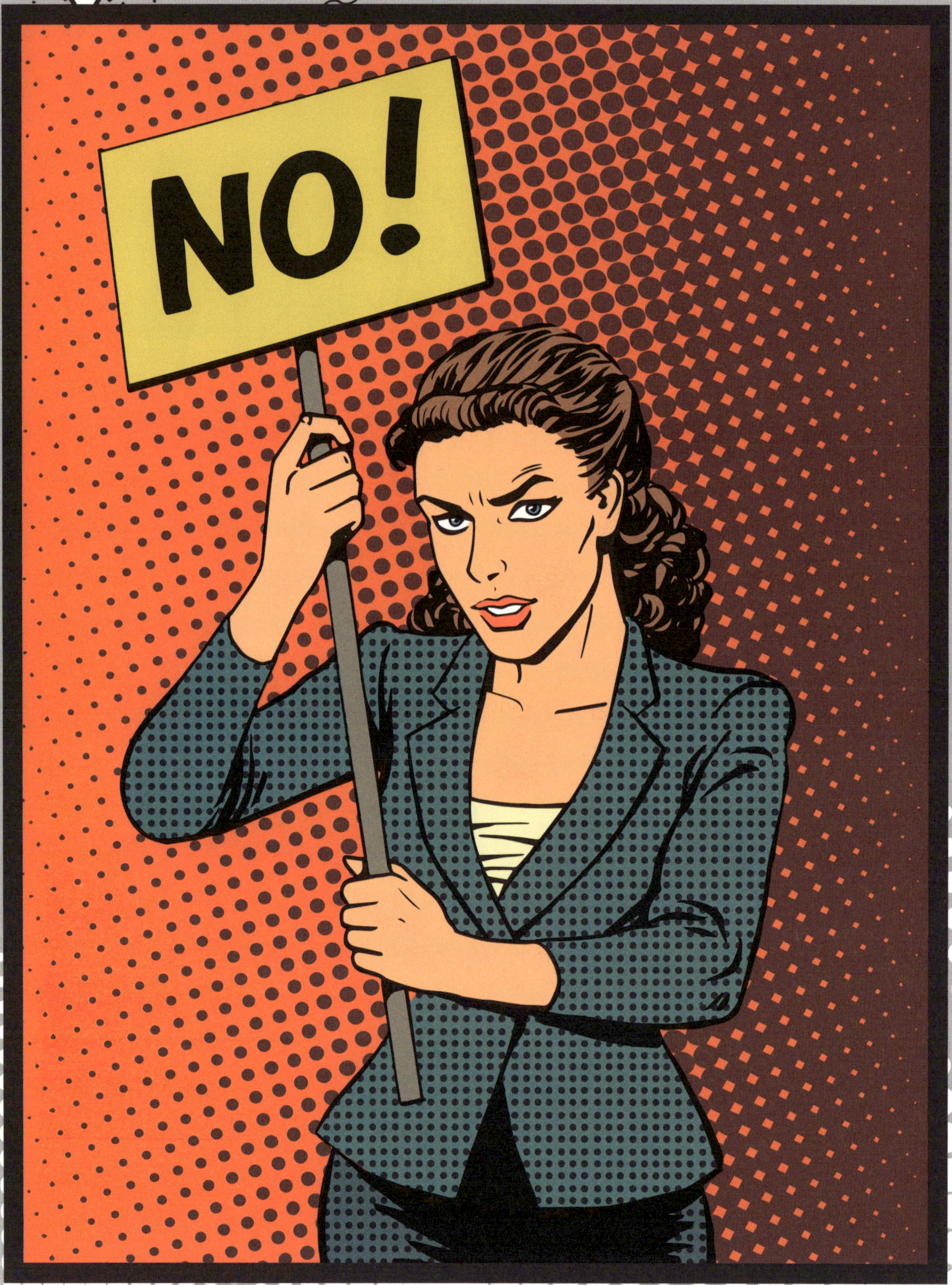

팝아트는 **밝은 색**을 칠하고, **검은색 선**으로 표현하는 단순하지만 강렬한 느낌의 예술이에요.
완성작을 보며 나만의 팝아트를 만들어보세요.

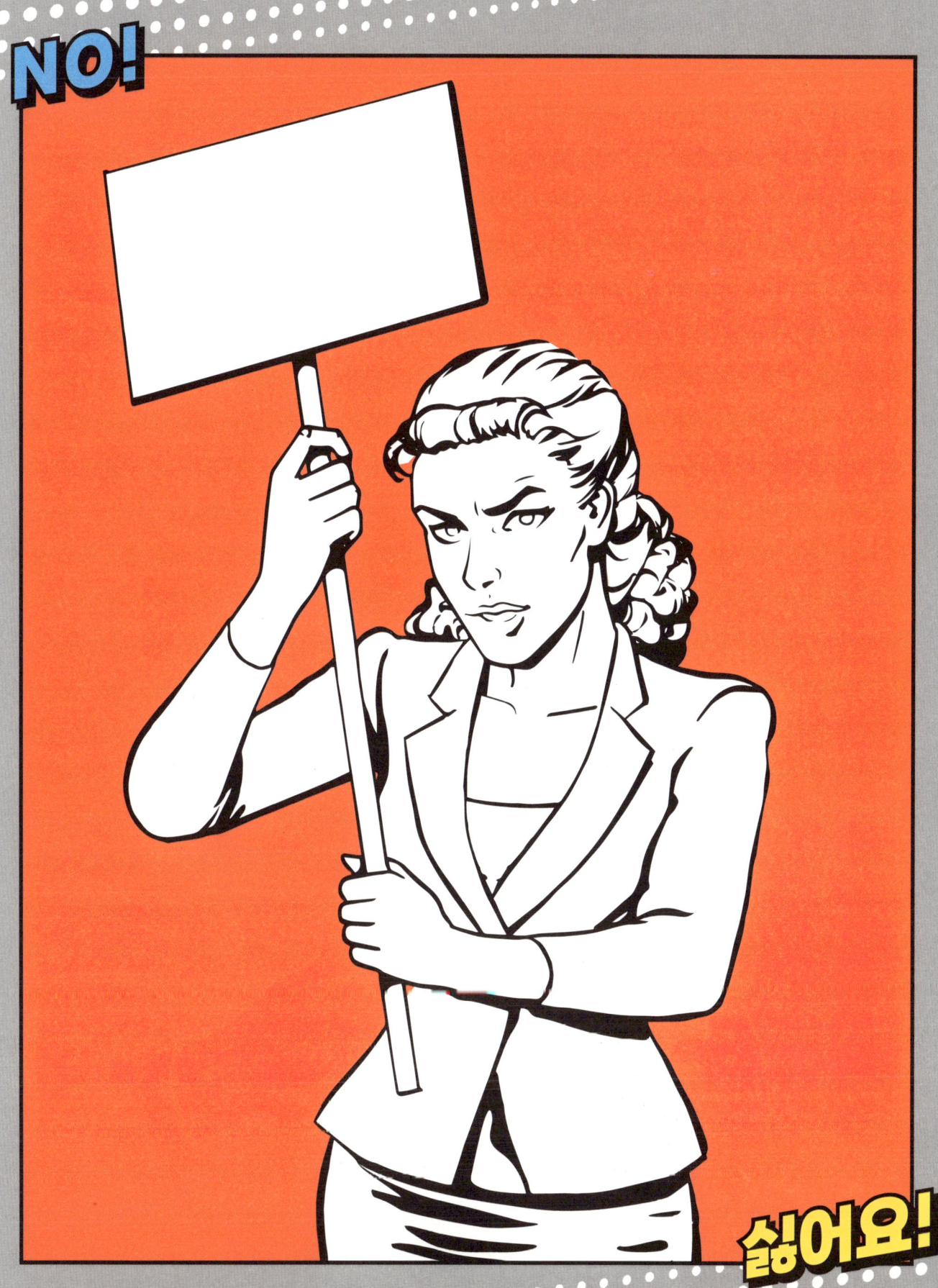

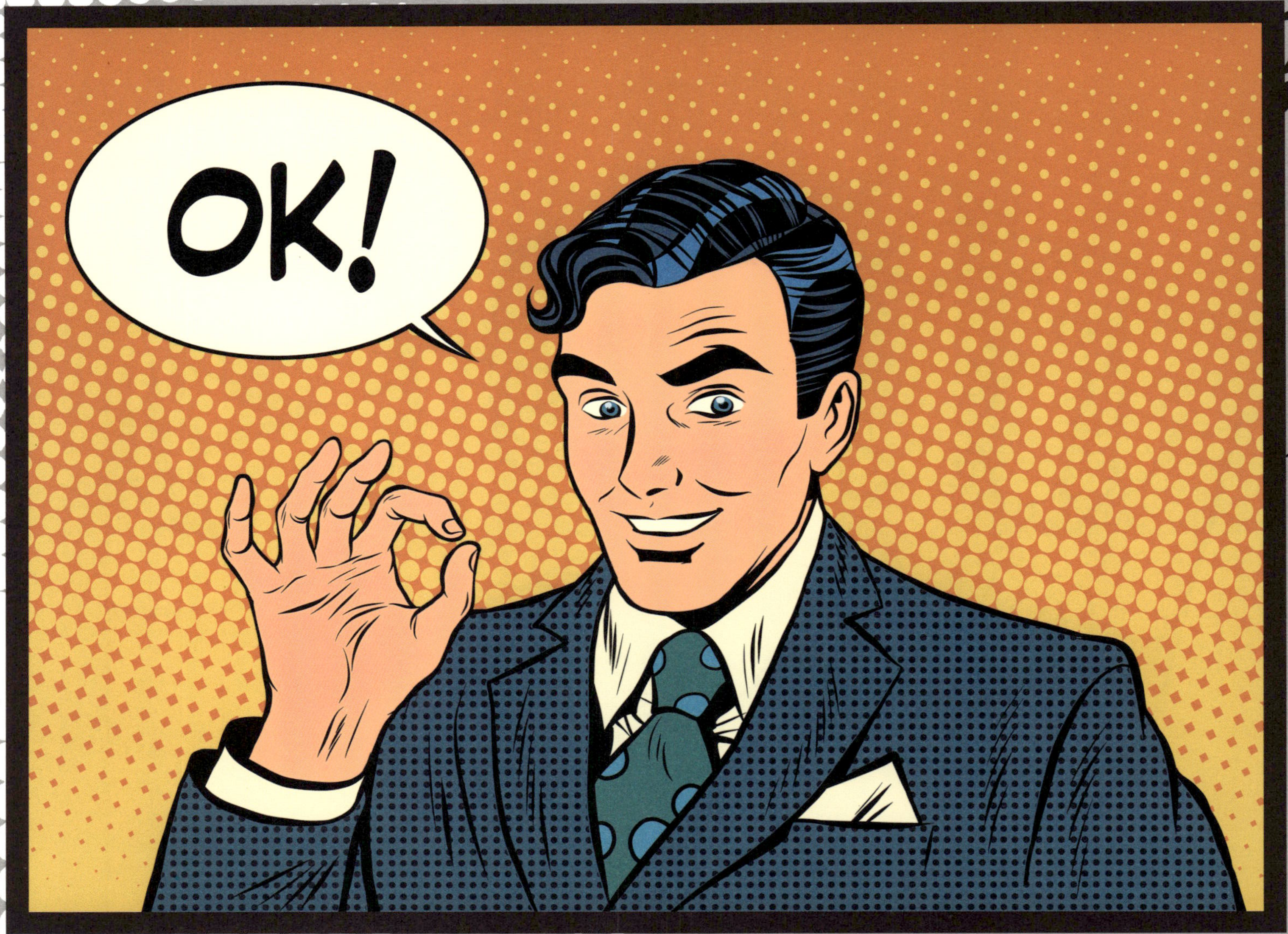

나만의 팝아트

OK! 좋아!

팝아트는 밝은 색을 칠하고, **검은색 선으로 표현하는** 단순하지만 강렬한 느낌의 예술이에요. 완성작을 보며 나만의 팝아트를 만들어보세요.

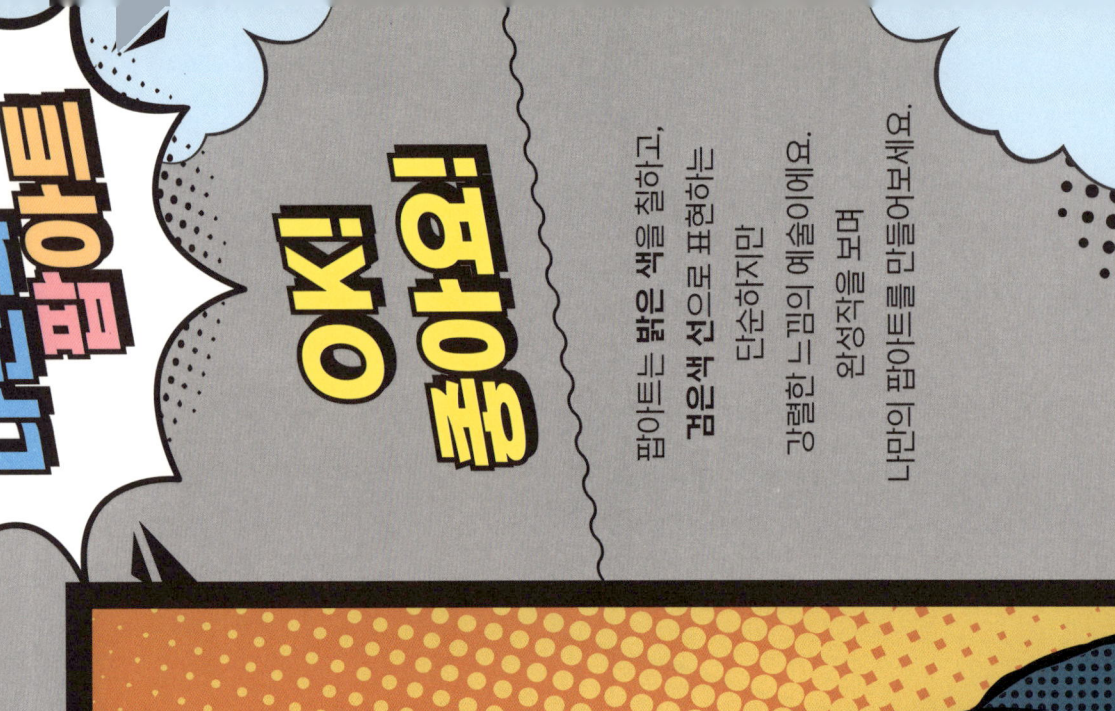

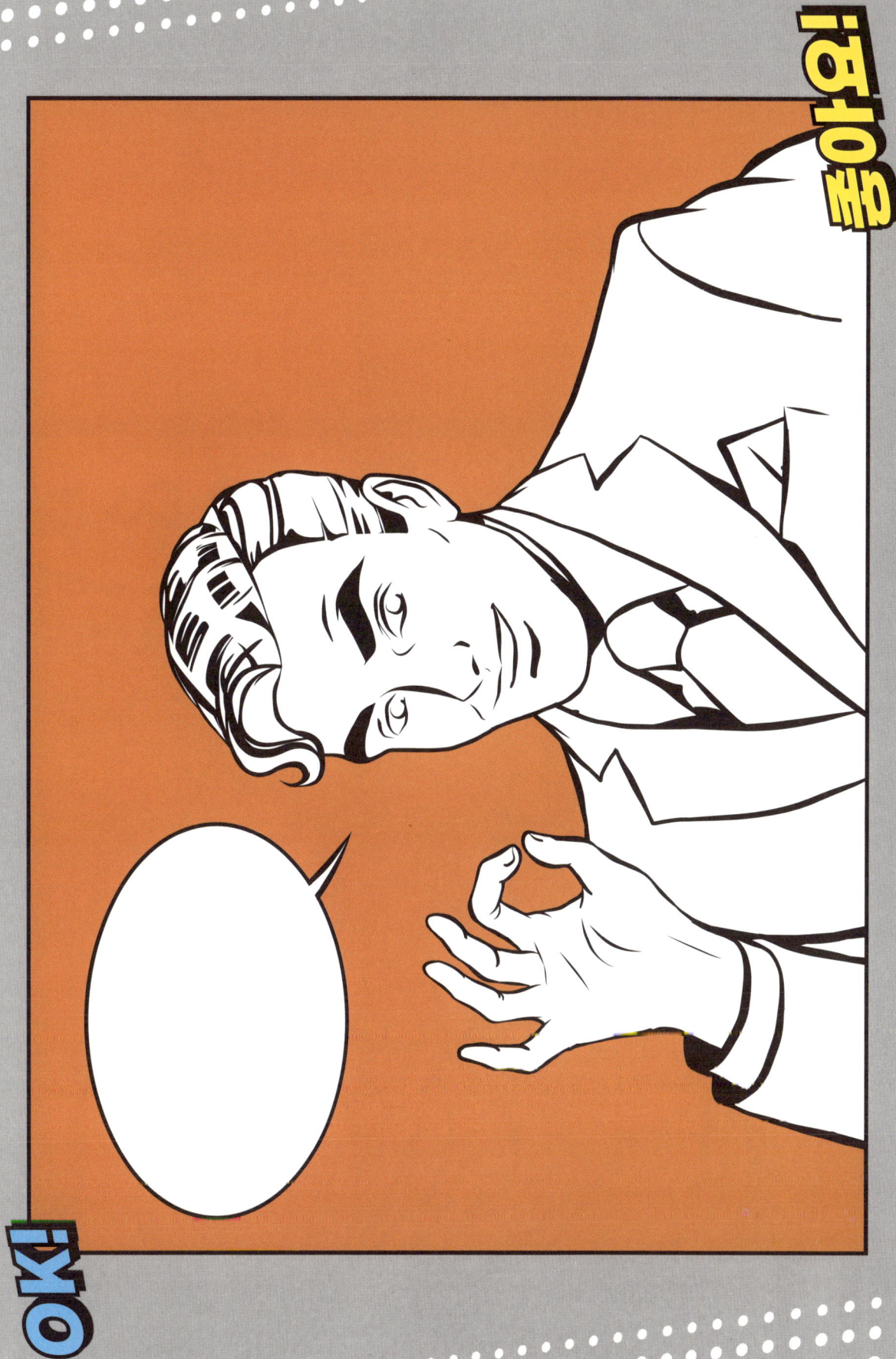

나만의 팝아트

우리는 할 수 있어

팝아트는 **밝은 색**을 칠하고, **검은색 선**으로 표현하는 단순하지만 강렬한 느낌의 예술이에요. 완성작을 보며 나만의 팝아트를 만들어보세요.

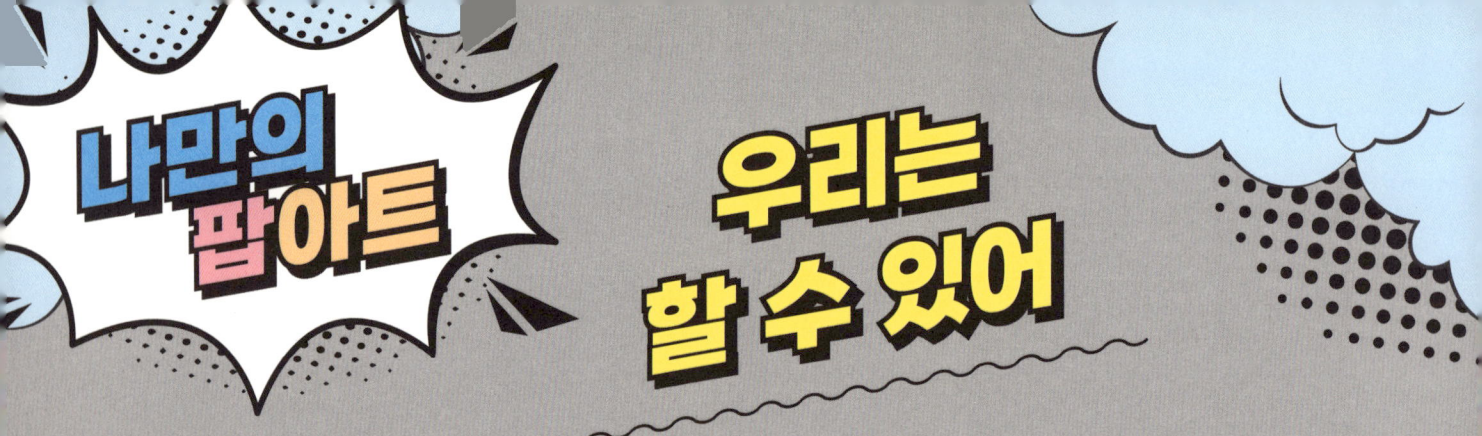

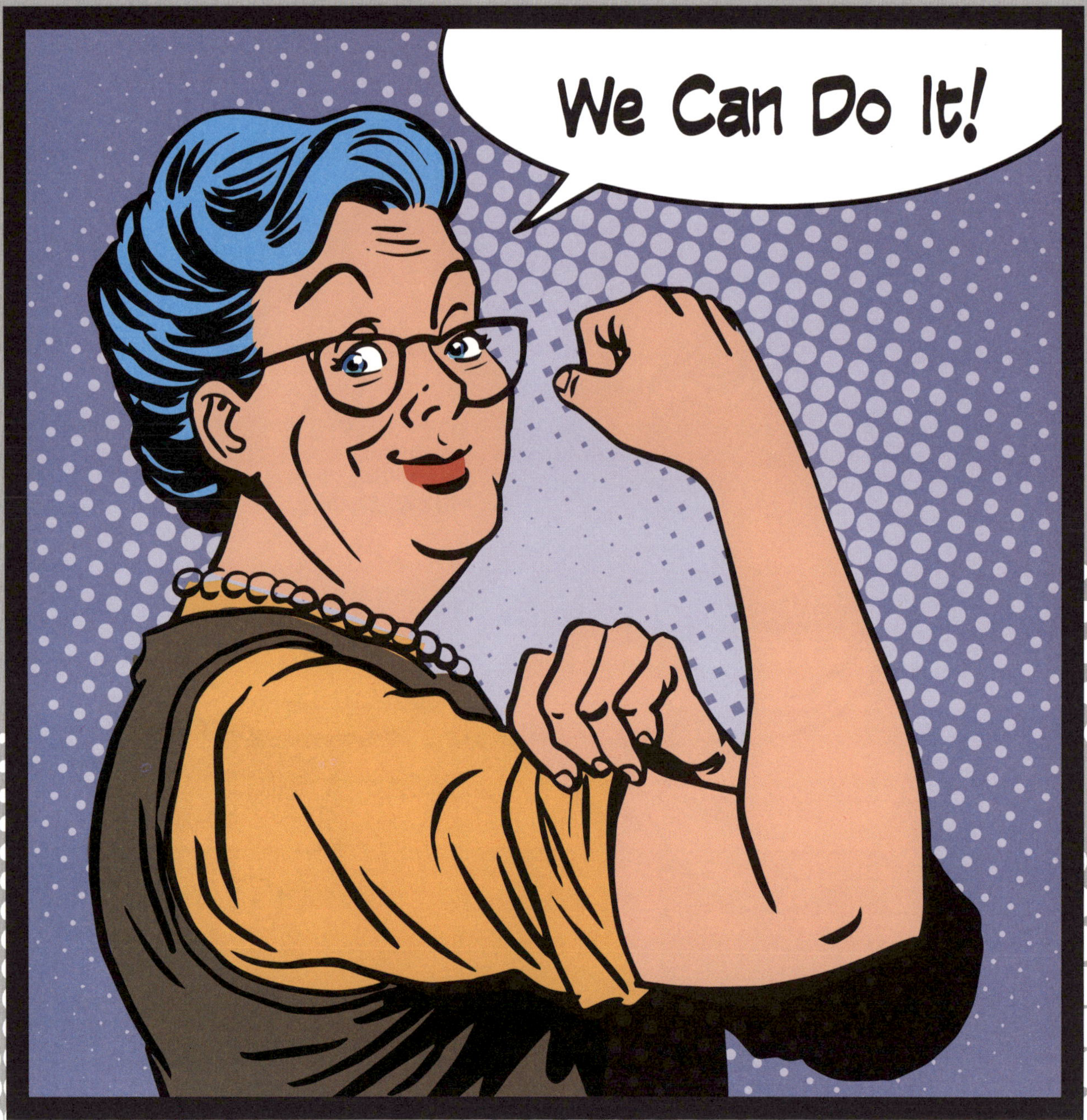

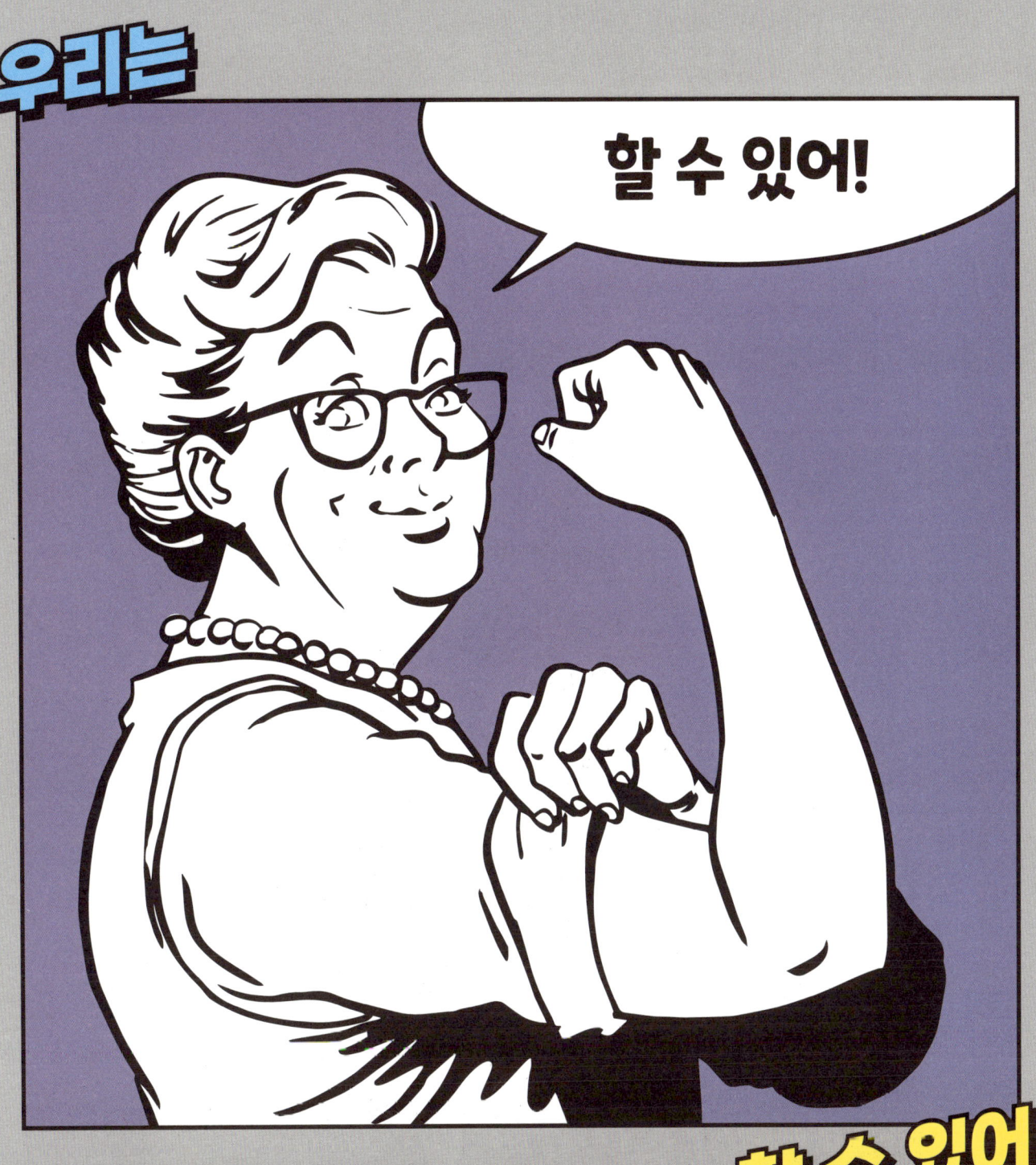

나만의 팝아트
너도 할 수 있어

팝아트는 **밝은 색**을 칠하고, **검은색 선**으로 표현하는 단순하지만 강렬한 느낌의 예술이에요. 완성작을 보며 나만의 팝아트를 만들어보세요.

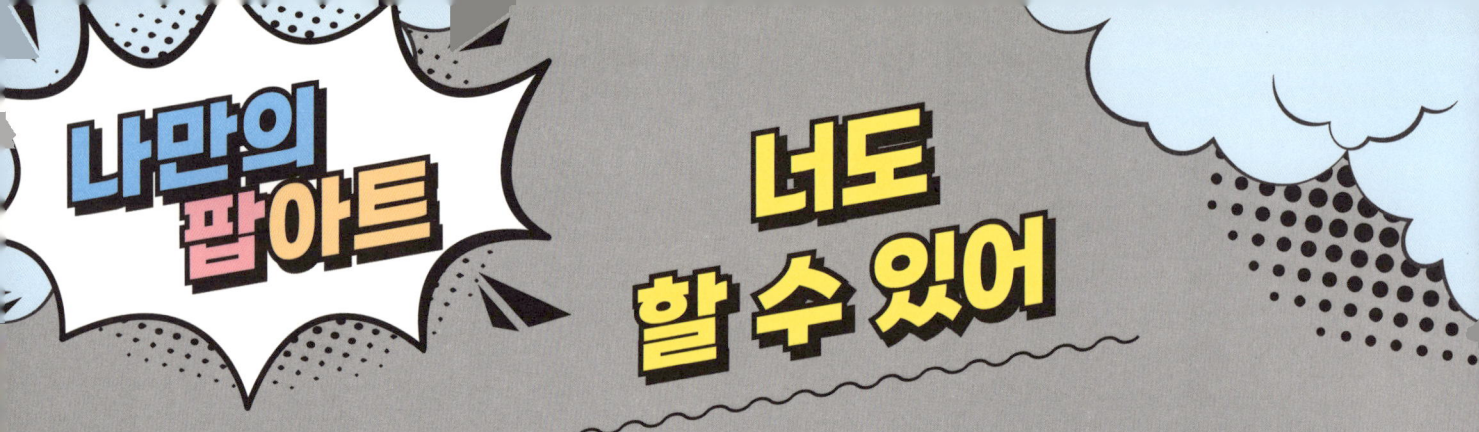

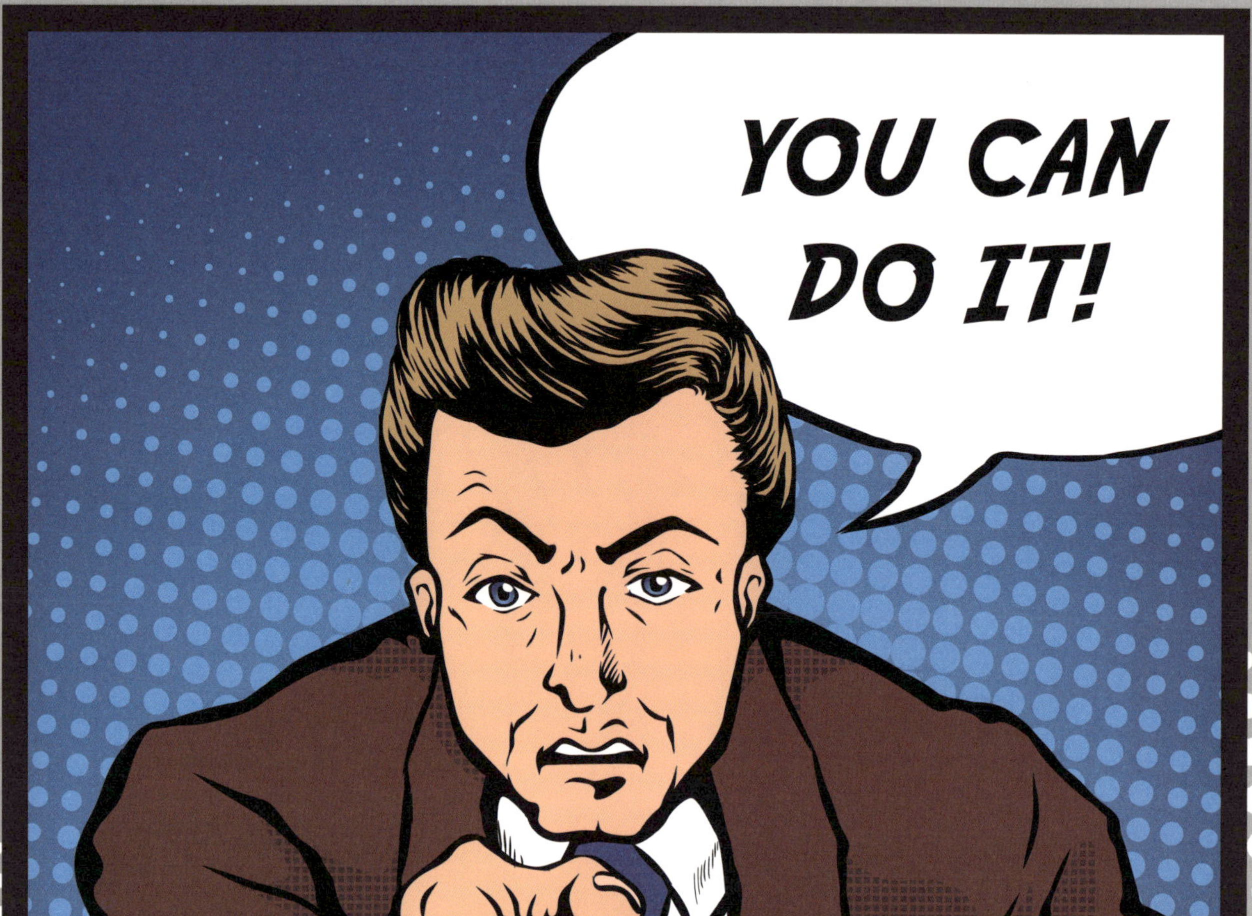

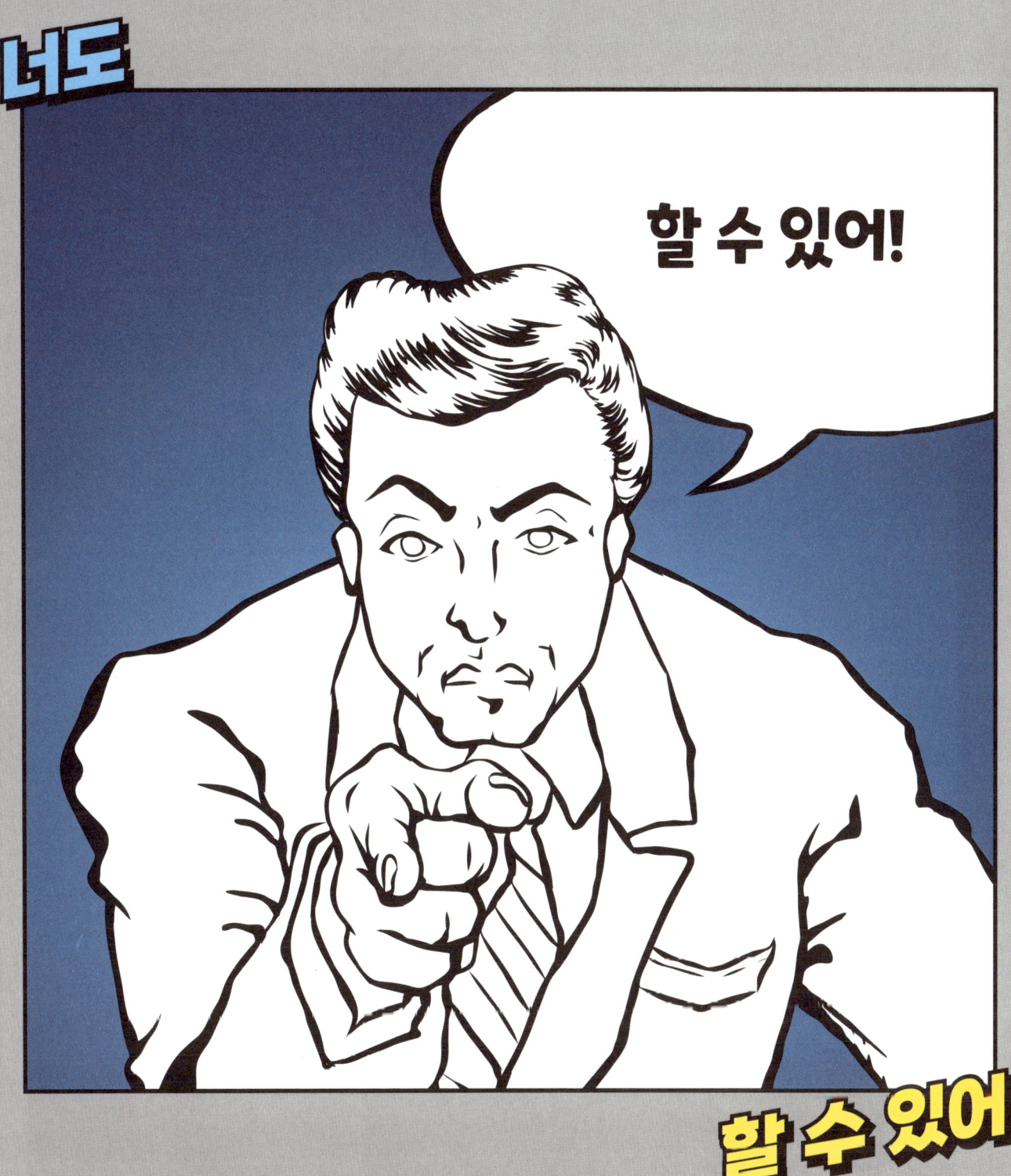

나만의 팝아트

안녕하세요 잘 지내셨나요?

팝아트는 **밝은 색**을 칠하고, **검은색 선**으로 표현하는 단순하지만 강렬한 느낌의 예술이에요. 완성작을 보며 나만의 팝아트를 만들어보세요.

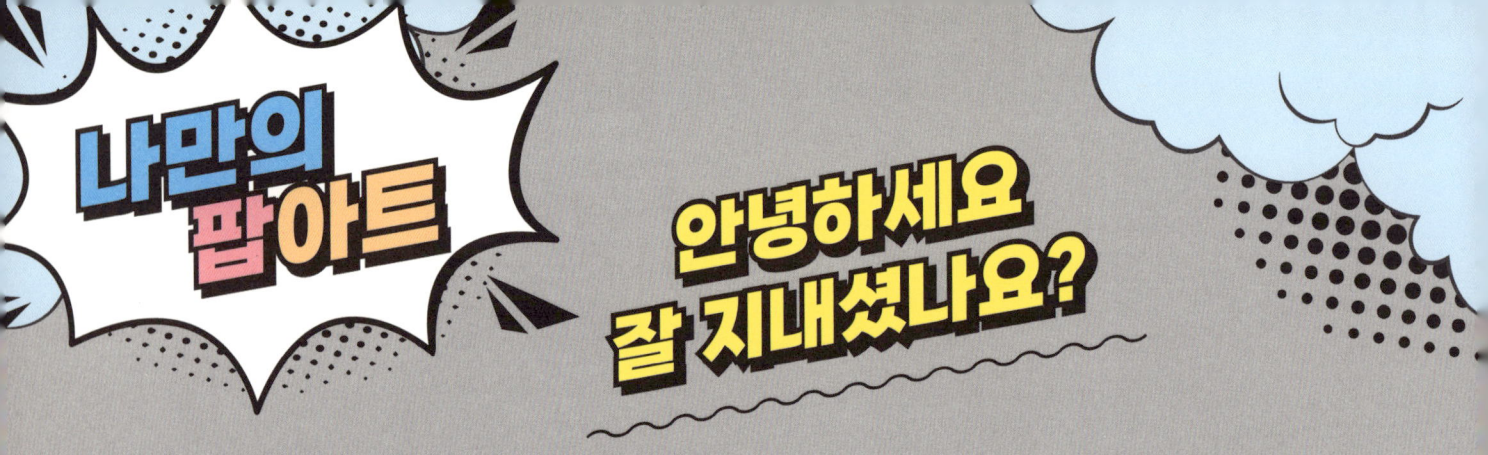

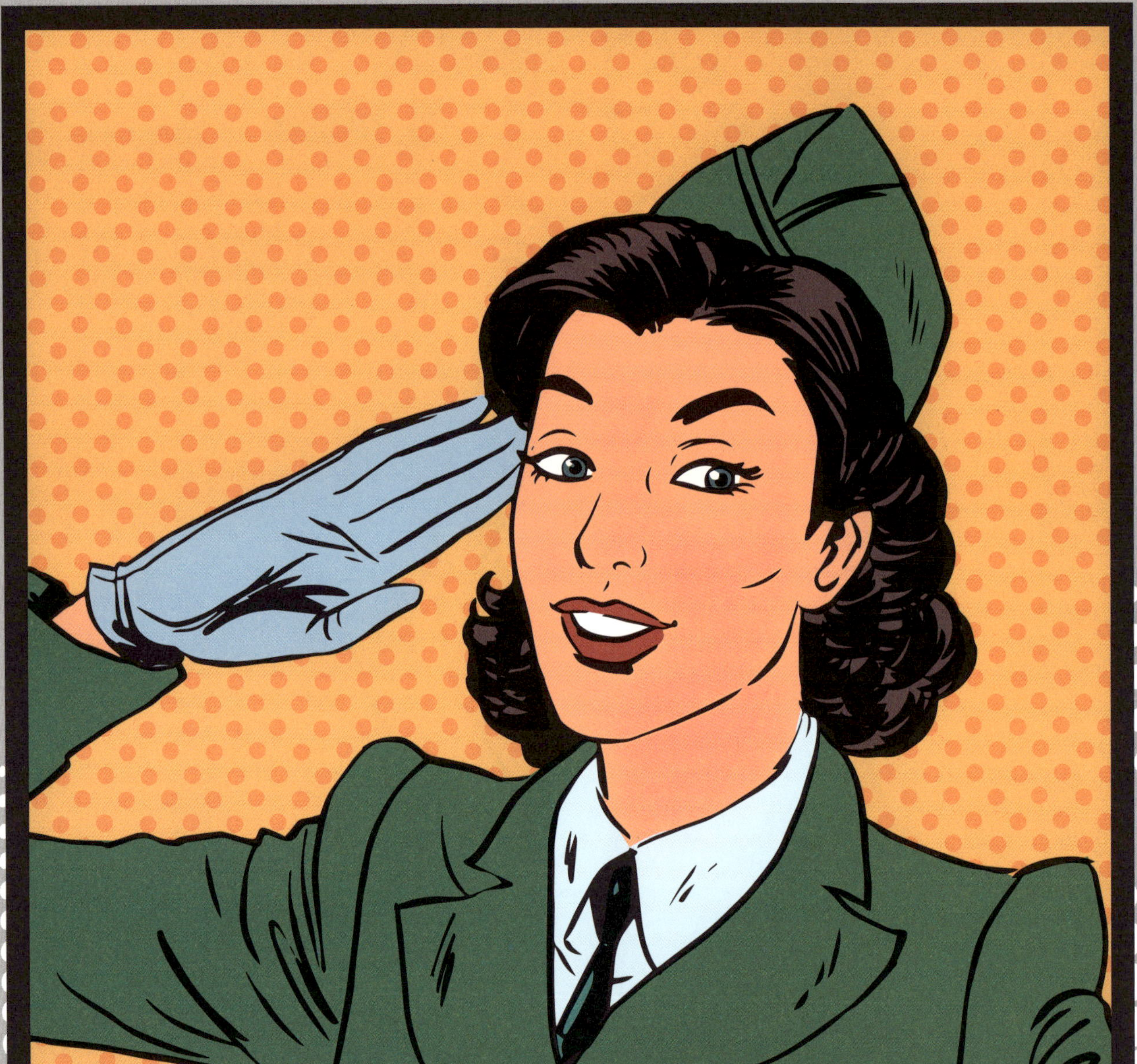

안녕하세요

잘 지내셨나요?

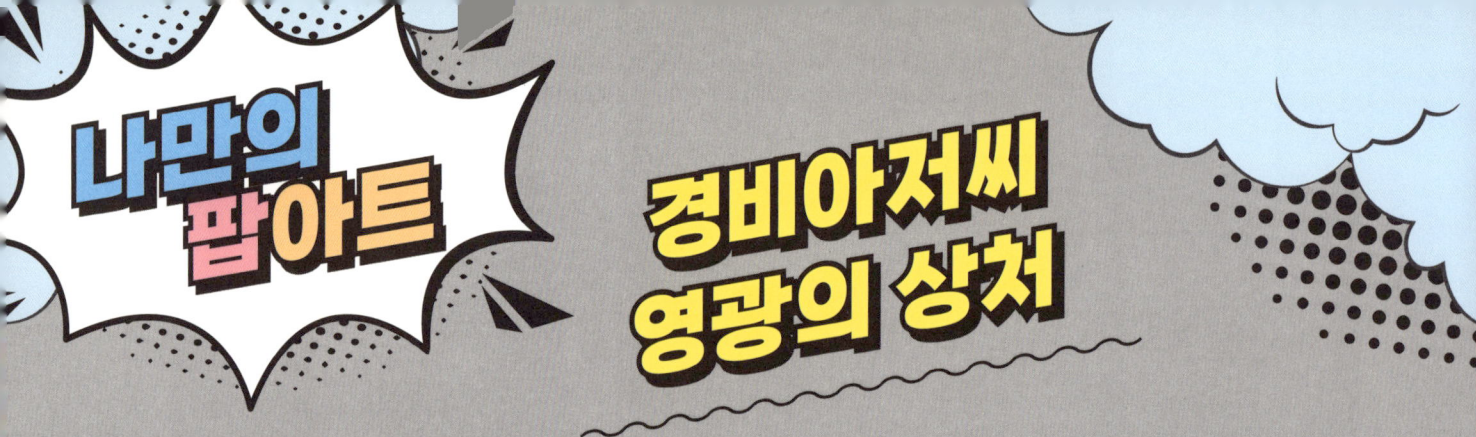

나만의 팝아트

경비아저씨 영광의 상처

팝아트는 **밝은 색**을 칠하고, **검은색 선**으로 표현하는 단순하지만 강렬한 느낌의 예술이에요. 완성작을 보며 나만의 팝아트를 만들어보세요.

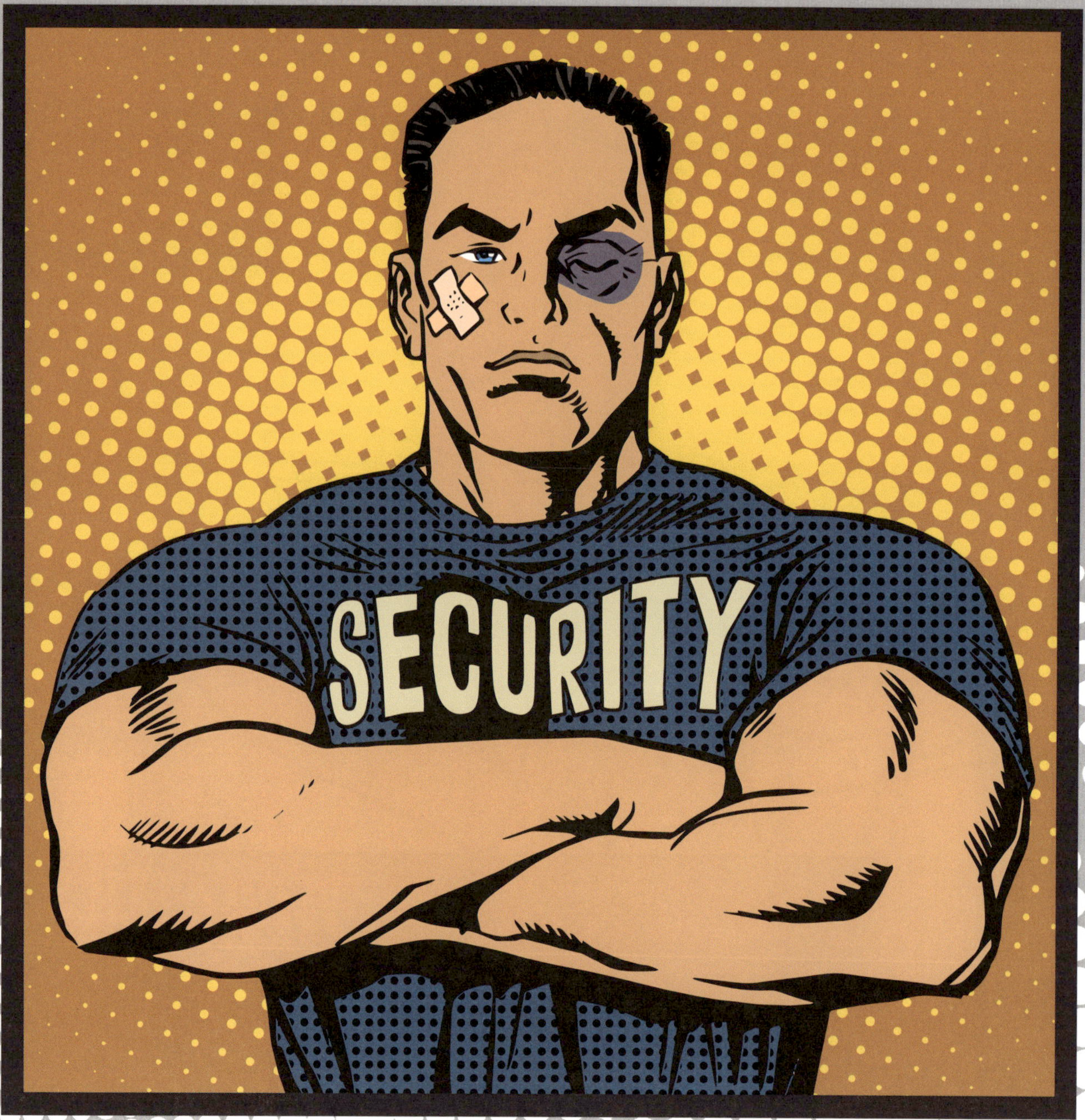

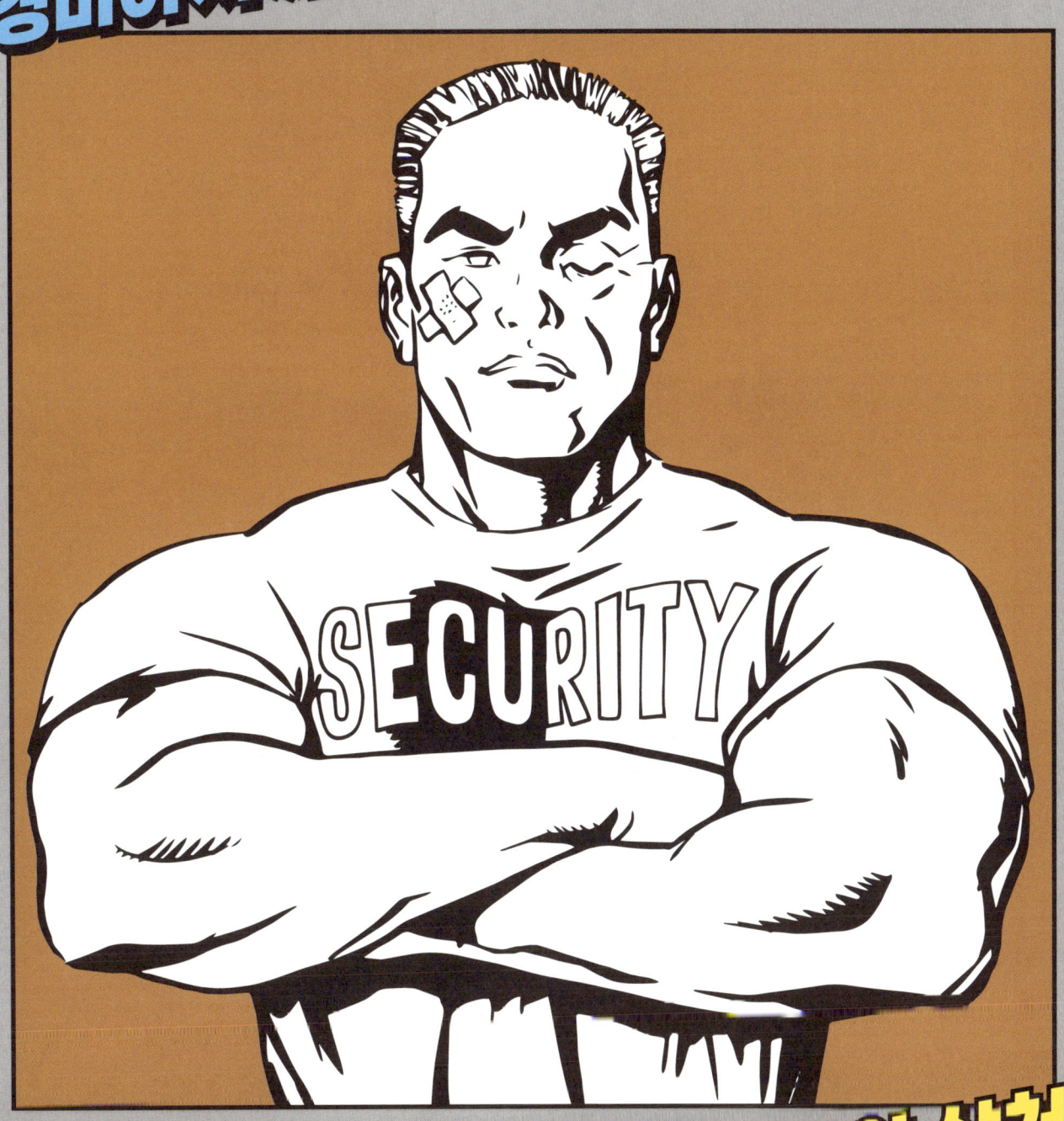

나만의 팝아트

주부의 만능상자 하나면 끝

팝아트는 **밝은 색**을 칠하고, **검은색 선**으로 표현하는 단순하지만 강렬한 느낌의 예술이에요.
완성작을 보며 나만의 팝아트를 만들어보세요.

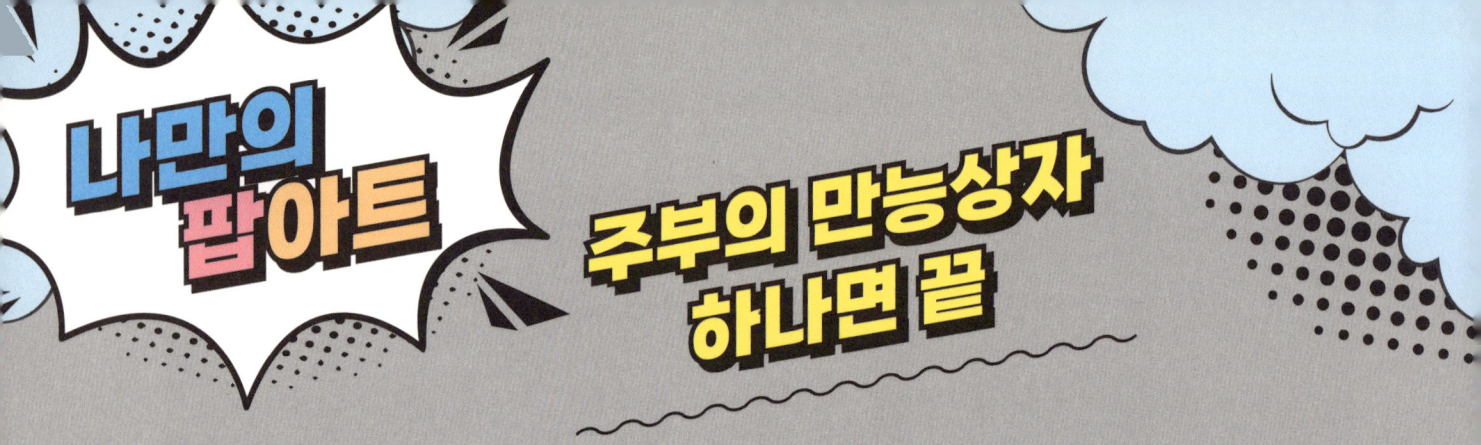

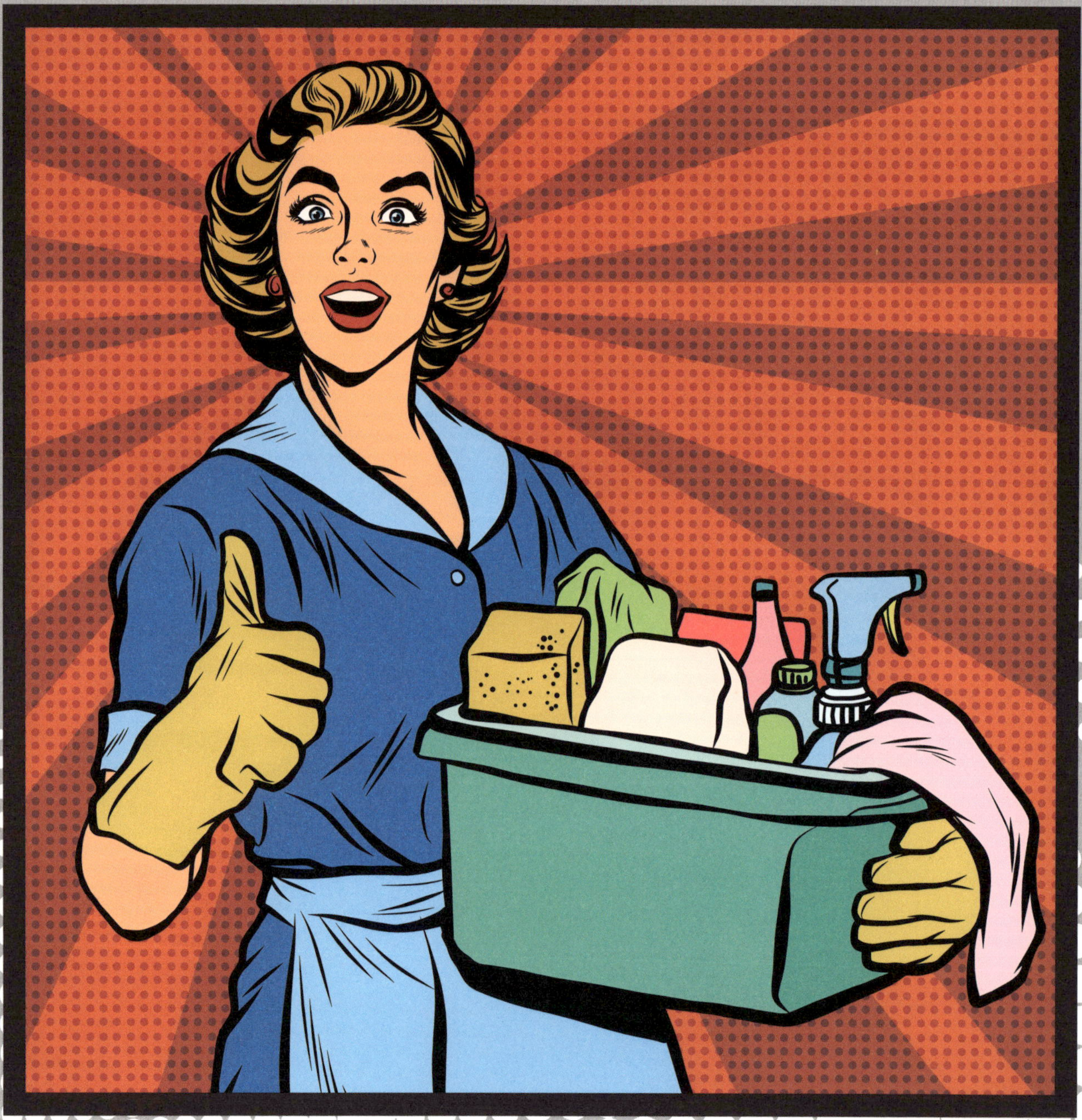

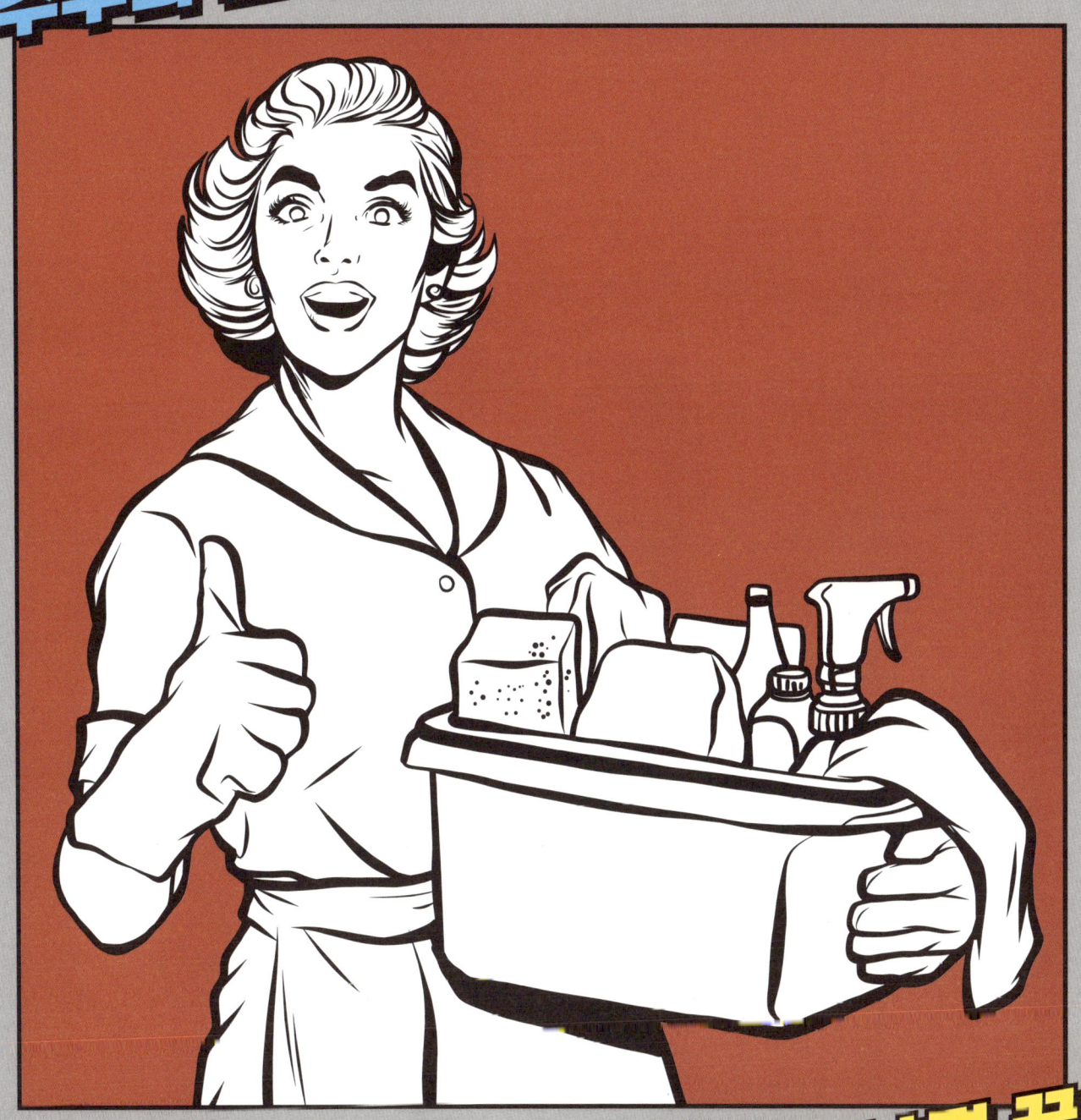

나만의 팝아트

즐거운 요리시간 시작해볼까요

팝아트는 **밝은 색**을 칠하고, **검은색 선**으로 표현하는 단순하지만 강렬한 느낌의 예술이에요. 완성작을 보며 나만의 팝아트를 만들어보세요.

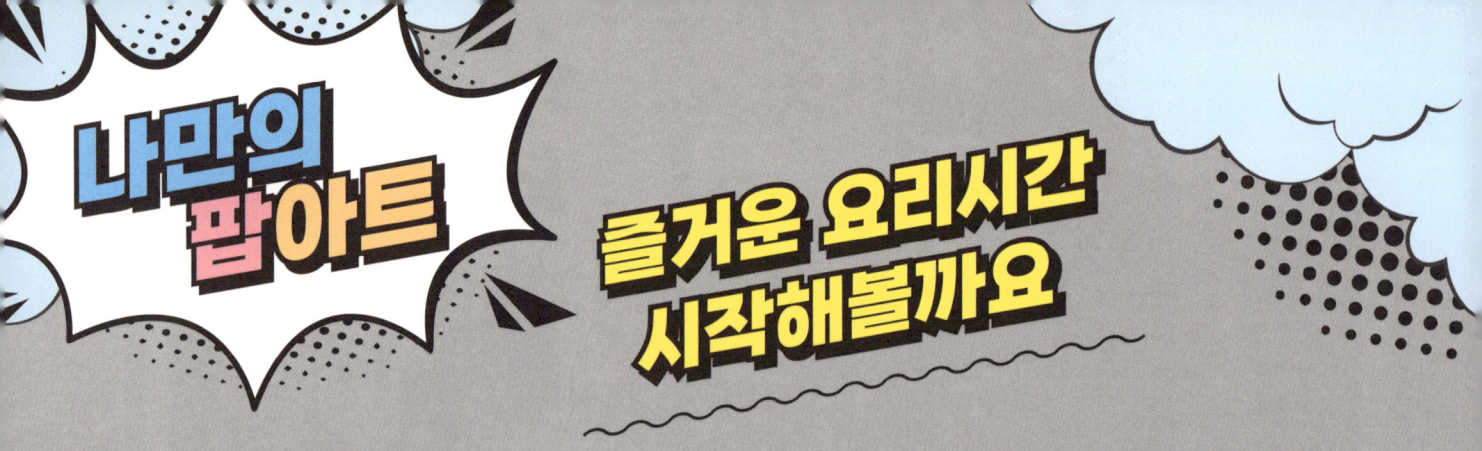

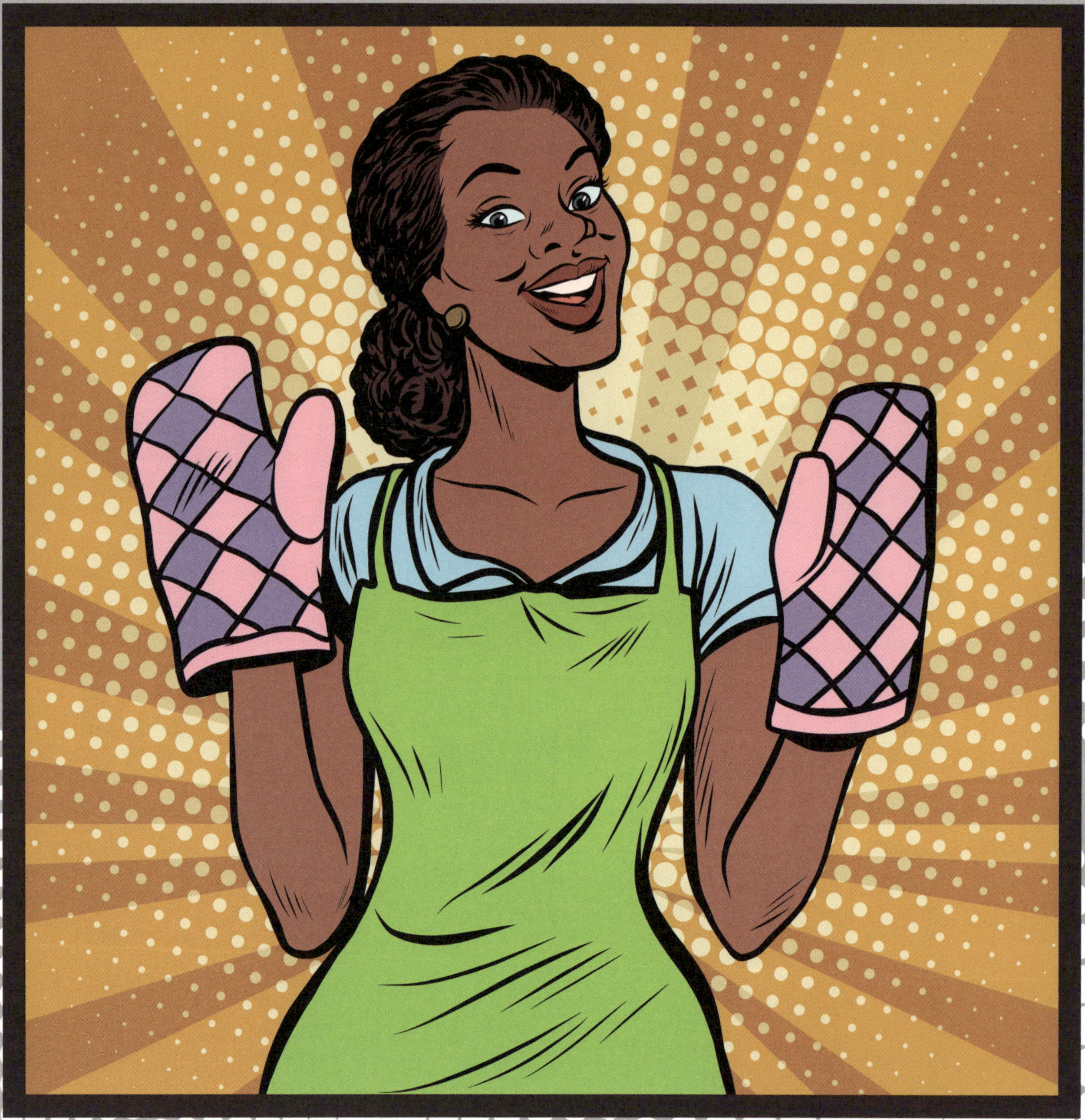

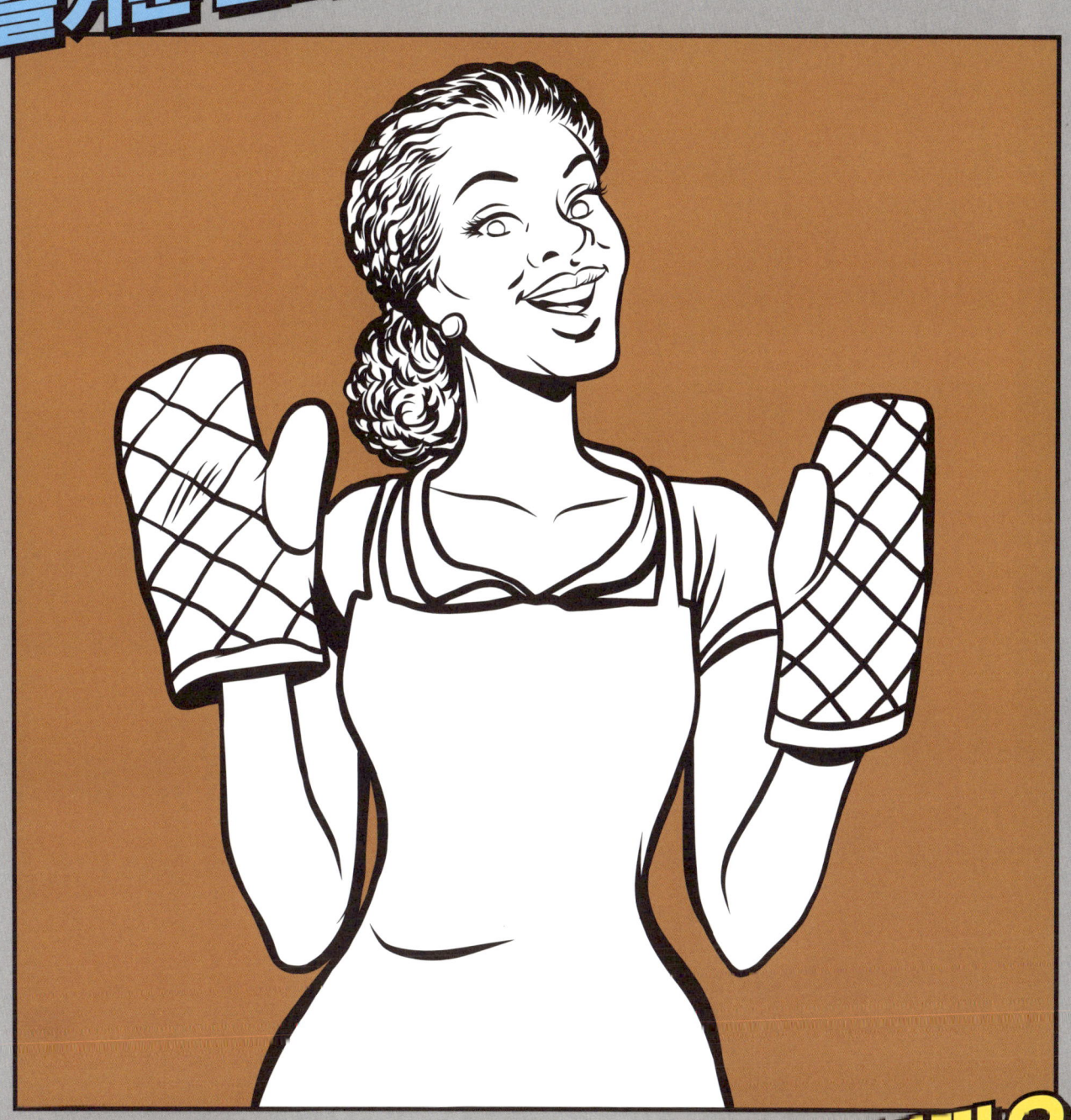

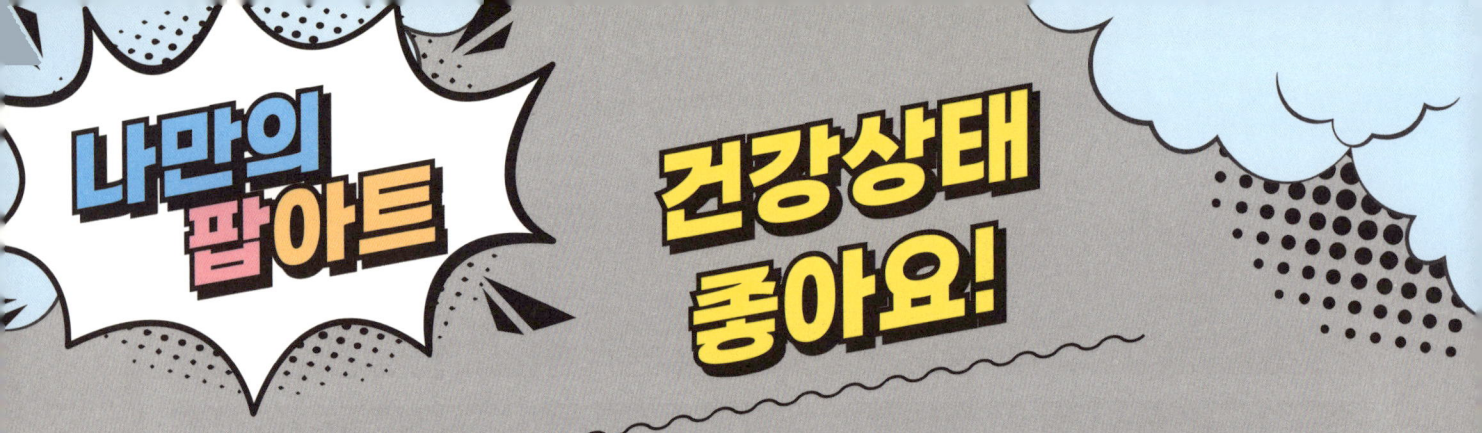

나만의 팝아트
건강상태 좋아요!

팝아트는 **밝은 색**을 칠하고, **검은색 선**으로 표현하는 단순하지만 강렬한 느낌의 예술이에요. 완성작을 보며 나만의 팝아트를 만들어보세요.

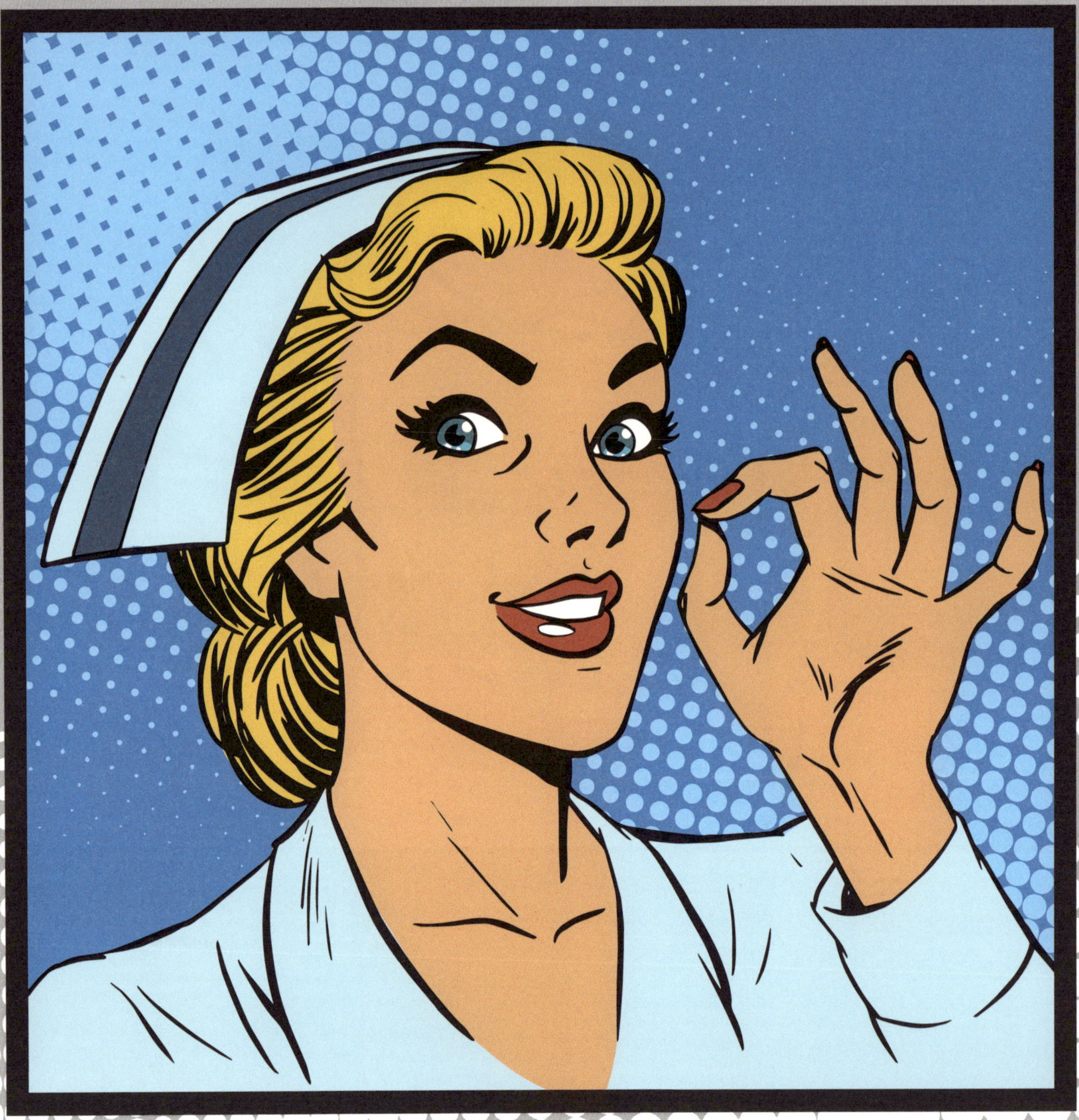

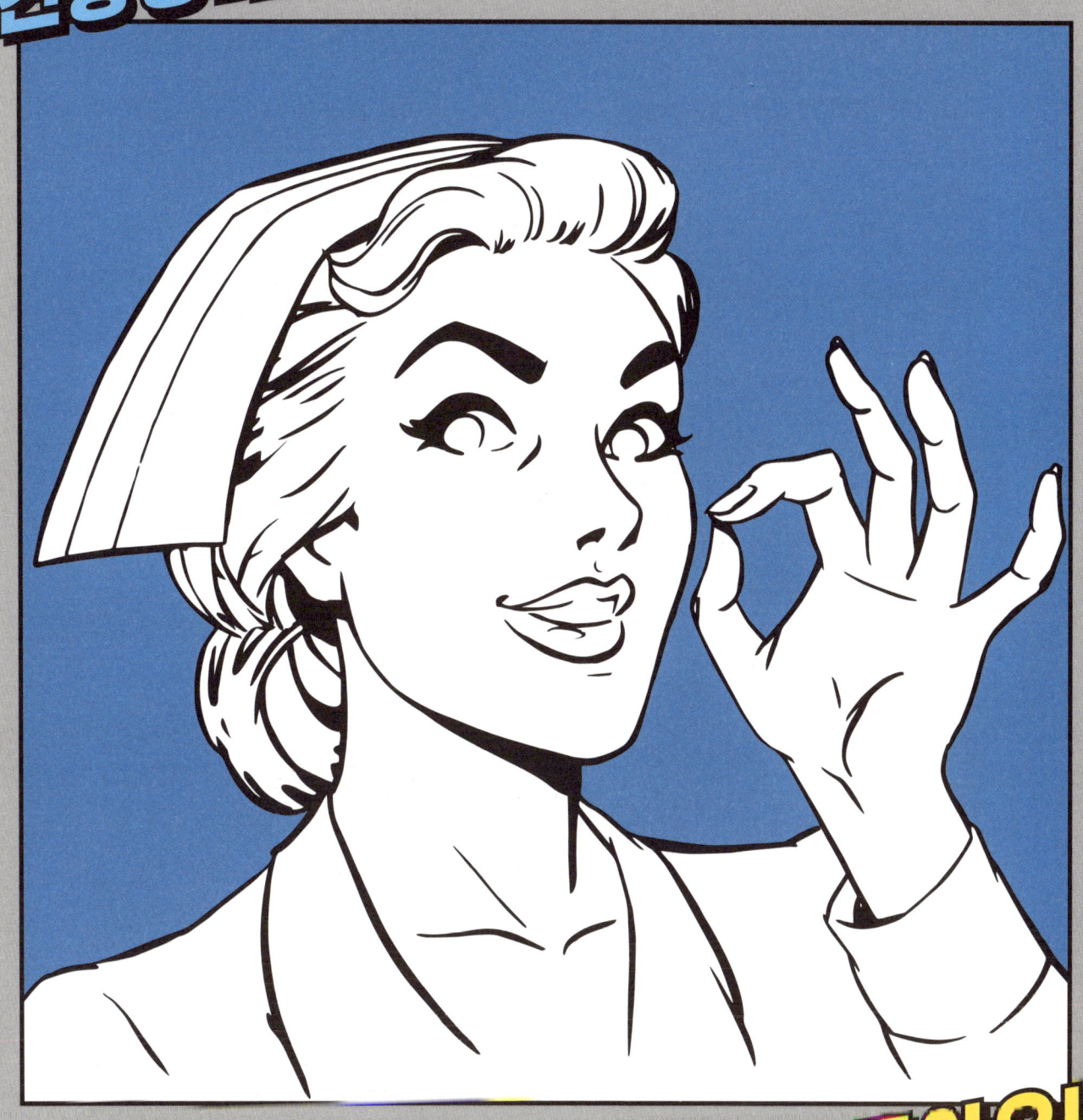

나만의 팝아트

행복했던 순간을

팝아트는 밝은 색을 칠하고, 검은색 선으로 표현하는 단순하지만 강렬한 느낌의 예술이에요. 완성작들을 보며 나만의 팝아트를 만들어보세요.

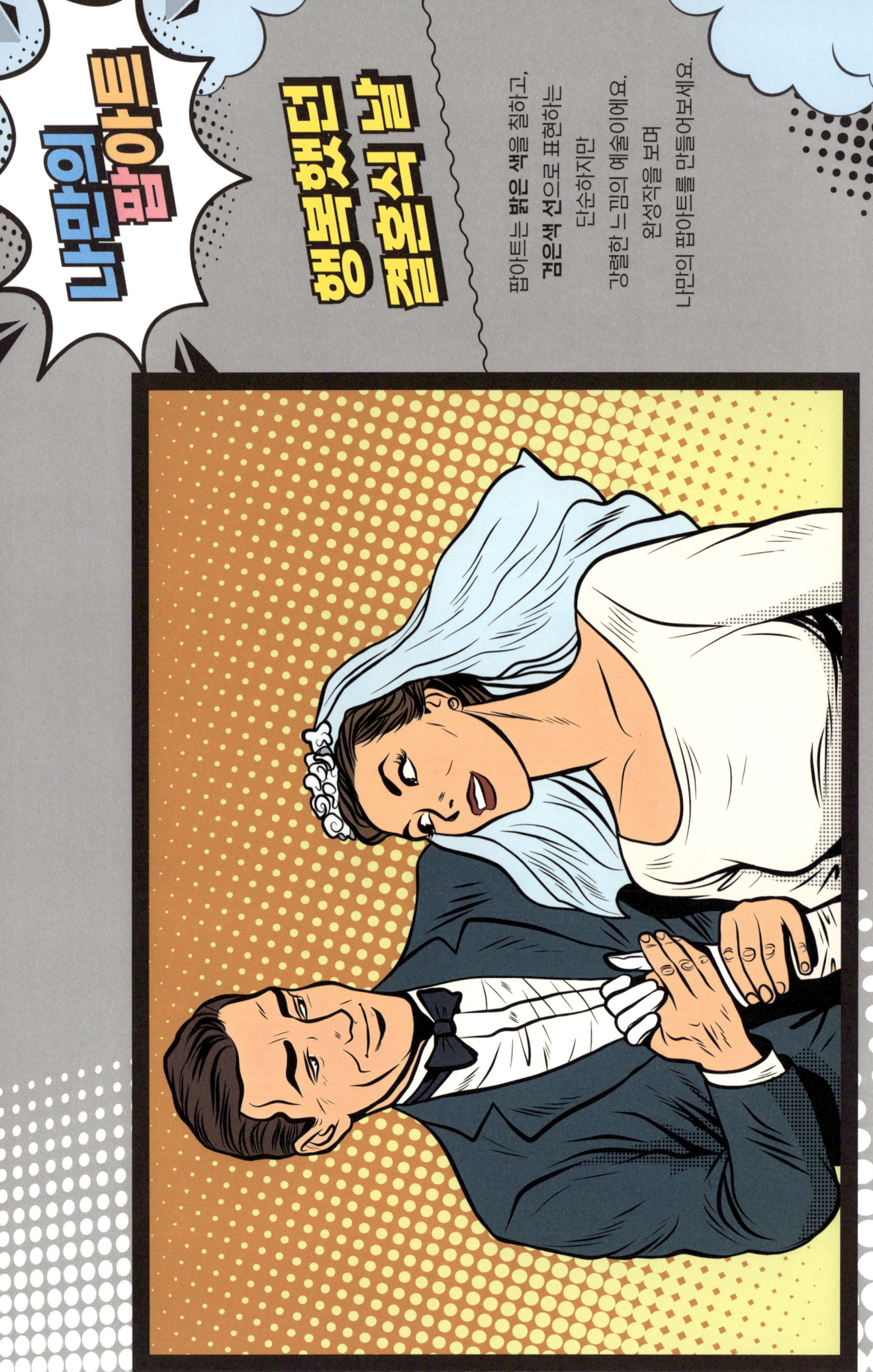

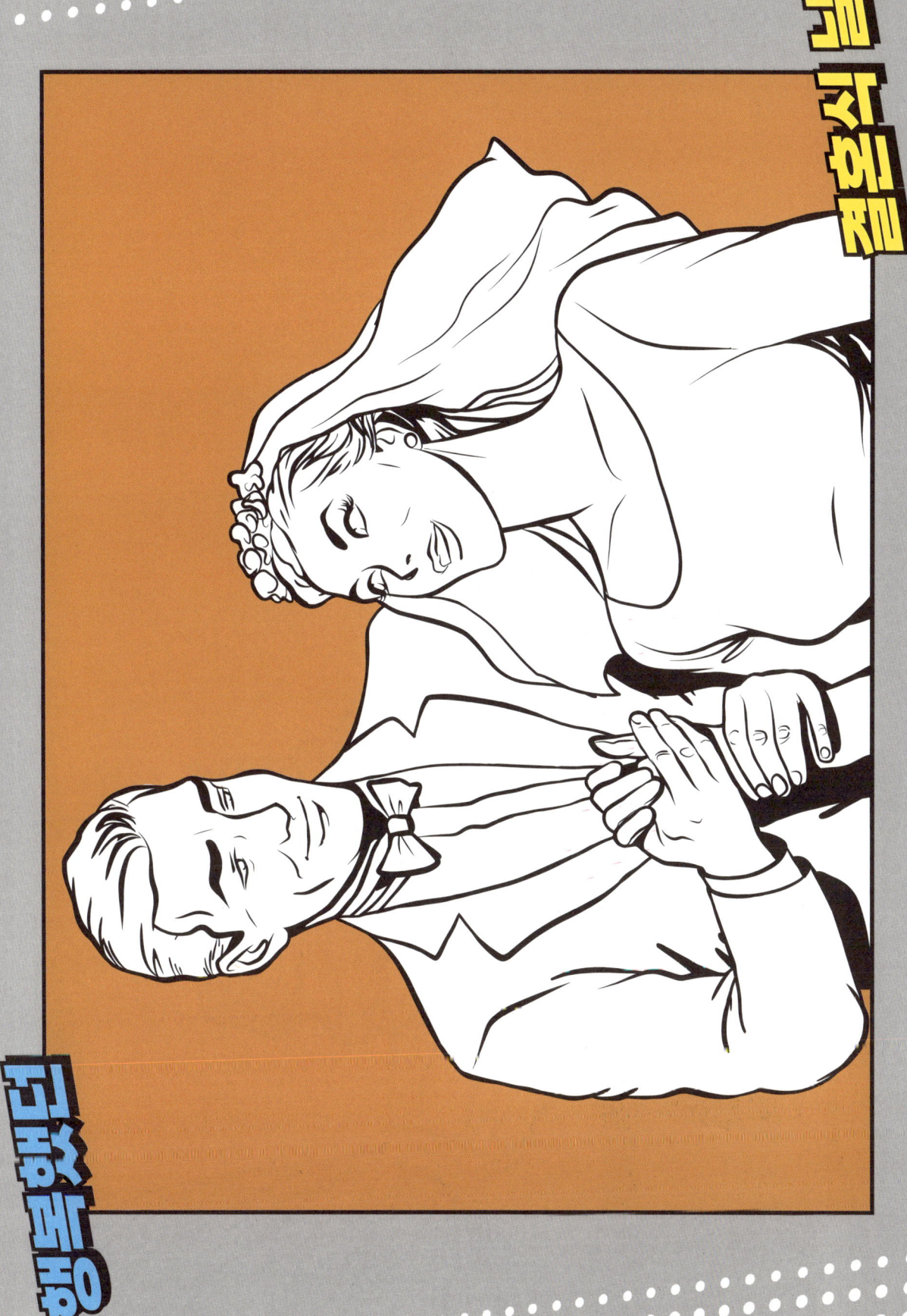

나만의 팝아트

행복한 그날의 기억

팝아트는 **밝은 색**을 칠하고, **검은색 선**으로 표현하는 단순하지만 강렬한 느낌의 예술이에요.
완성작을 보며 나만의 팝아트를 만들어보세요.

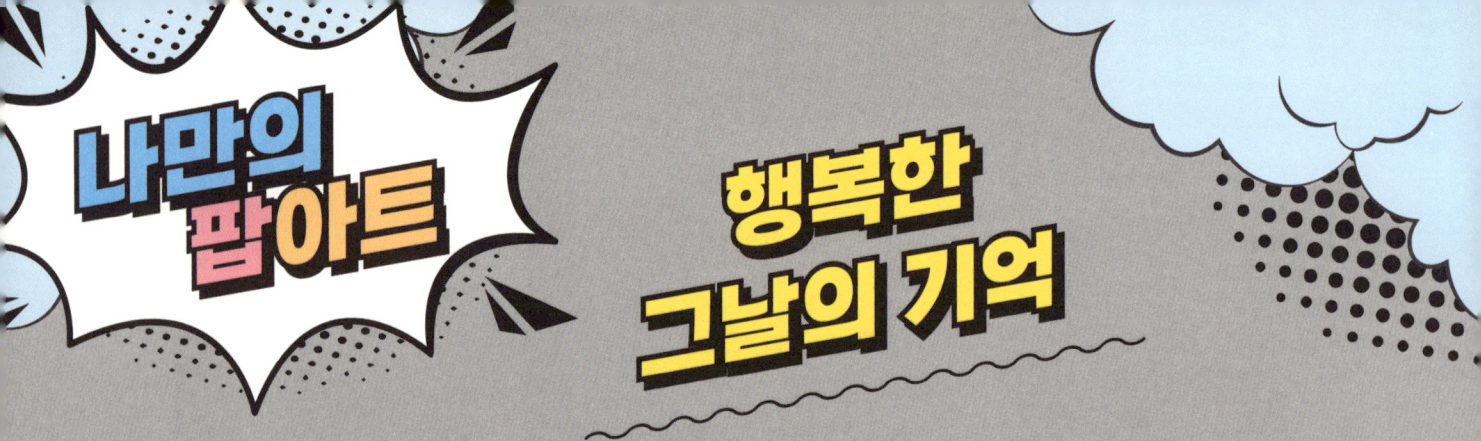

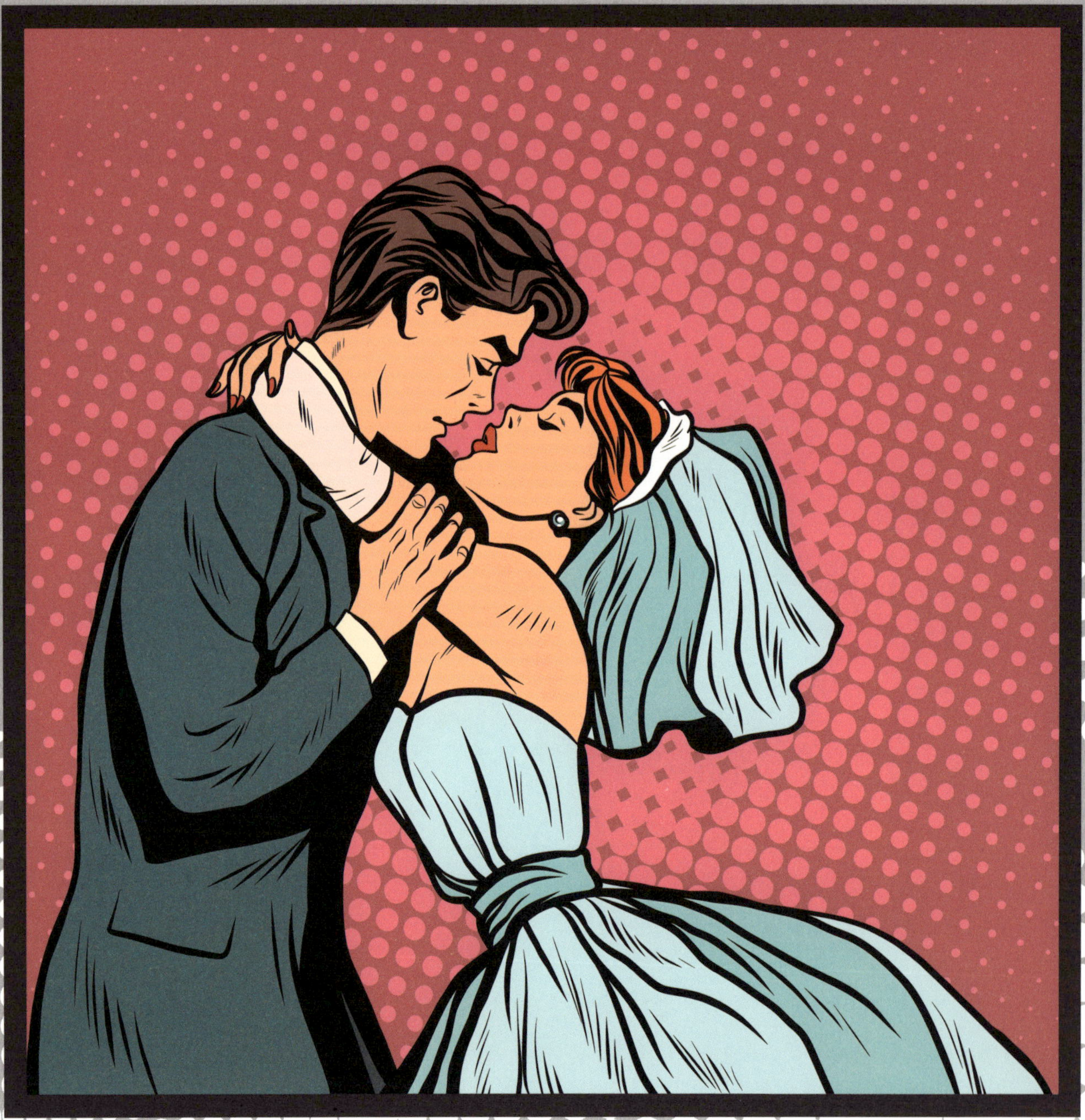

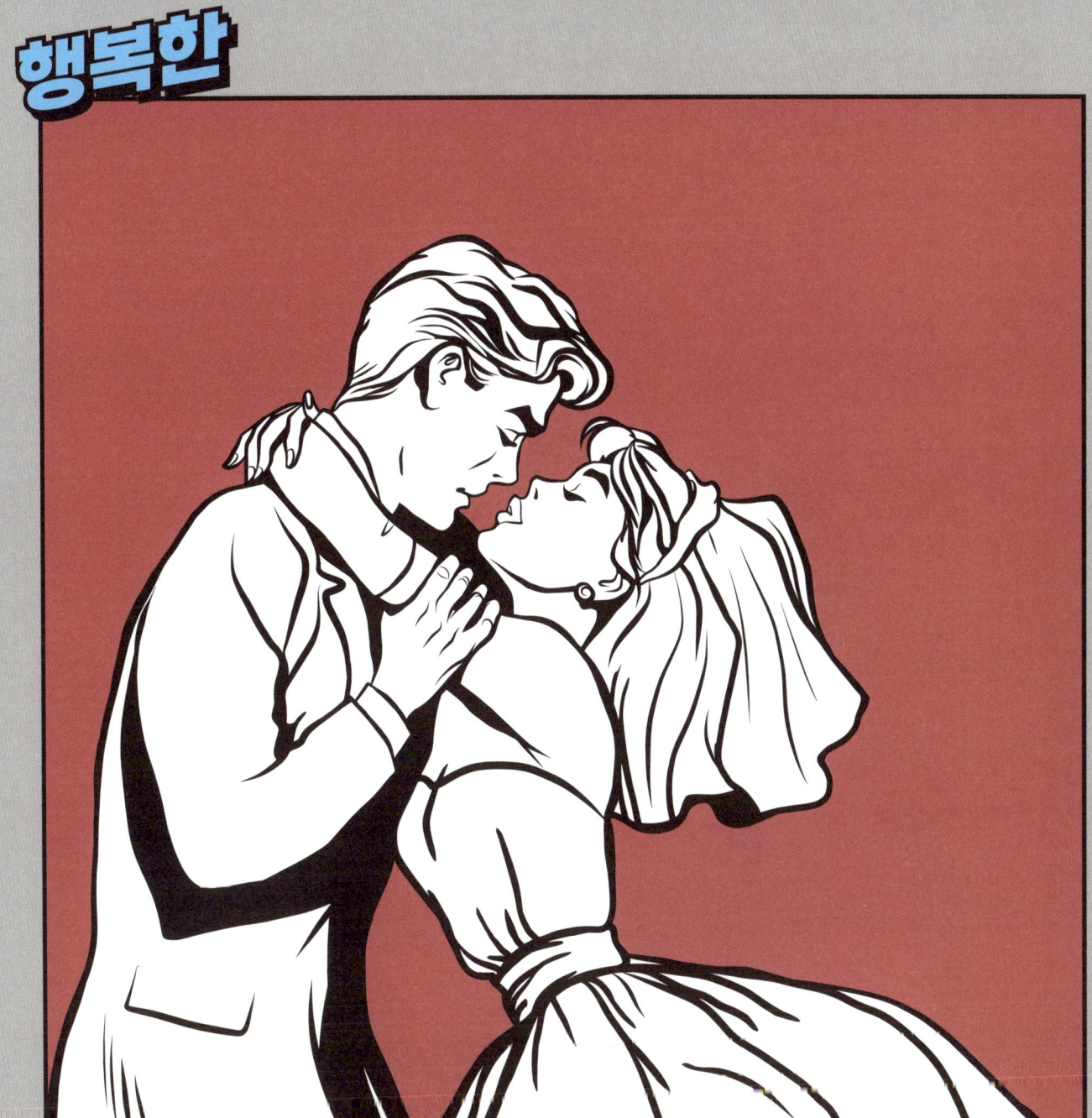

나만의 팝아트

떨렸던 청혼 반지 받아주세요

팝아트는 **밝은 색**을 칠하고, **검은색 선**으로 표현하는 단순하지만 강렬한 느낌의 예술이에요. 완성작을 보며 나만의 팝아트를 만들어보세요.

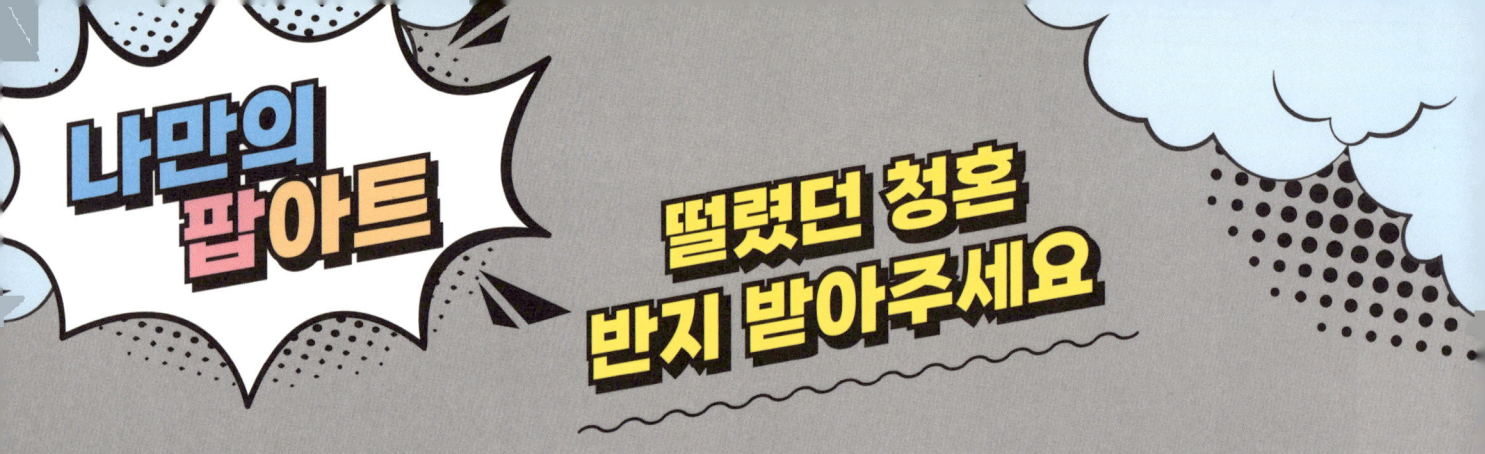

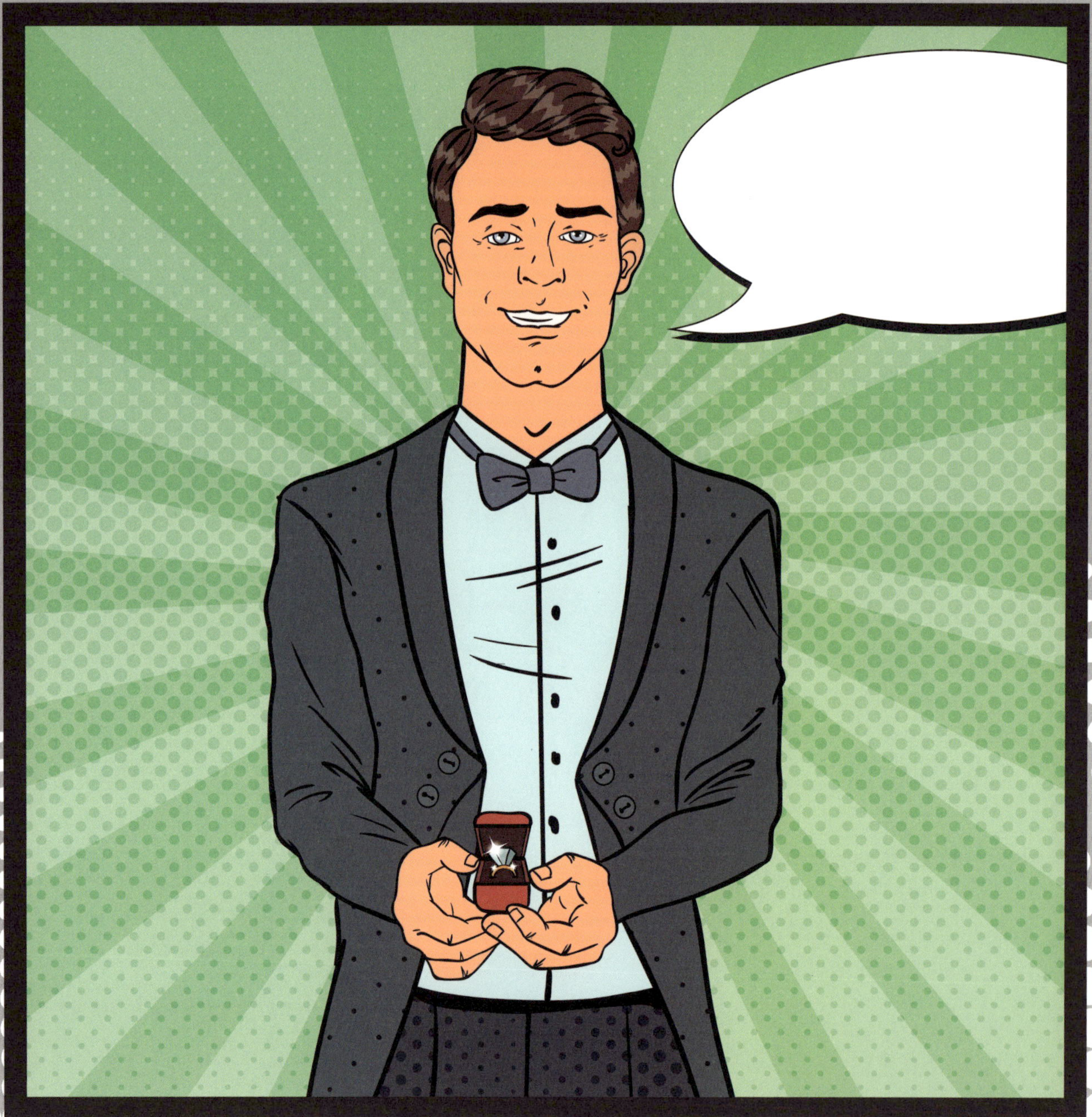

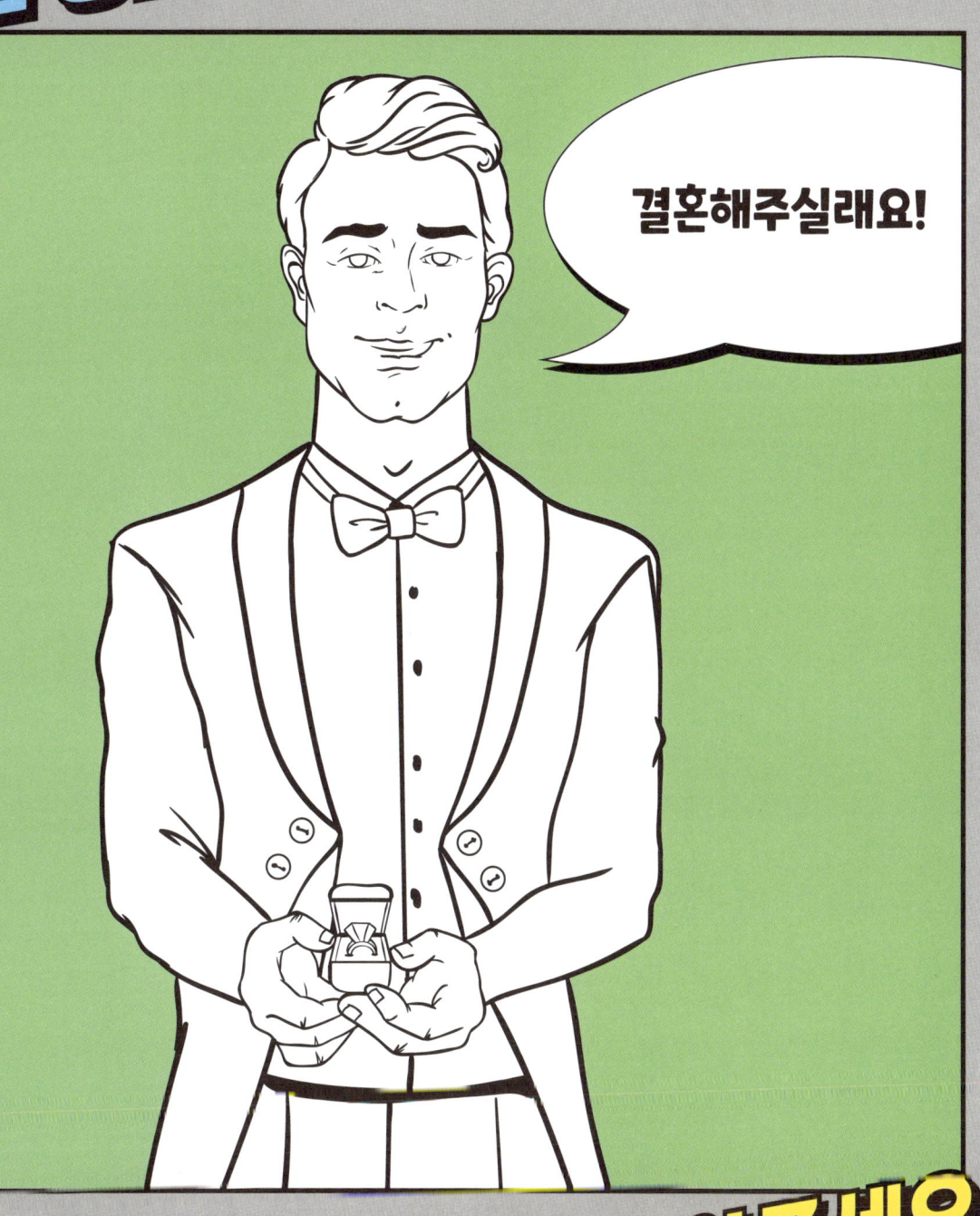

나만의 팝아트

안녕 이쁜이 차 한잔할까요?

팝아트는 **밝은 색**을 칠하고, **검은색 선**으로 표현하는 단순하지만 강렬한 느낌의 예술이에요. 완성작을 보며 나만의 팝아트를 만들어보세요.

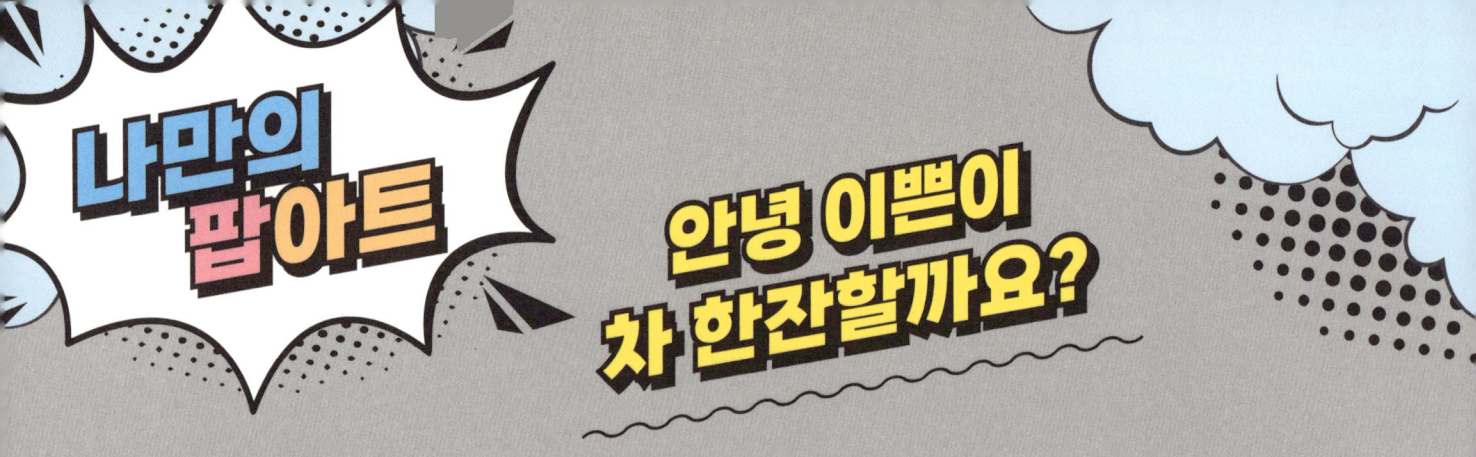

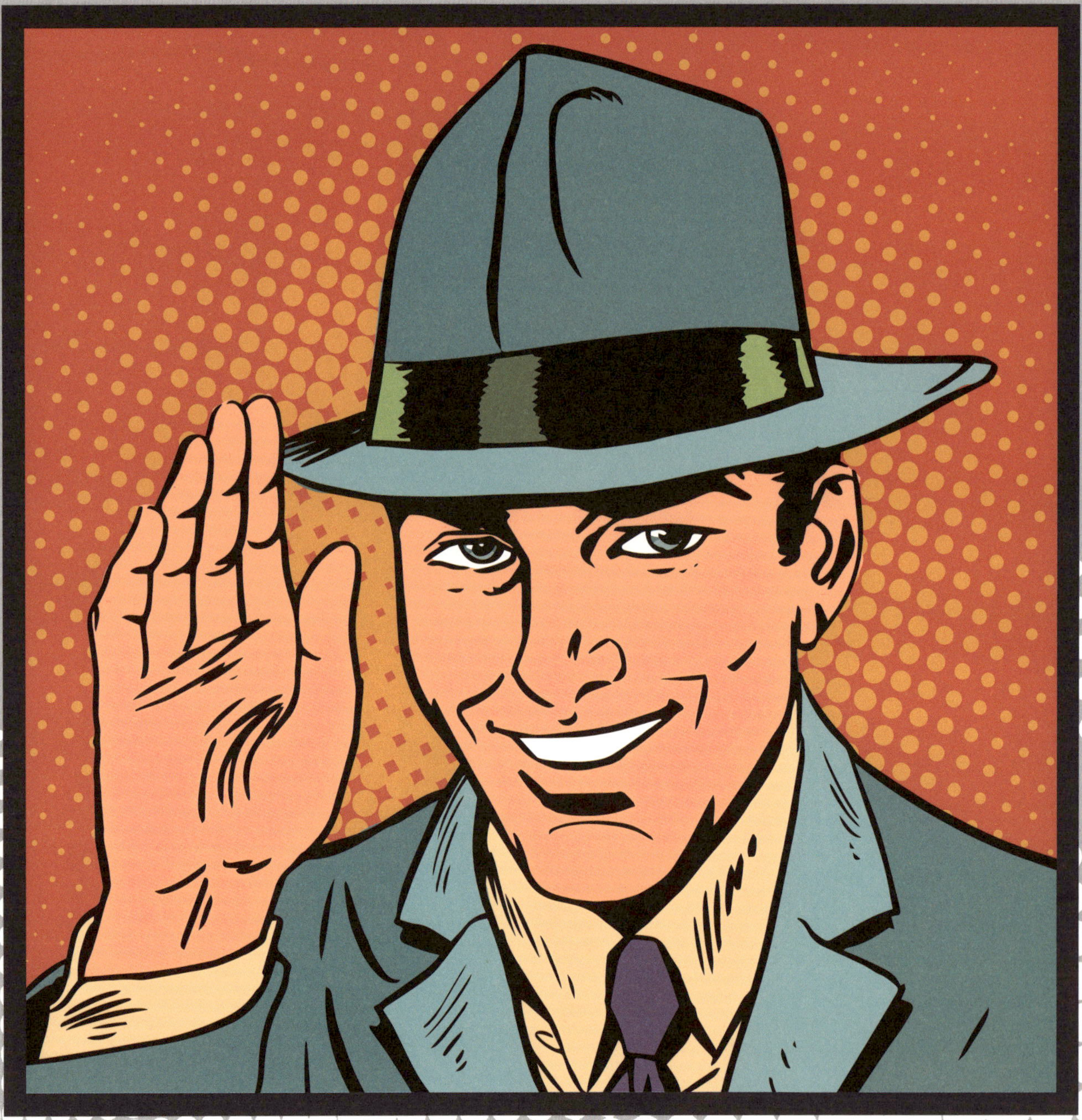

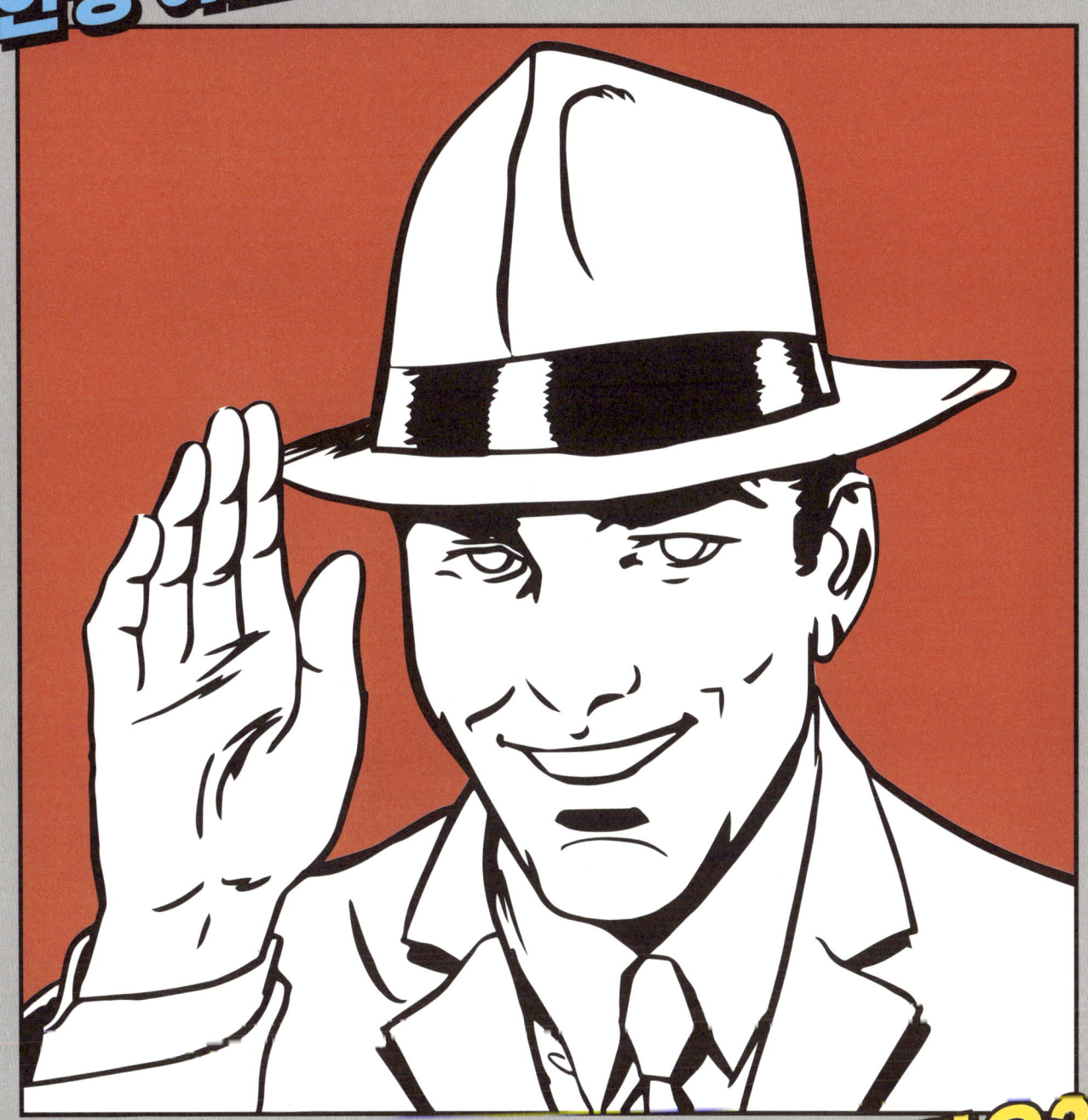

나만의 팝아트

나 오늘 어때요?

팝아트는 **밝은 색**을 칠하고, **검은색 선**으로 표현하는 단순하지만 강렬한 느낌의 예술이에요.
완성작을 보며 나만의 팝아트를 만들어보세요.

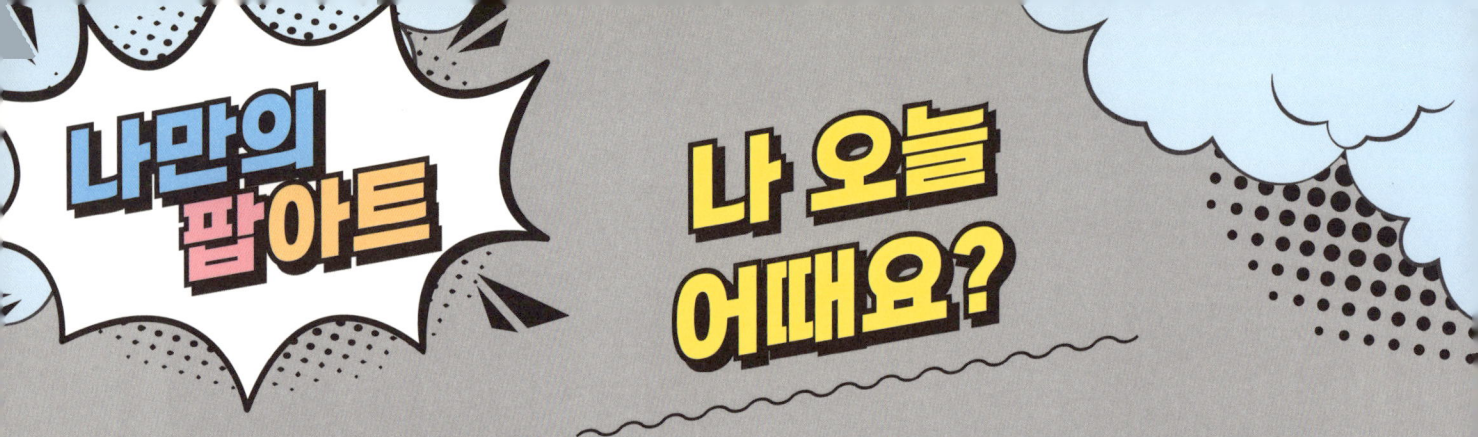

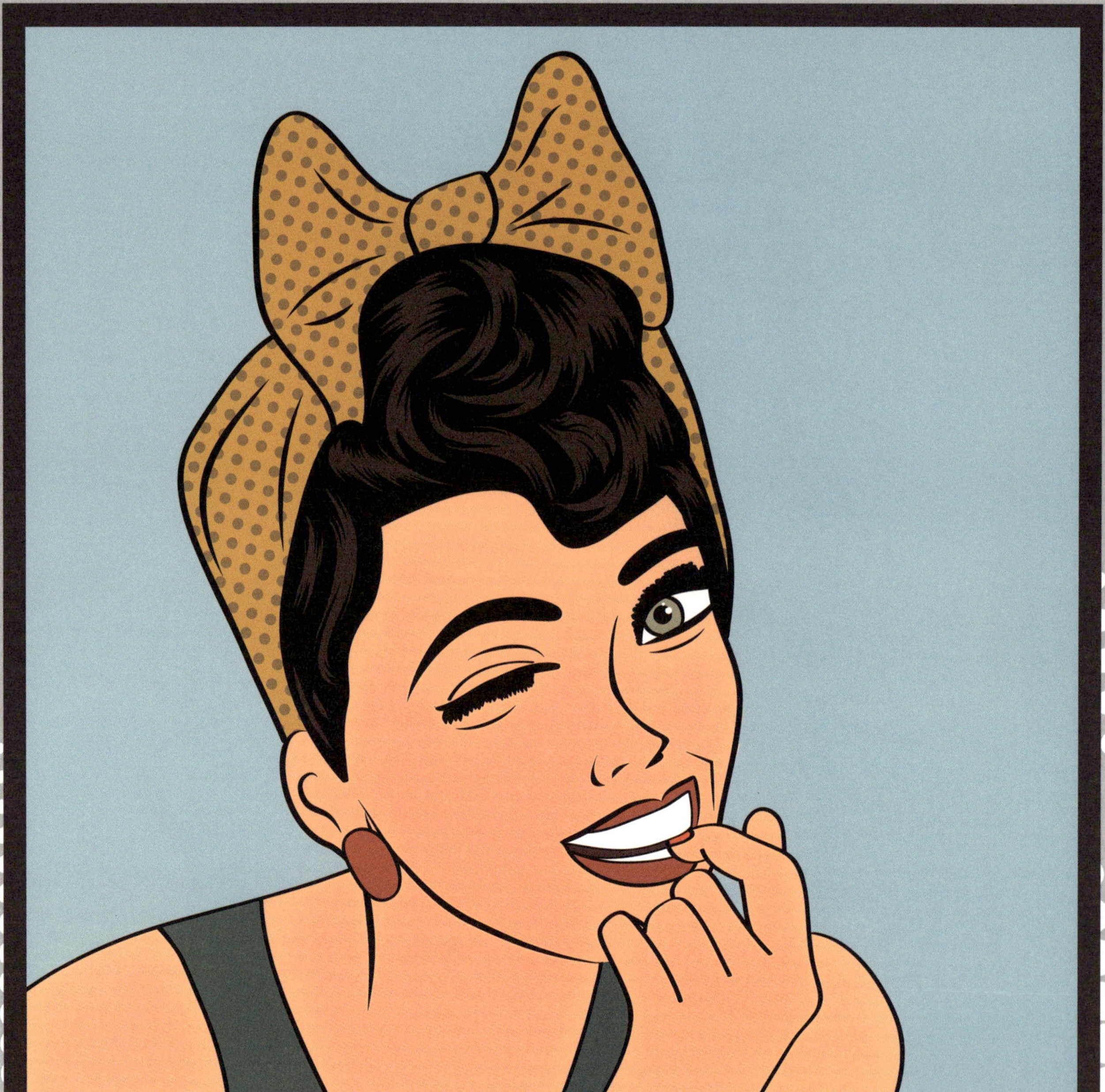

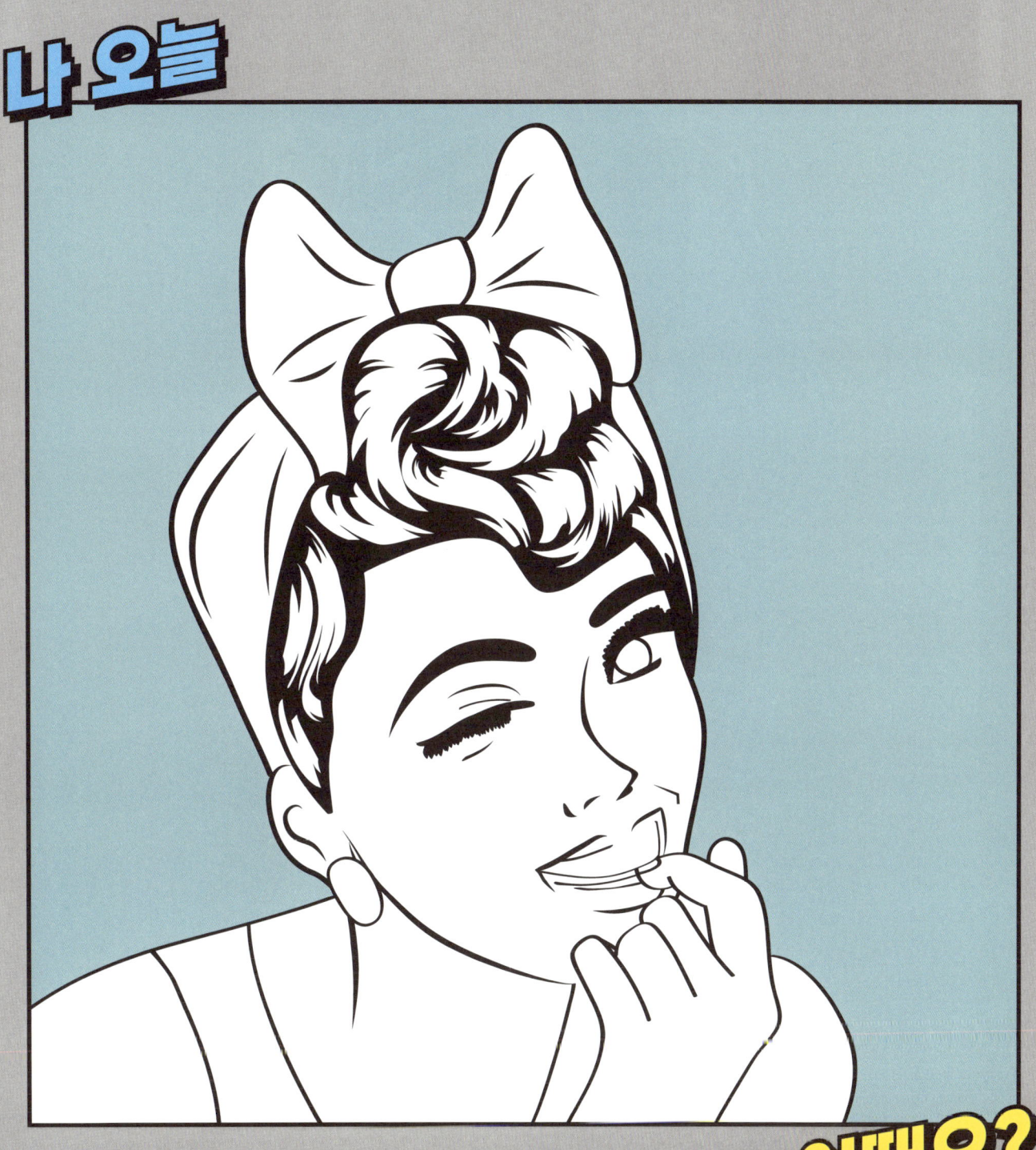

나만의 팝아트

사료는 맛없어

팝아트는 **밝은 색**을 칠하고, **검은색 선**으로 표현하는 단순하지만 강렬한 느낌의 예술이에요. 완성작을 보며 나만의 팝아트를 만들어보세요.

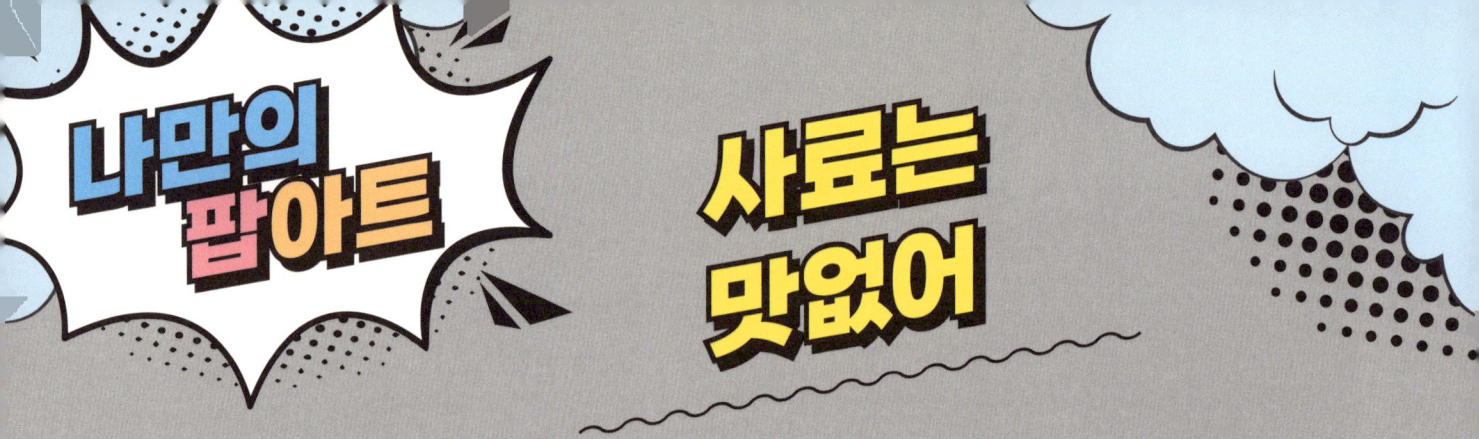

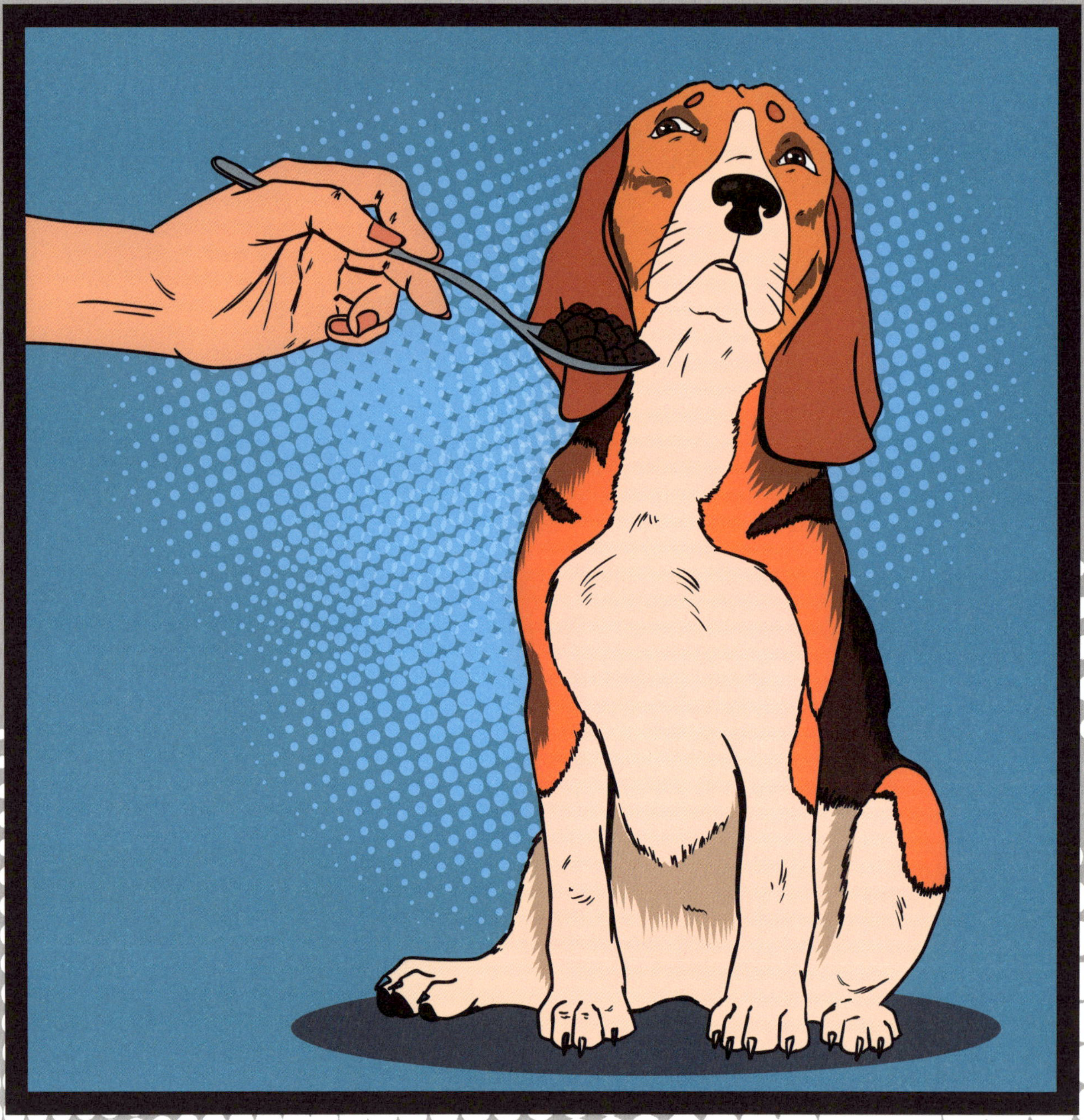

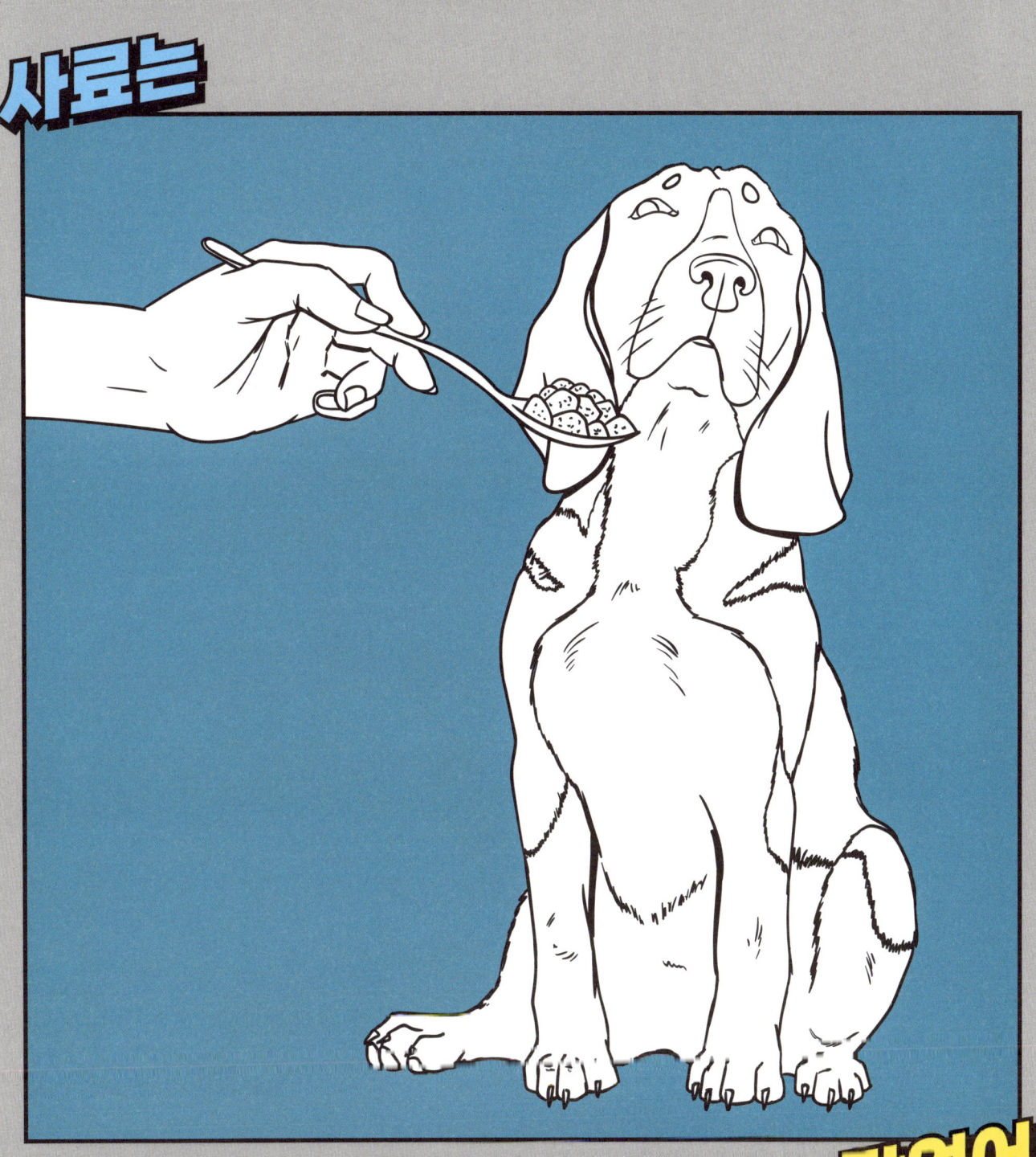

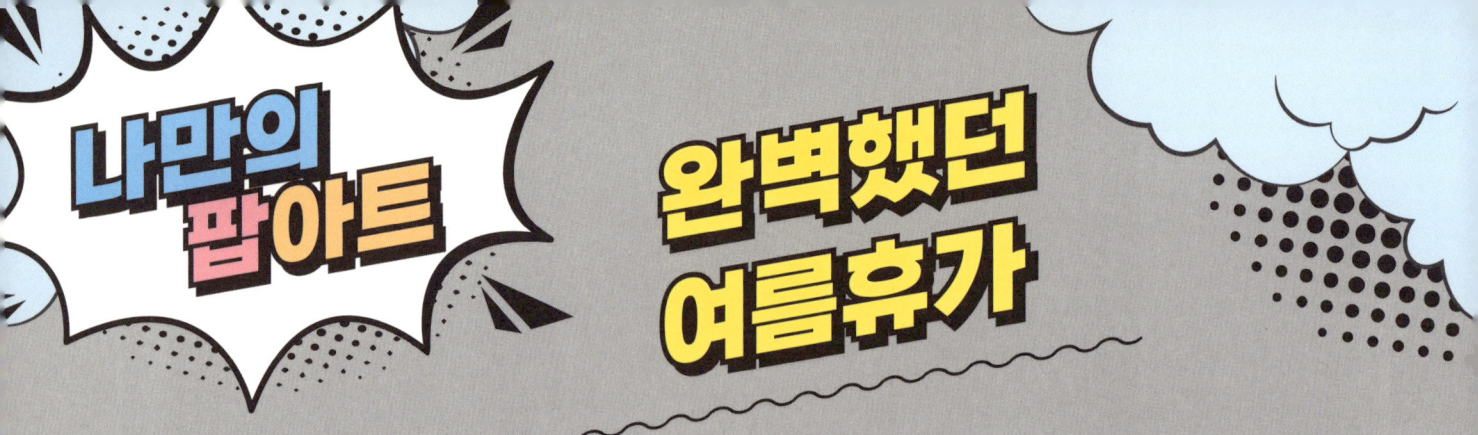

나만의 팝아트
완벽했던 여름휴가

팝아트는 **밝은 색**을 칠하고, **검은색 선**으로 표현하는 단순하지만 강렬한 느낌의 예술이에요. 완성작을 보며 나만의 팝아트를 만들어보세요.

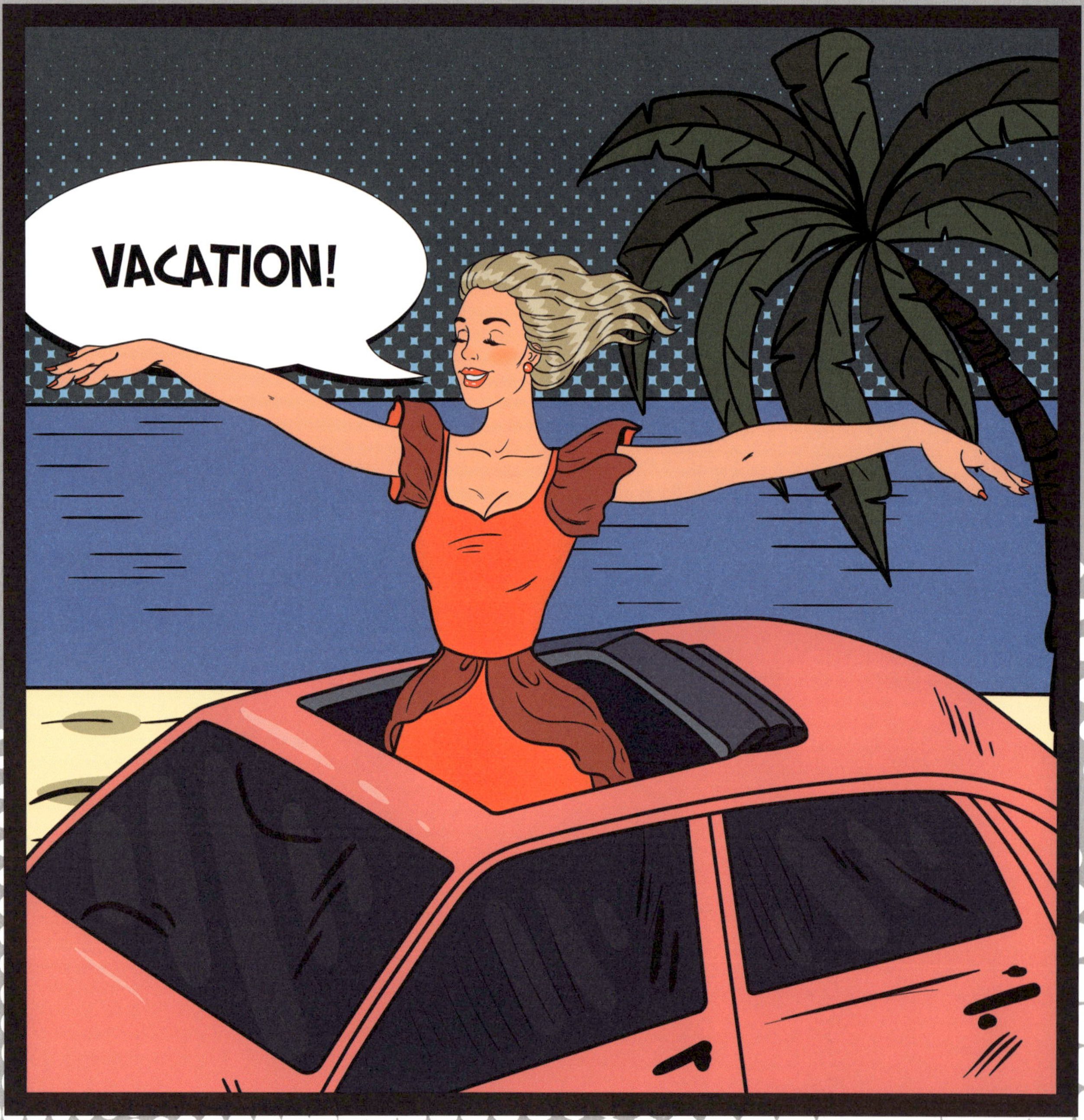

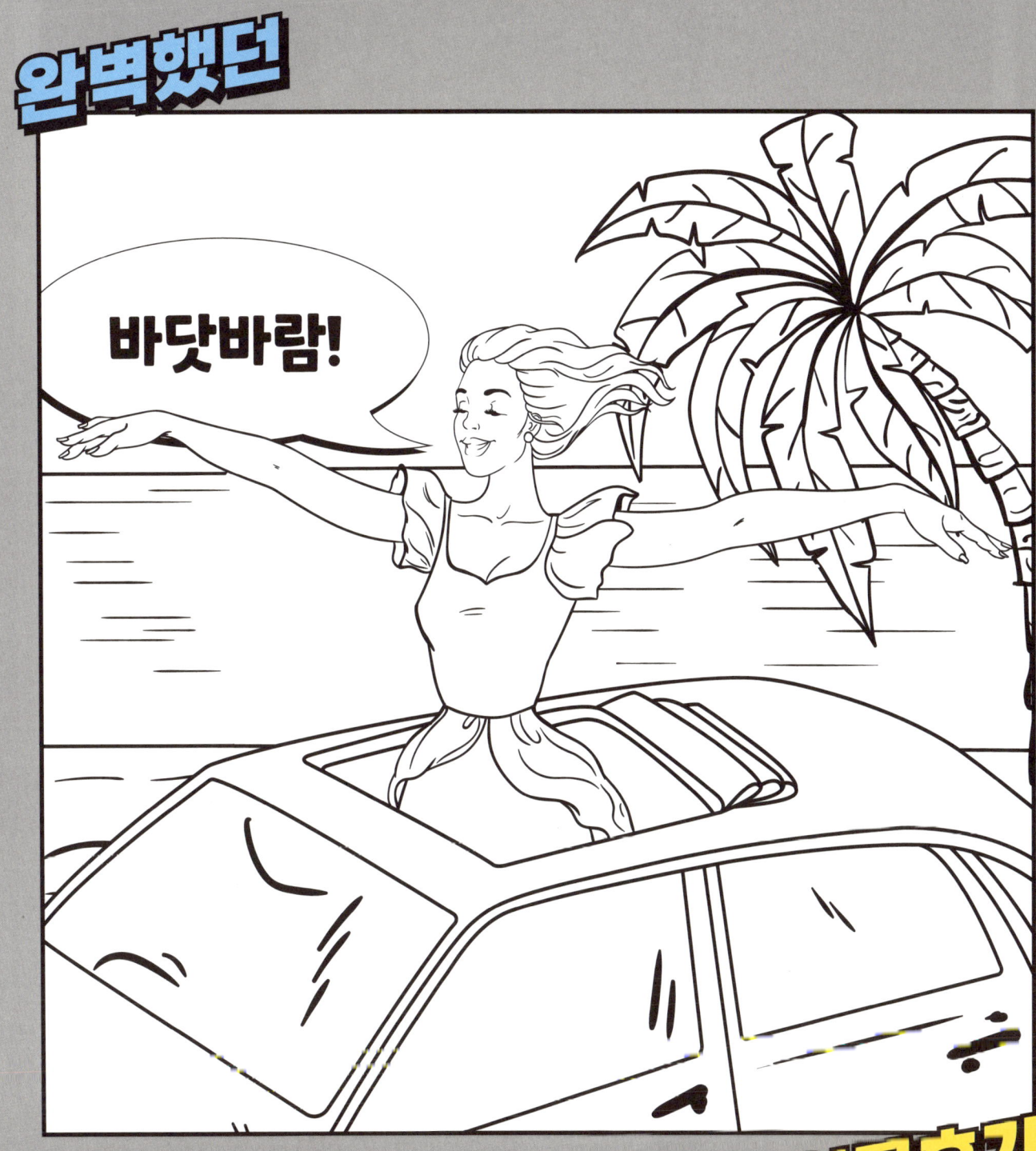

나만의 팝아트

아름다운 시간 시원한 바람

팝아트는 **밝은 색**을 칠하고, **검은색 선**으로 표현하는 단순하지만 강렬한 느낌의 예술이에요. 완성작을 보며 나만의 팝아트를 만들어보세요.

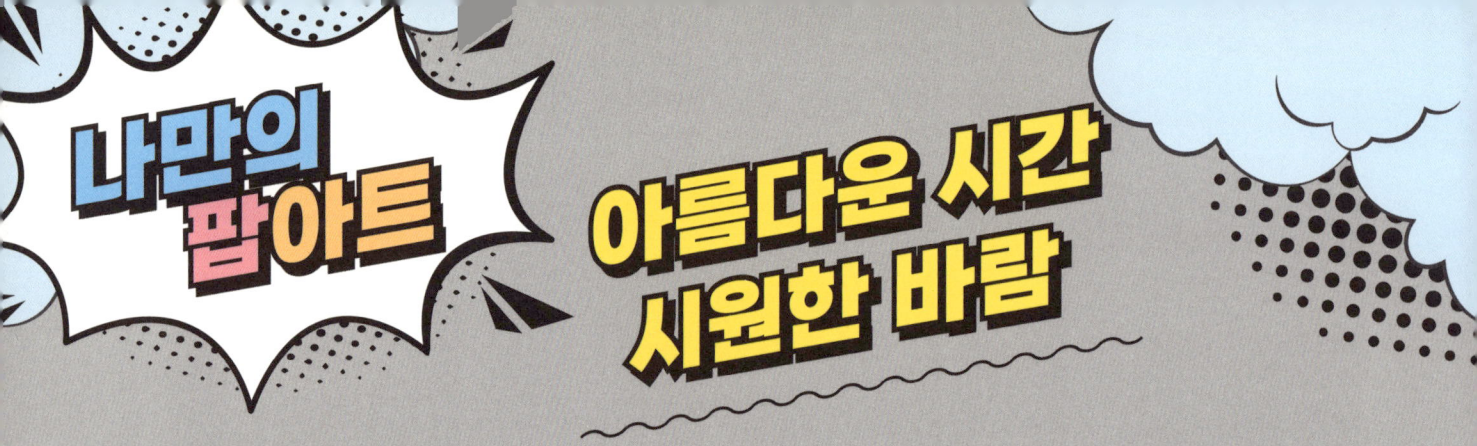

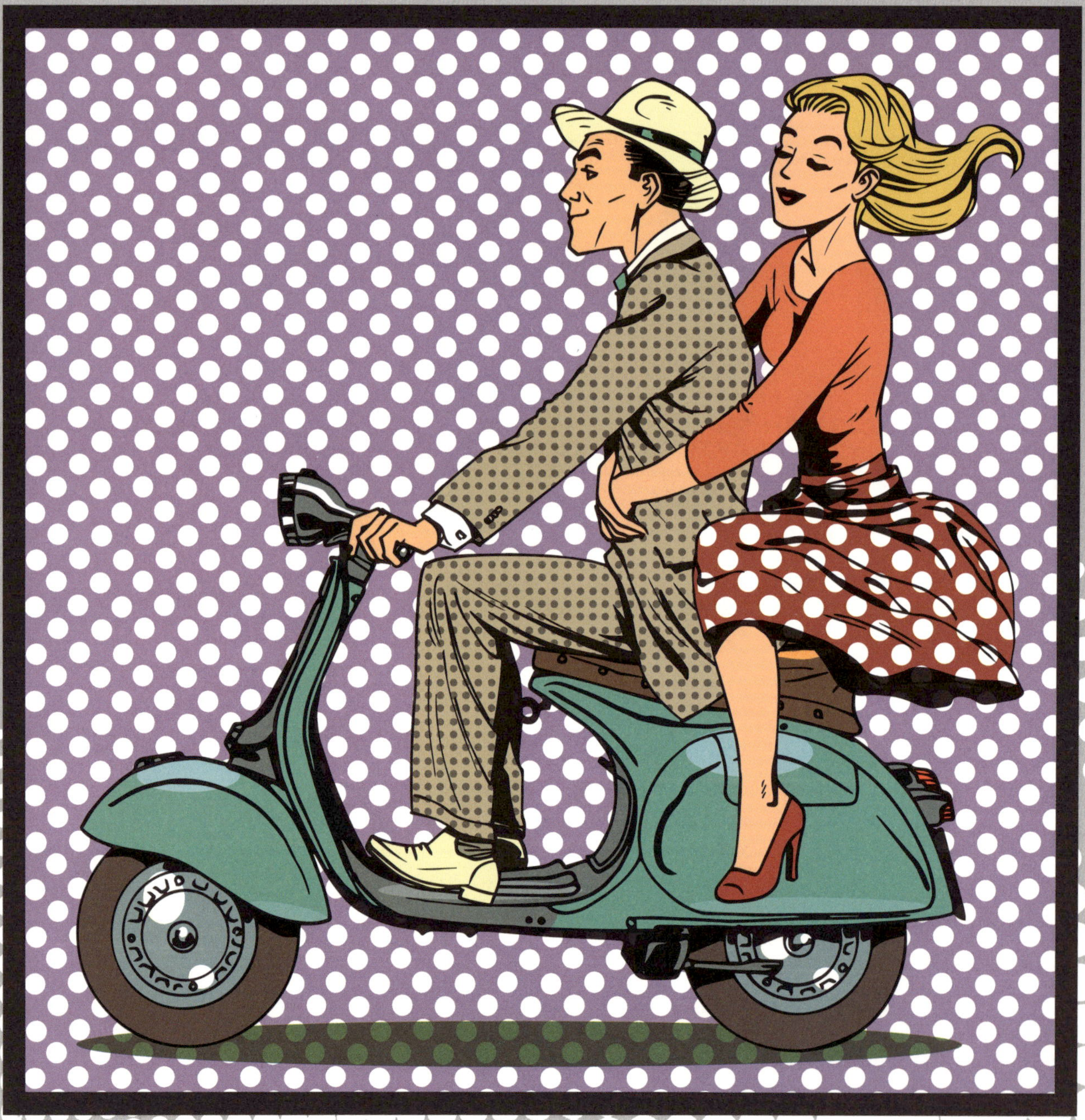

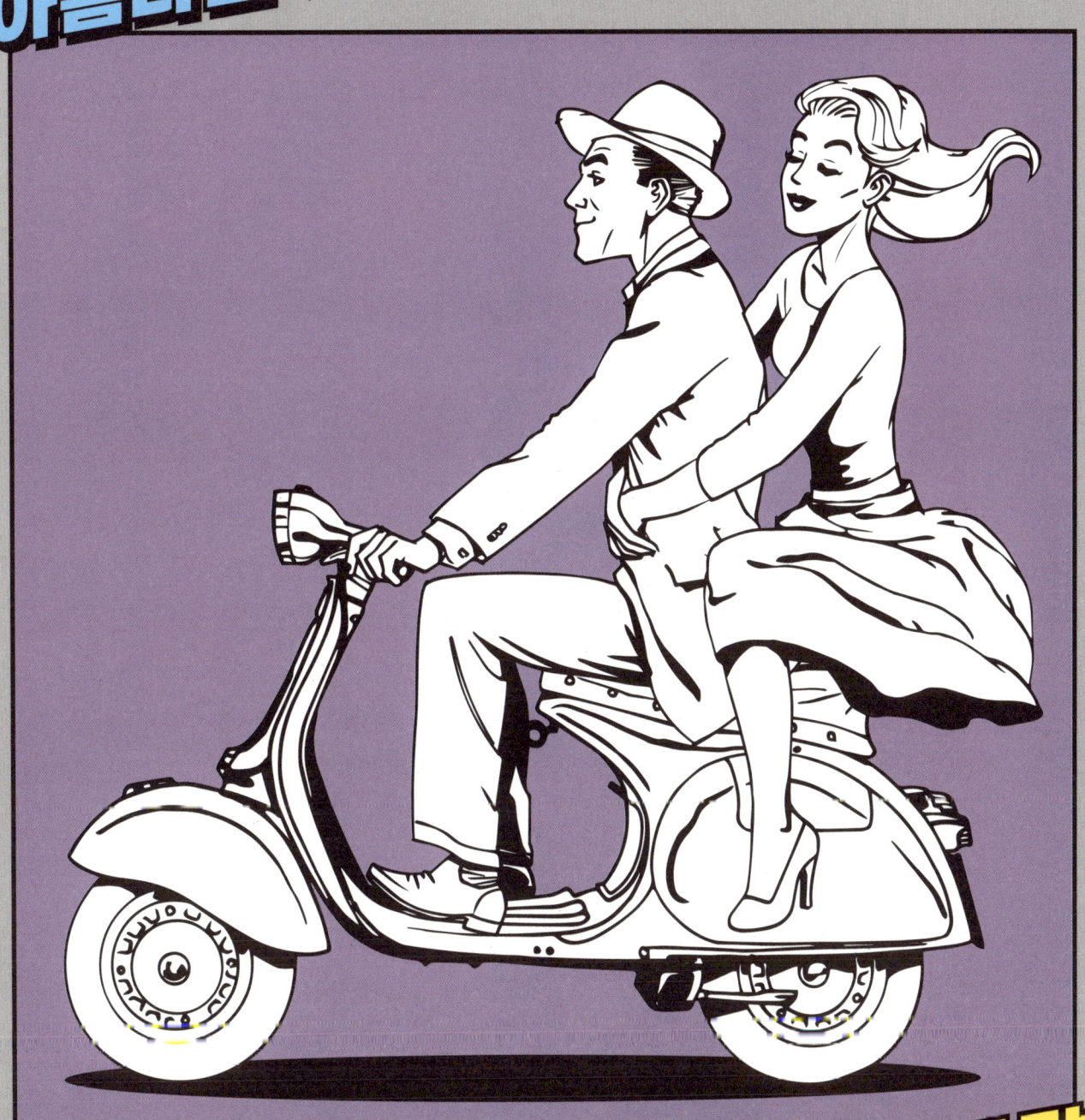

나만의 팝아트

나는 지금 어디에 왔을까?

팝아트는 **밝은 색**을 칠하고, **검은색 선**으로 표현하는 단순하지만 강렬한 느낌의 예술이에요. 완성작을 보며 나만의 팝아트를 만들어보세요.

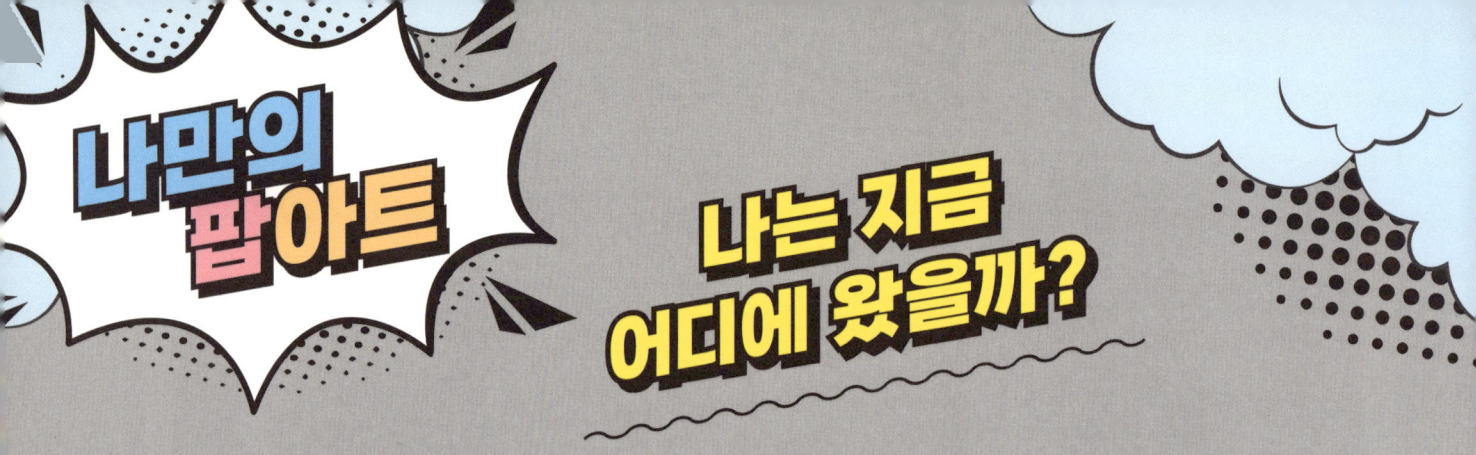

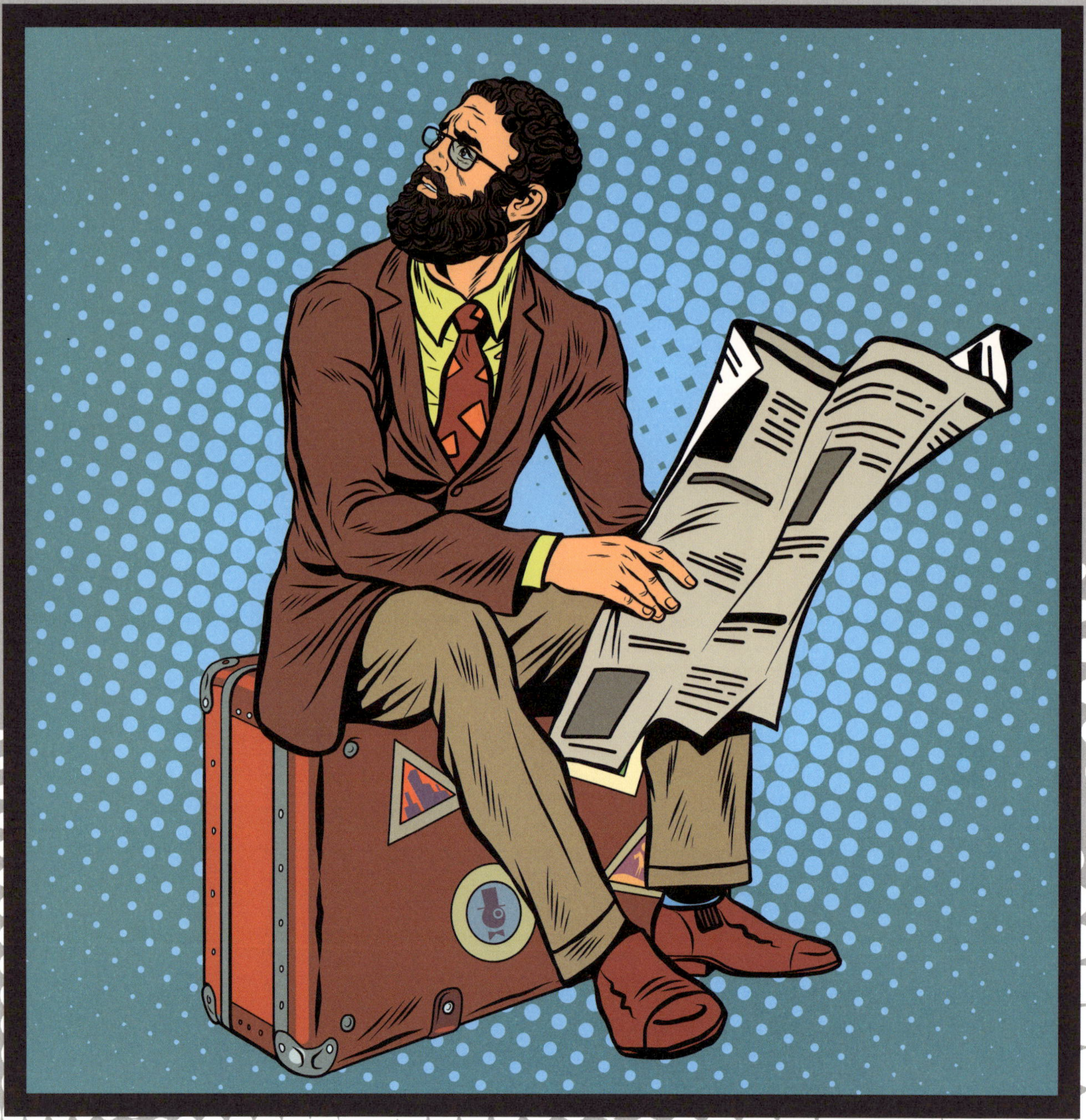

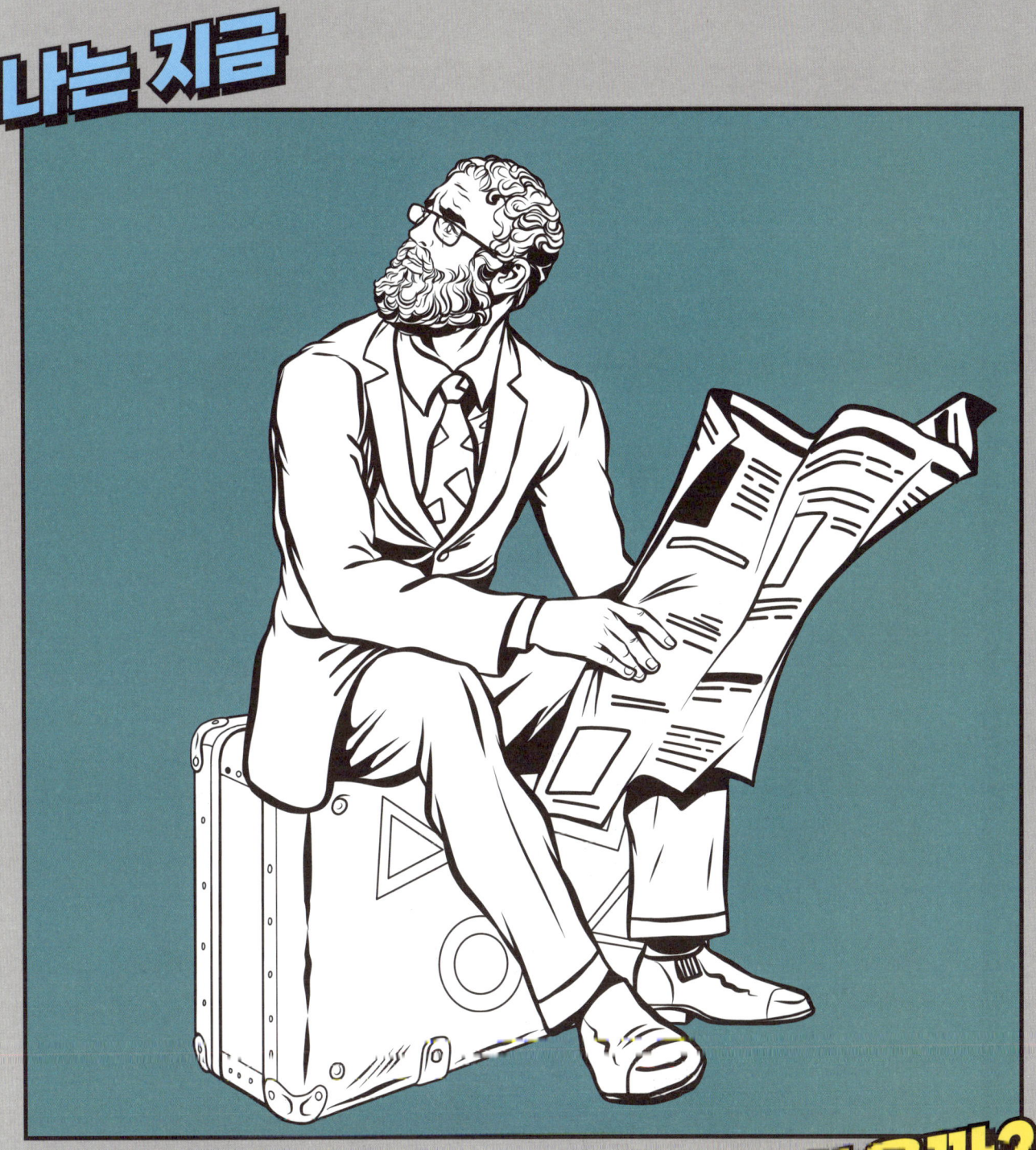

나만의 팝아트

사랑하는 사람과 함께해요

팝아트는 **밝은 색**을 칠하고, **검은색 선**으로 표현하는
단순하지만 강렬한 느낌의 예술이에요.
완성작을 보며 나만의 팝아트를 만들어보세요.

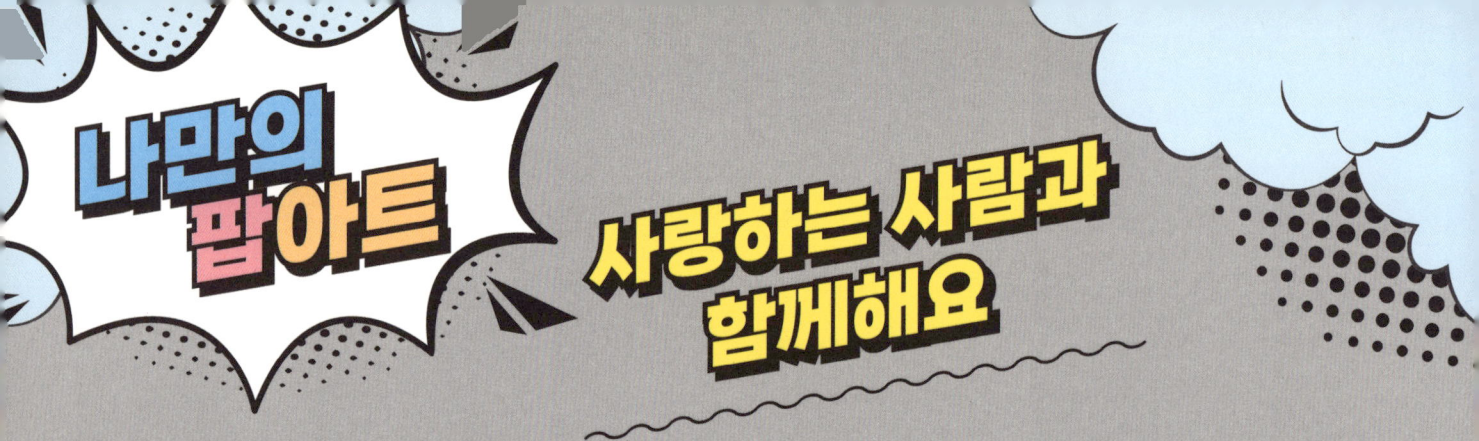

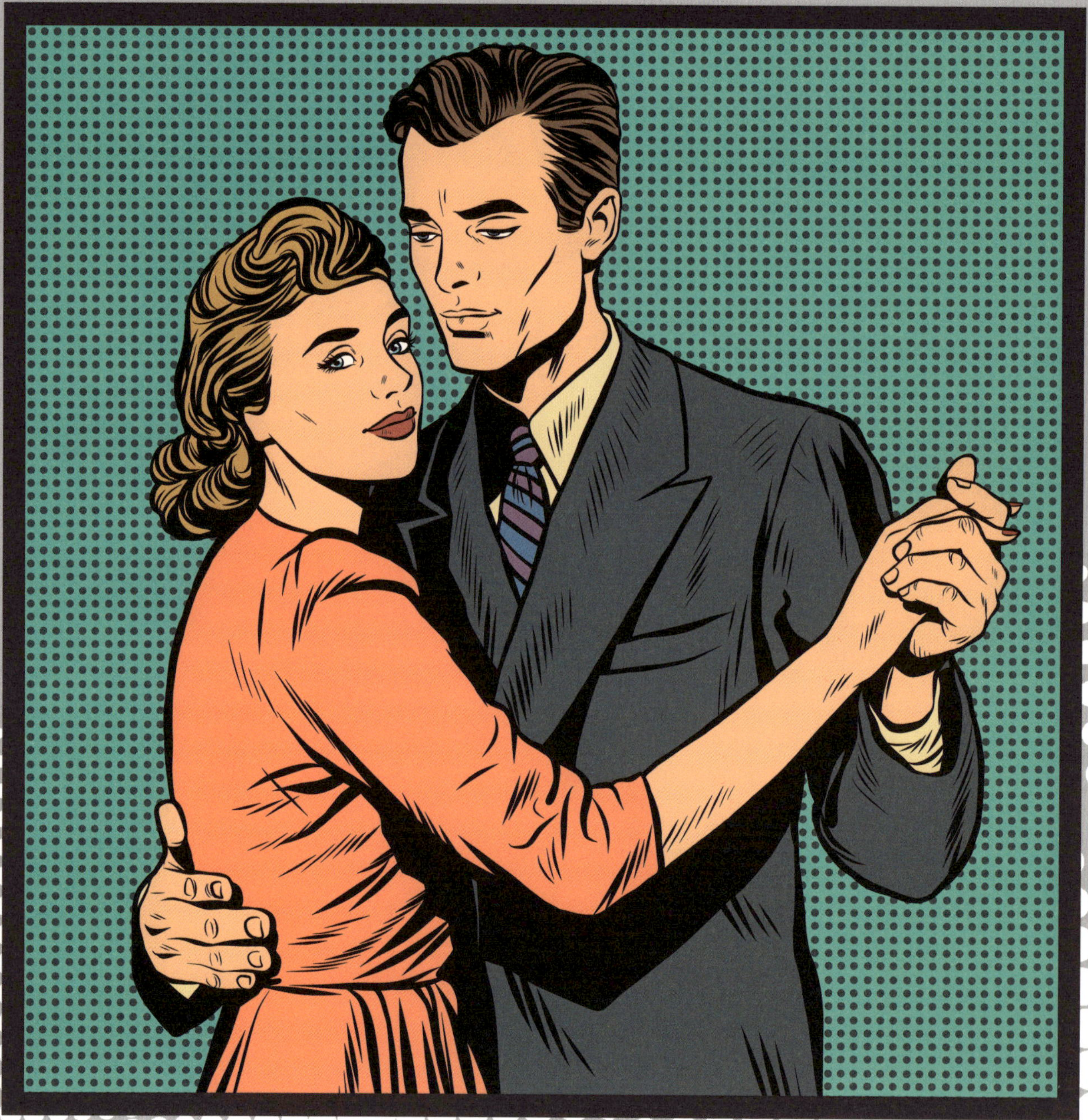

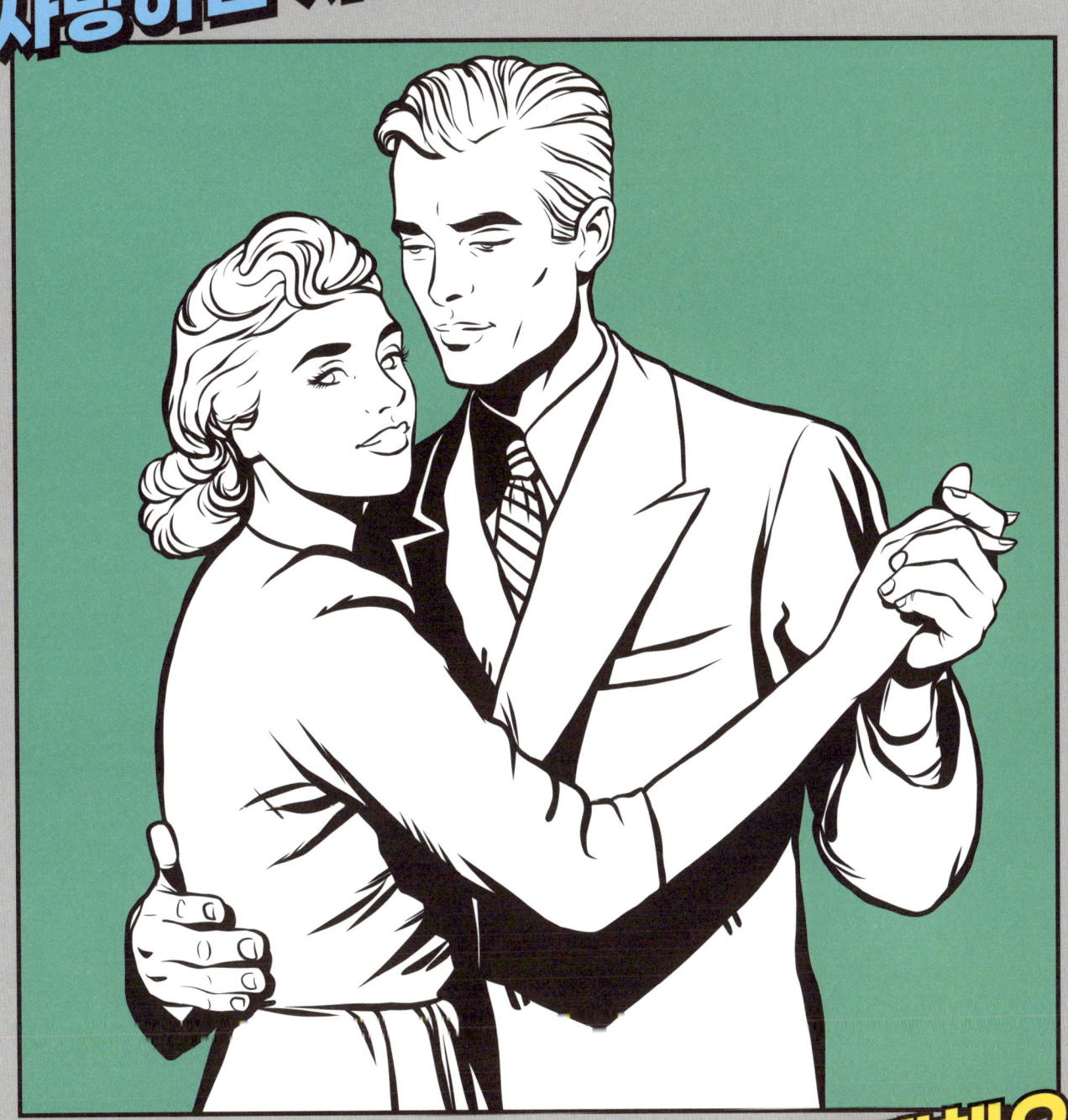

나만의 팝아트

우리 아기 나의 전부

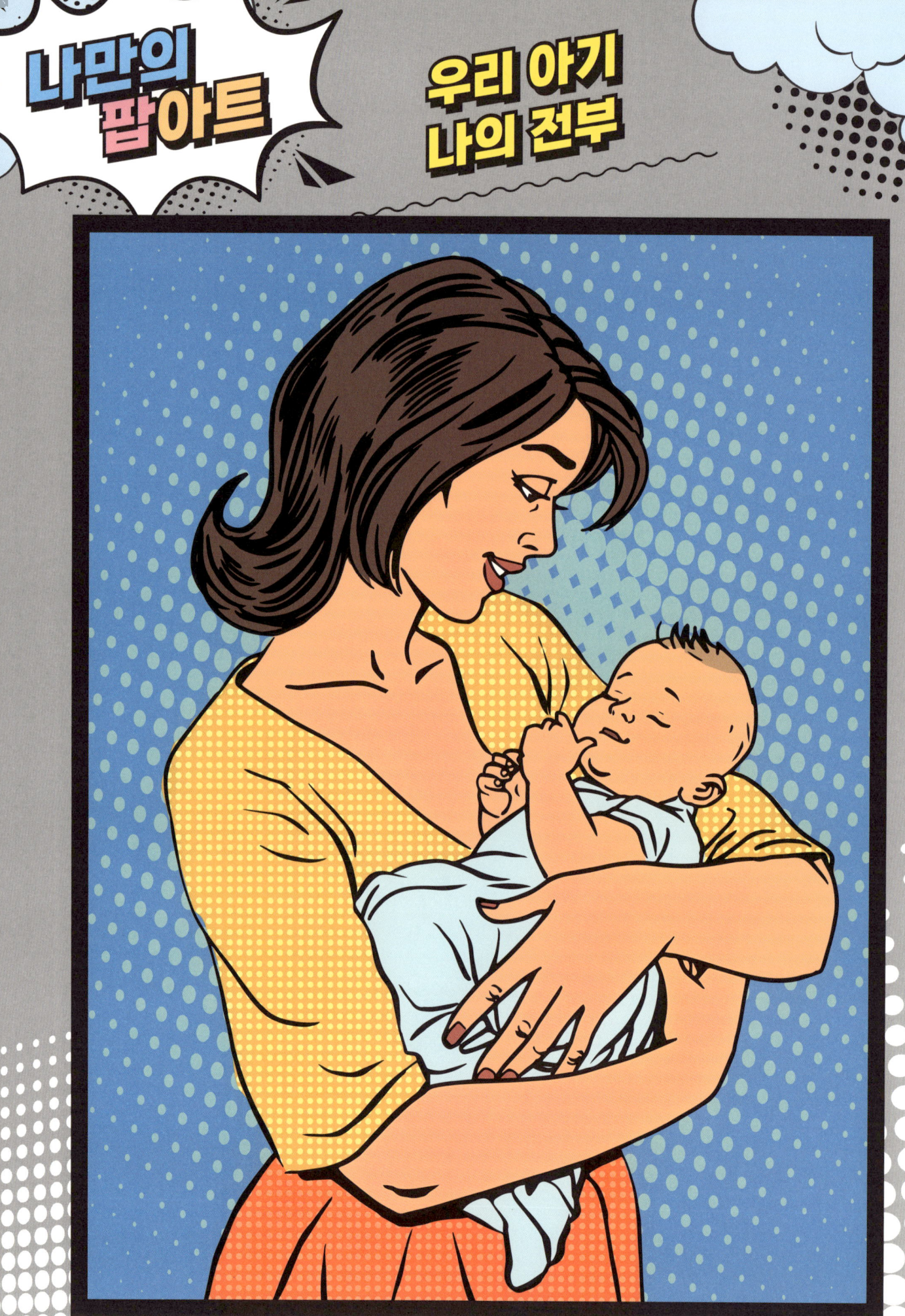

팝아트는 **밝은 색**을 칠하고, **검은색 선**으로 표현하는 단순하지만 강렬한 느낌의 예술이에요.
완성작을 보며 나만의 팝아트를 만들어보세요.

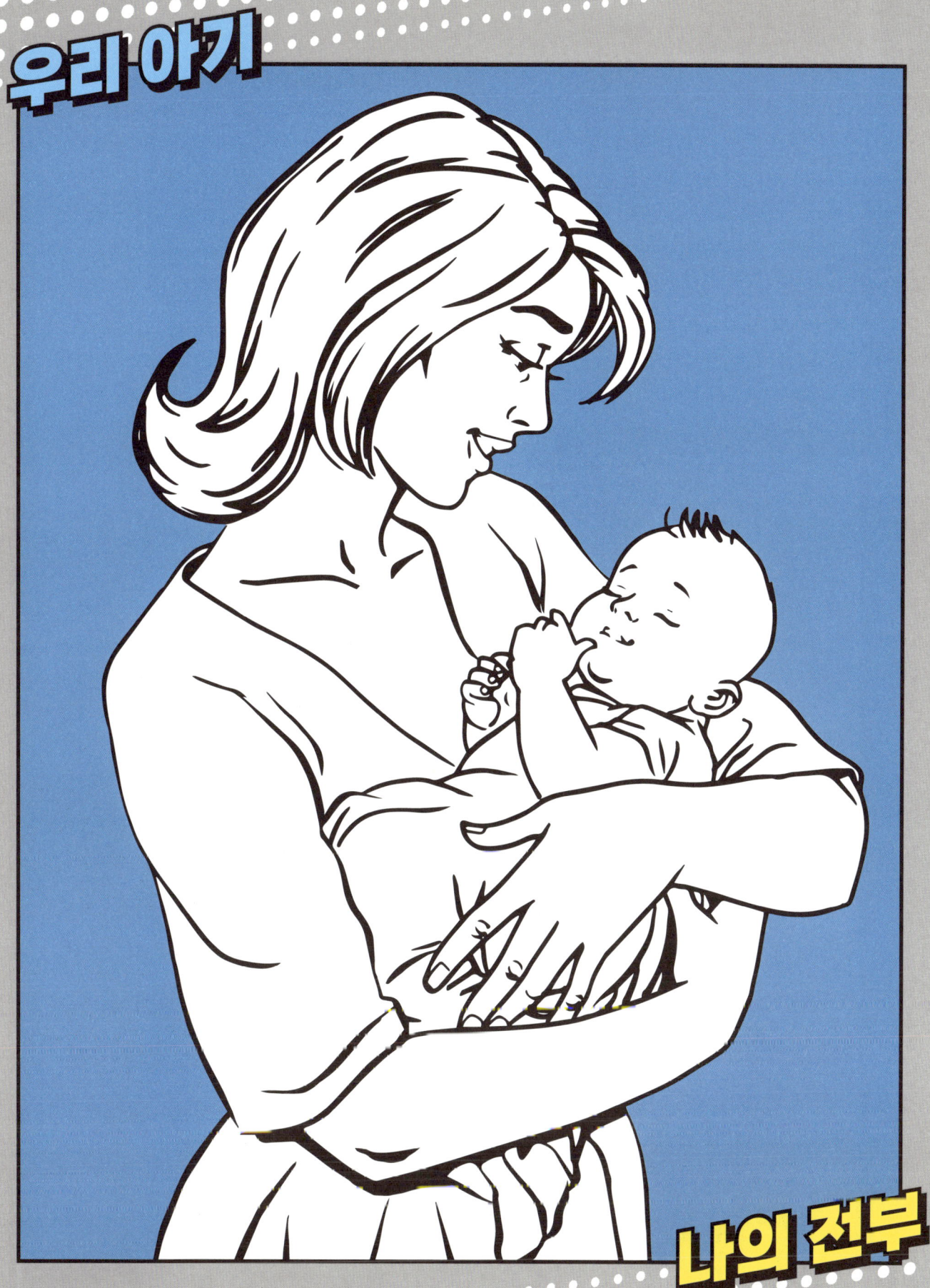

나만의 팝아트

엄마는 널 사랑해

팝아트는 **밝은 색**을 칠하고, **검은색 선**으로 표현하는 단순하지만 강렬한 느낌의 예술이에요. 완성작을 보며 나만의 팝아트를 만들어보세요.

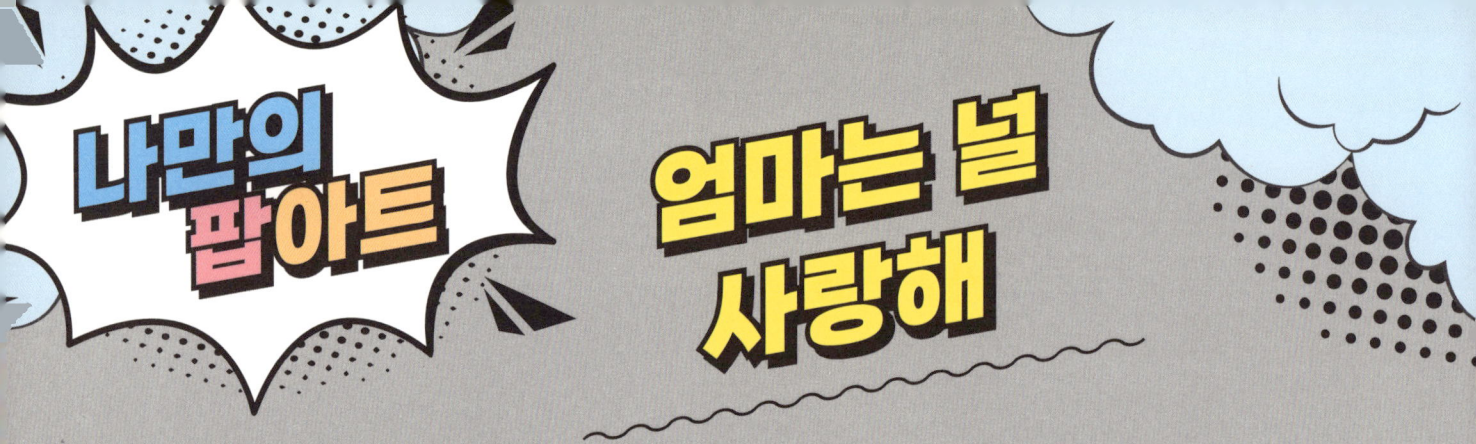

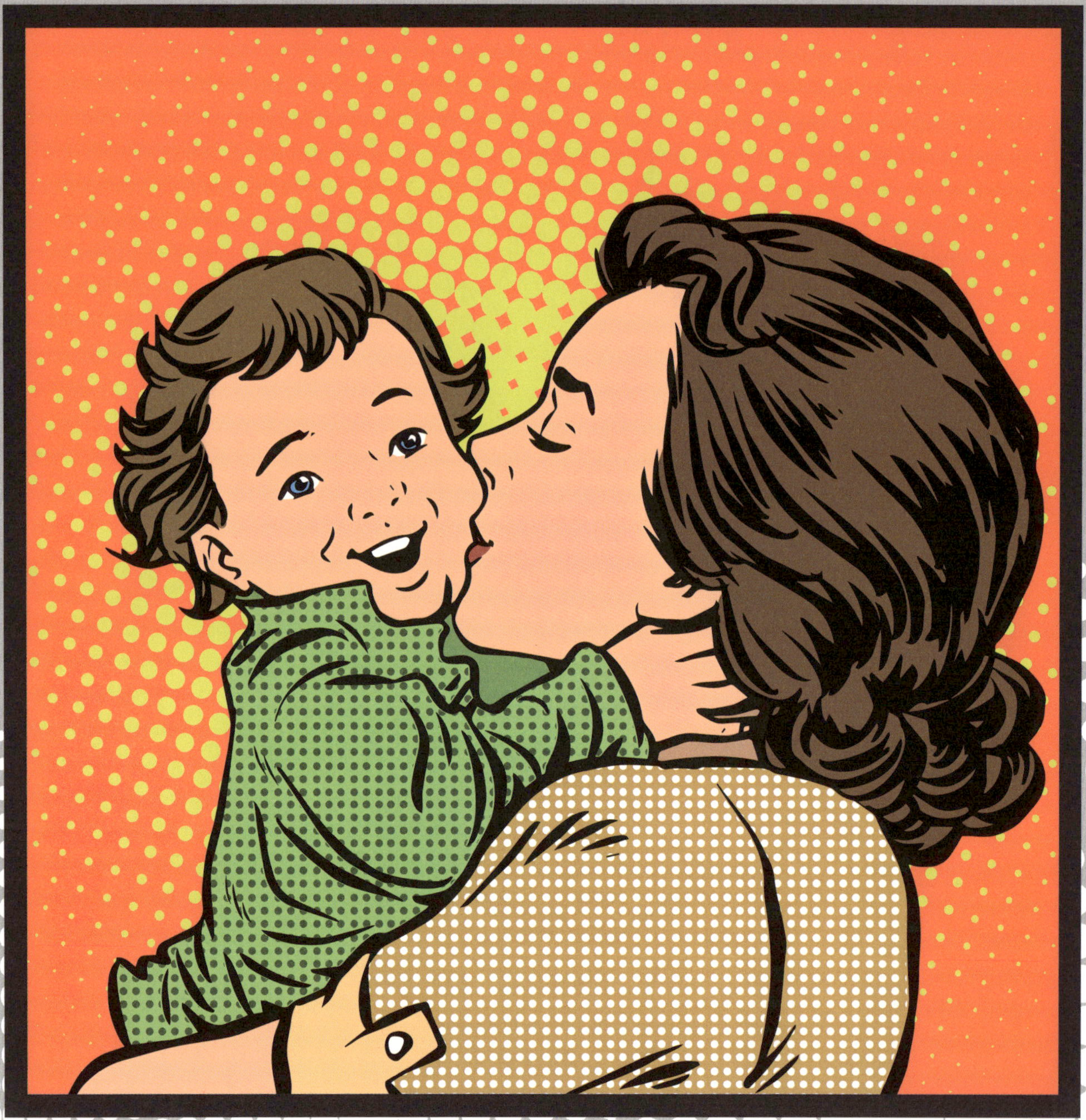

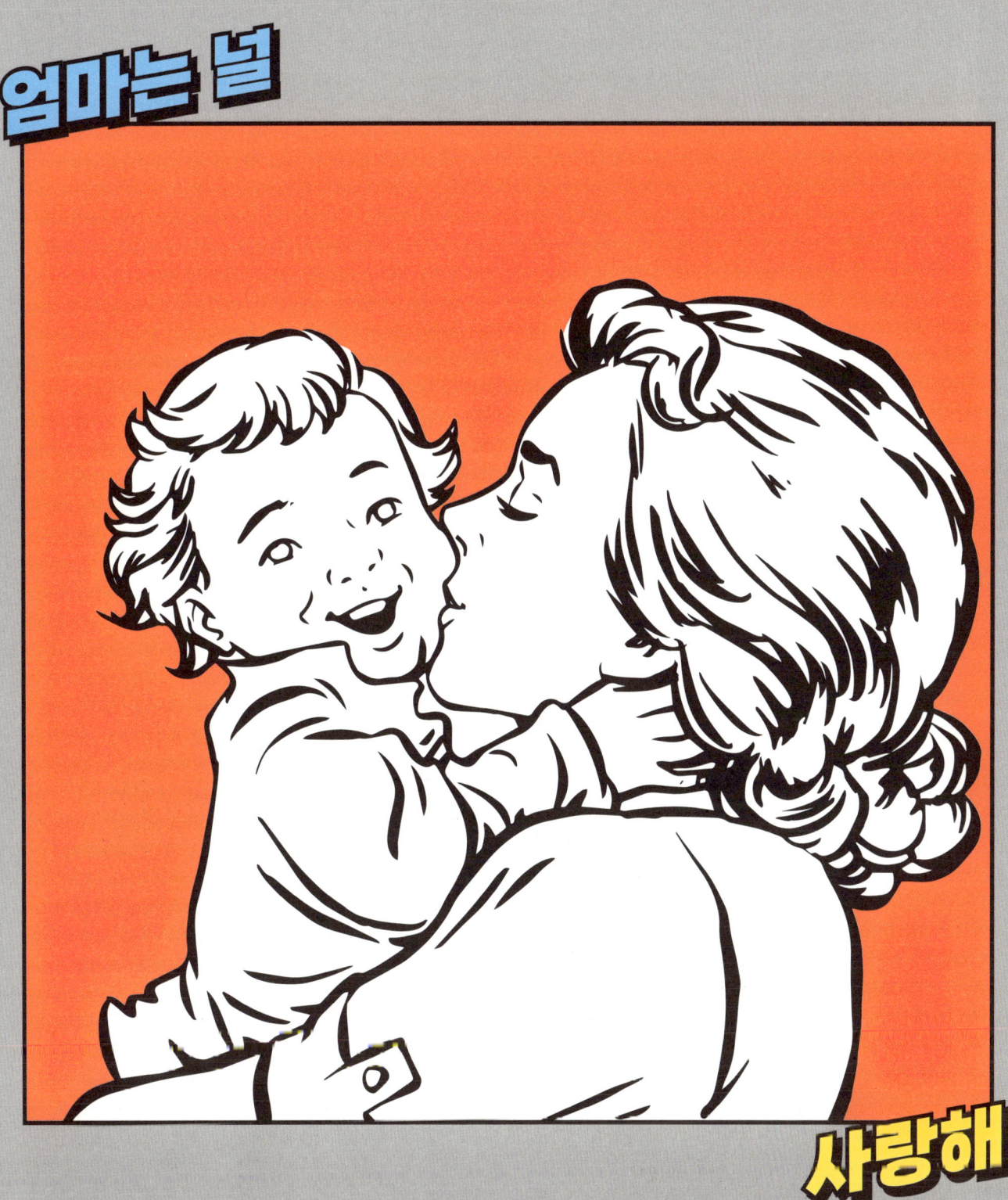

나만의 팝아트

아빠는 슈퍼맨

팝아트는 **밝은 색**을 칠하고, **검은색 선**으로 표현하는
단순하지만 강렬한 느낌의 예술이에요.
완성작을 보며 나만의 팝아트를 만들어보세요.

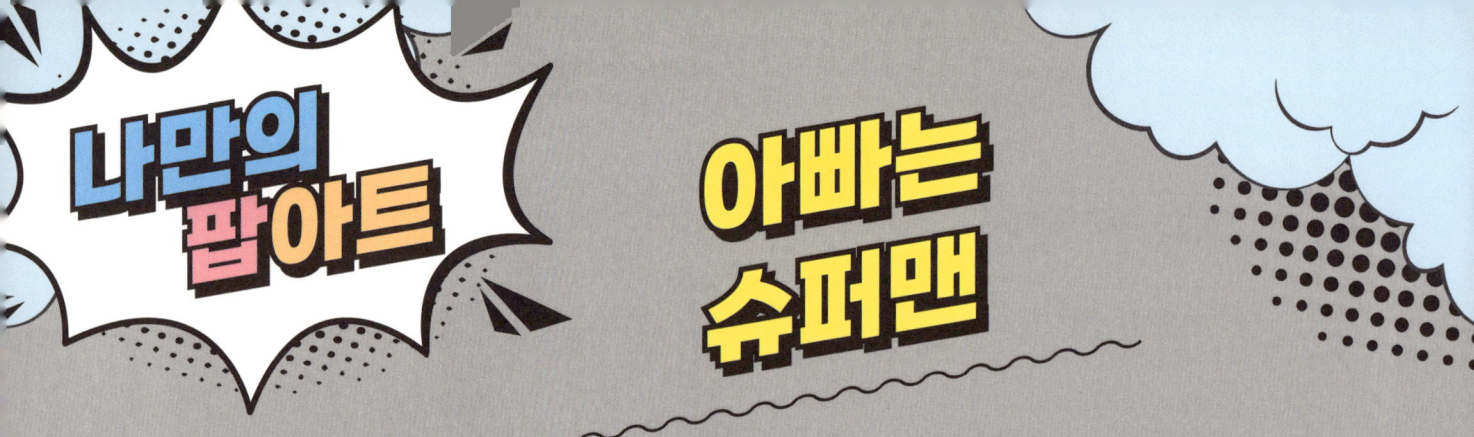

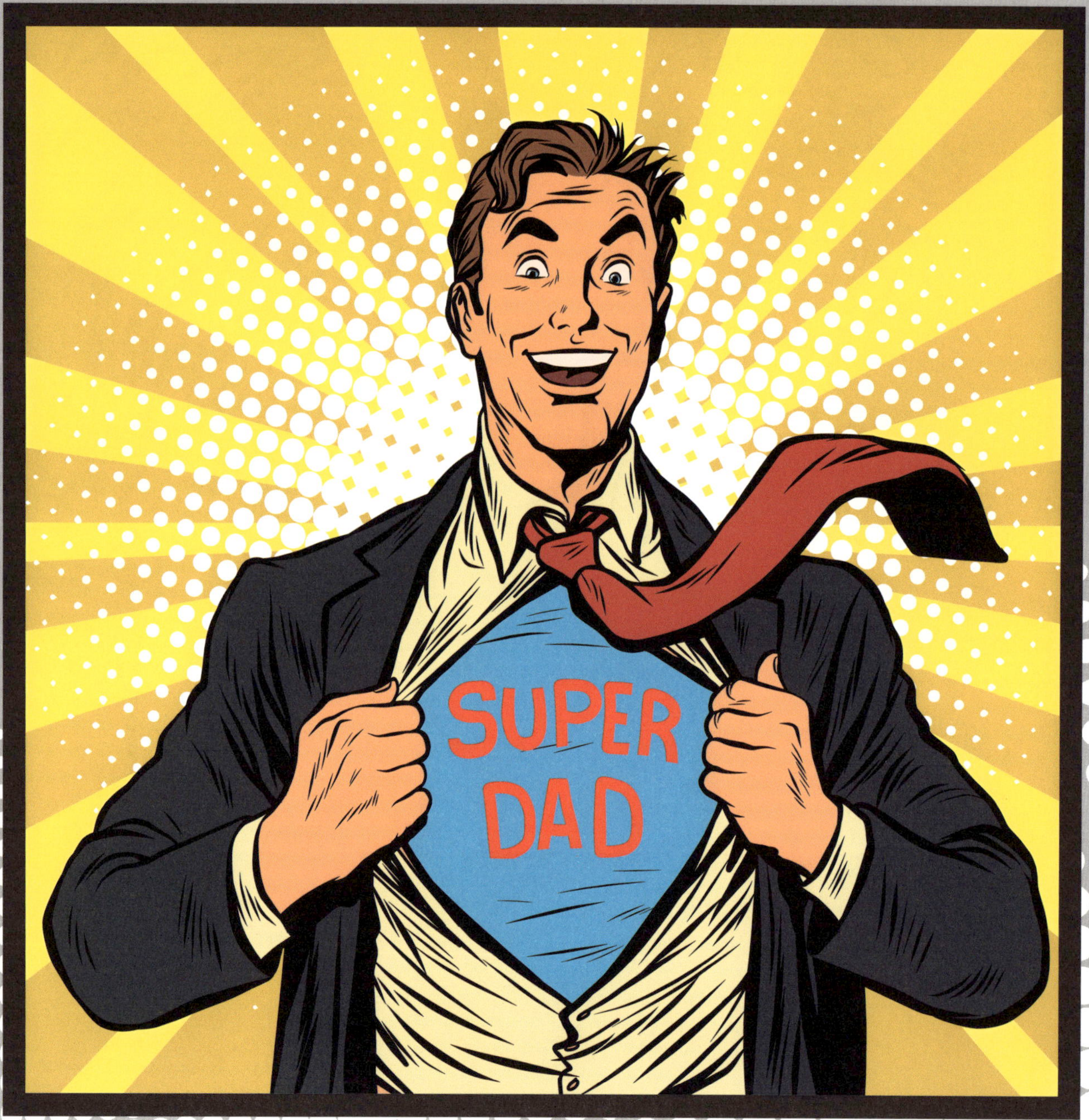

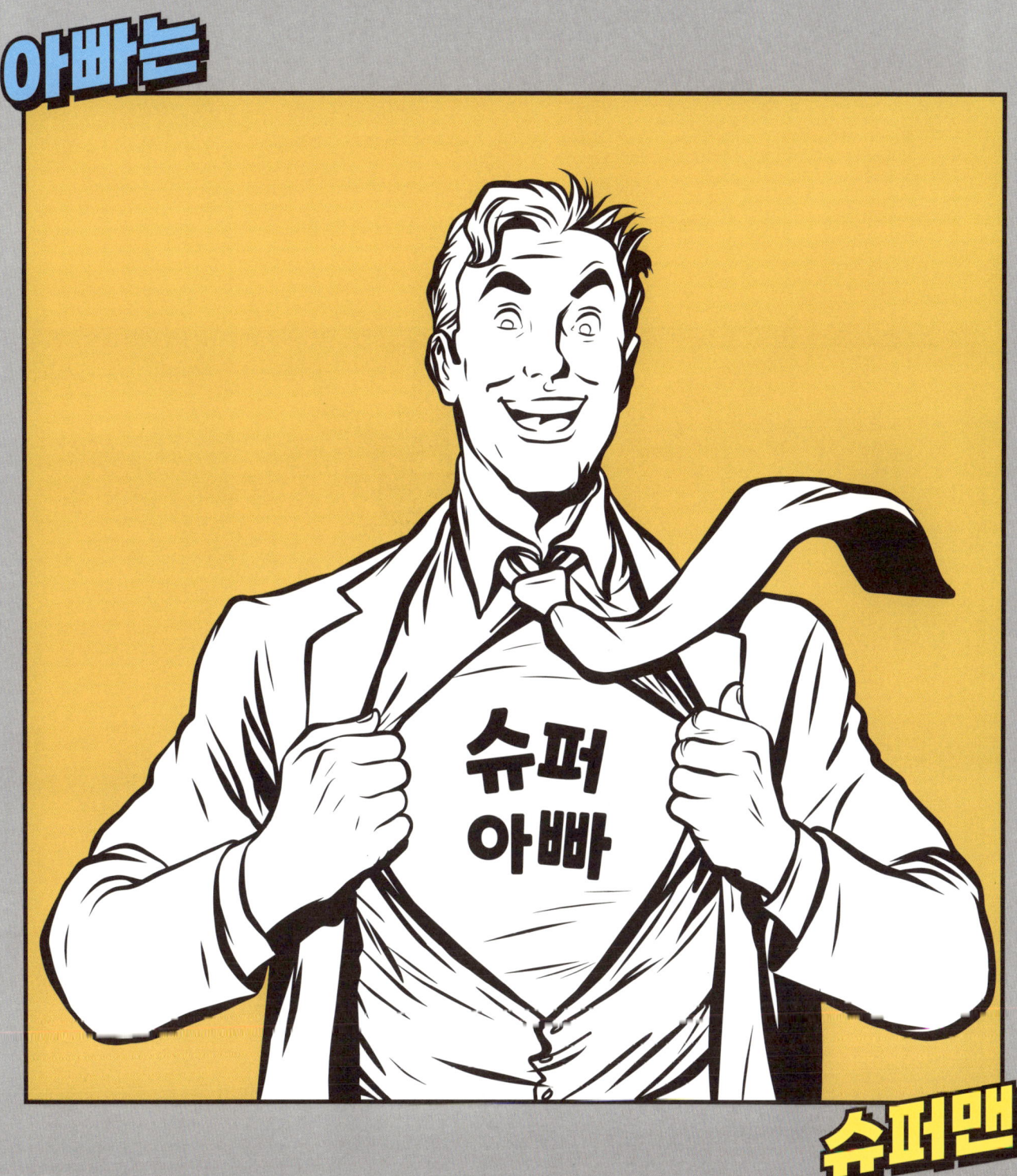

나만의 팝아트

엄마는 슈퍼우먼

팝아트는 **밝은 색**을 칠하고, **검은색 선**으로 표현하는
단순하지만 강렬한 느낌의 예술이에요.
완성작을 보며 나만의 팝아트를 만들어보세요.

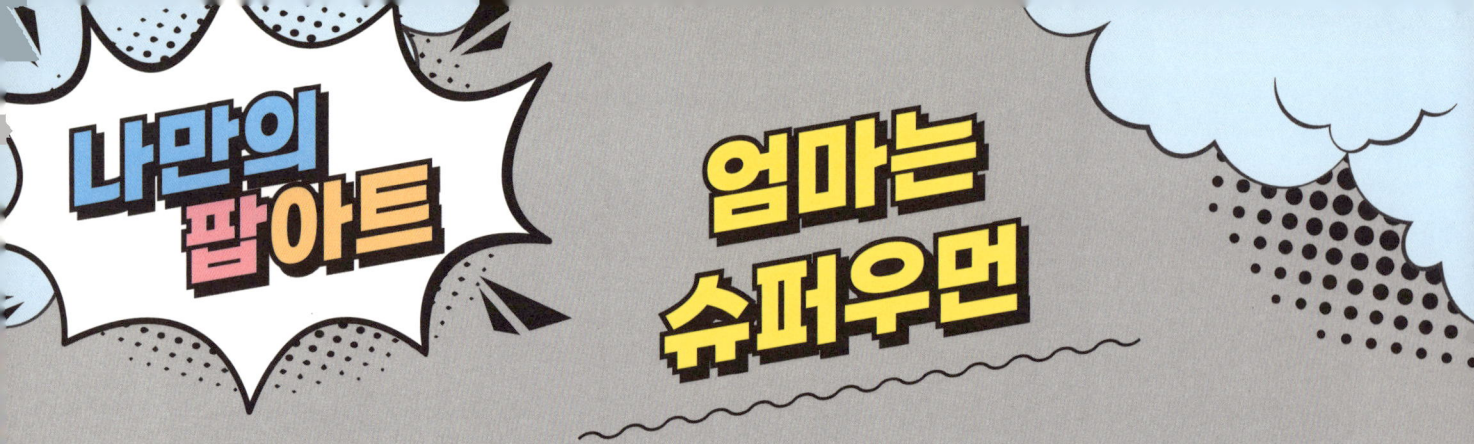

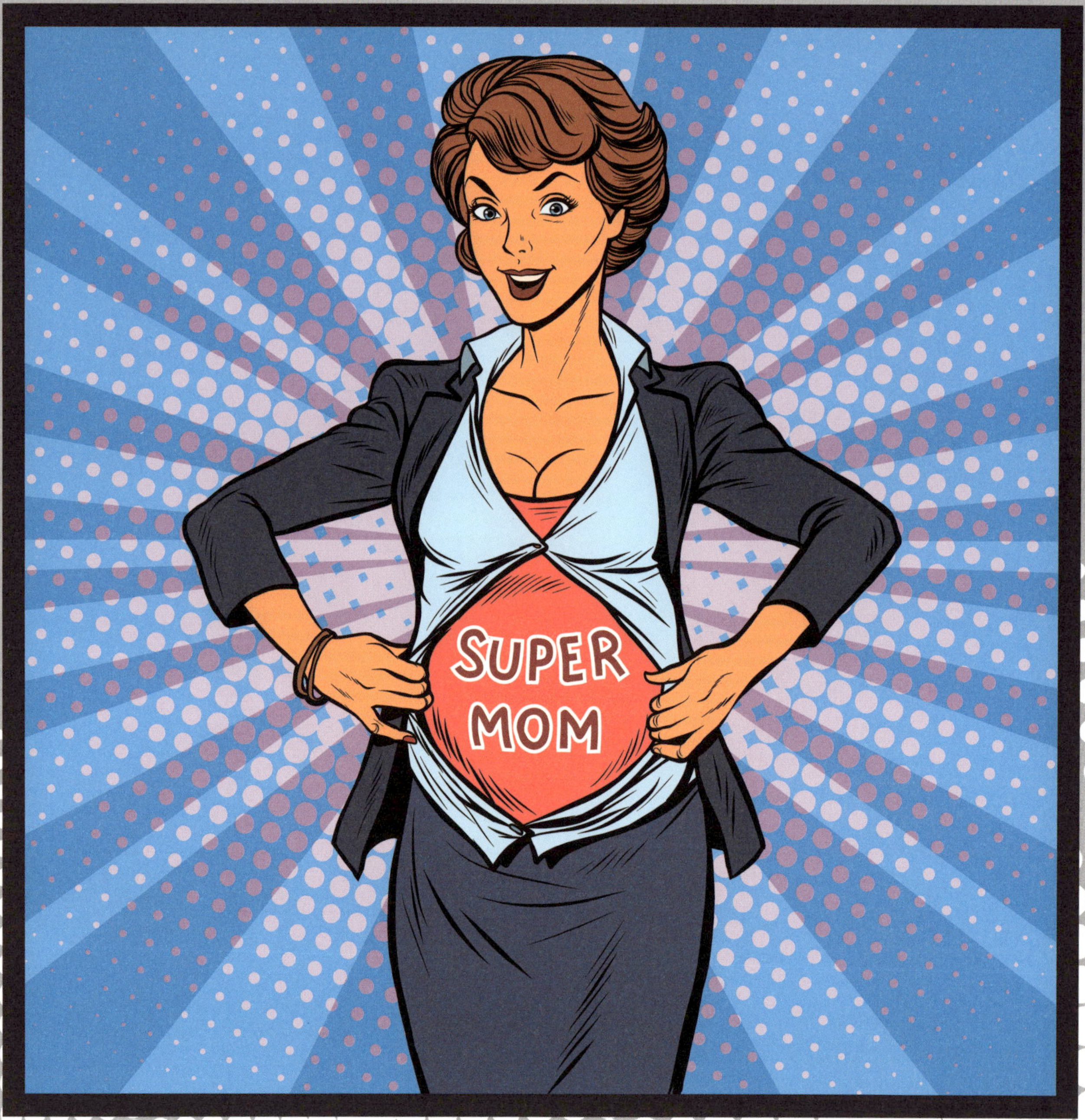

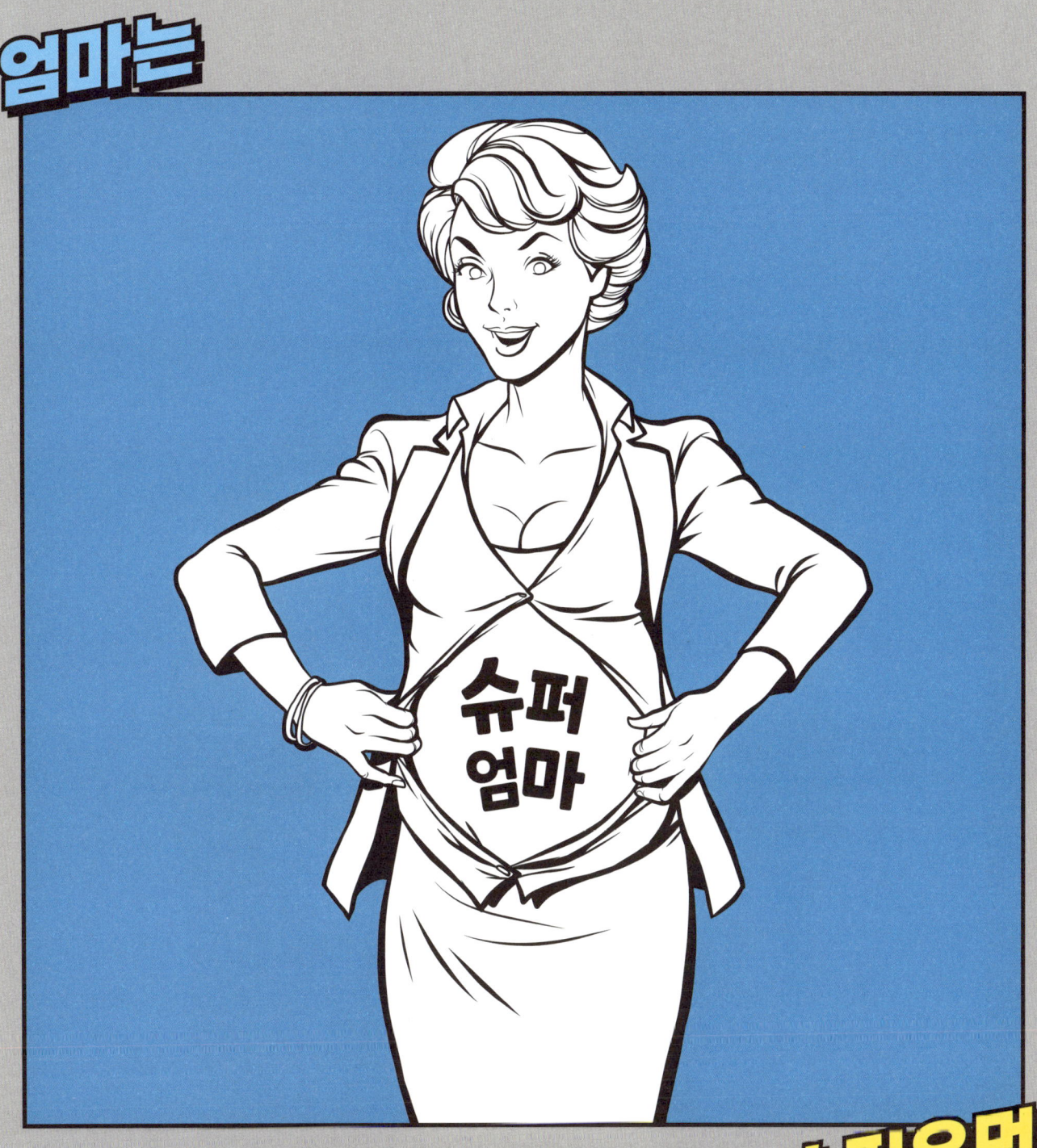

나만의 팝아트

우리 아들 벌써 이렇게 컸구나

팝아트는 **밝은 색**을 칠하고, **검은색 선**으로 표현하는 단순하지만 강렬한 느낌의 예술이에요.
완성작을 보며 나만의 팝아트를 만들어보세요.

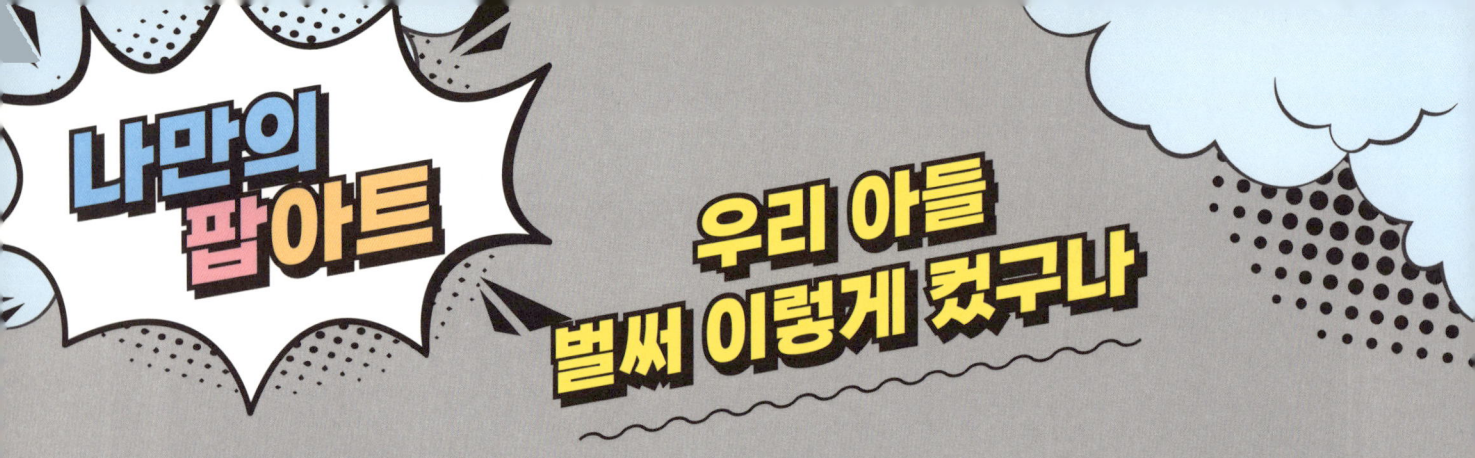

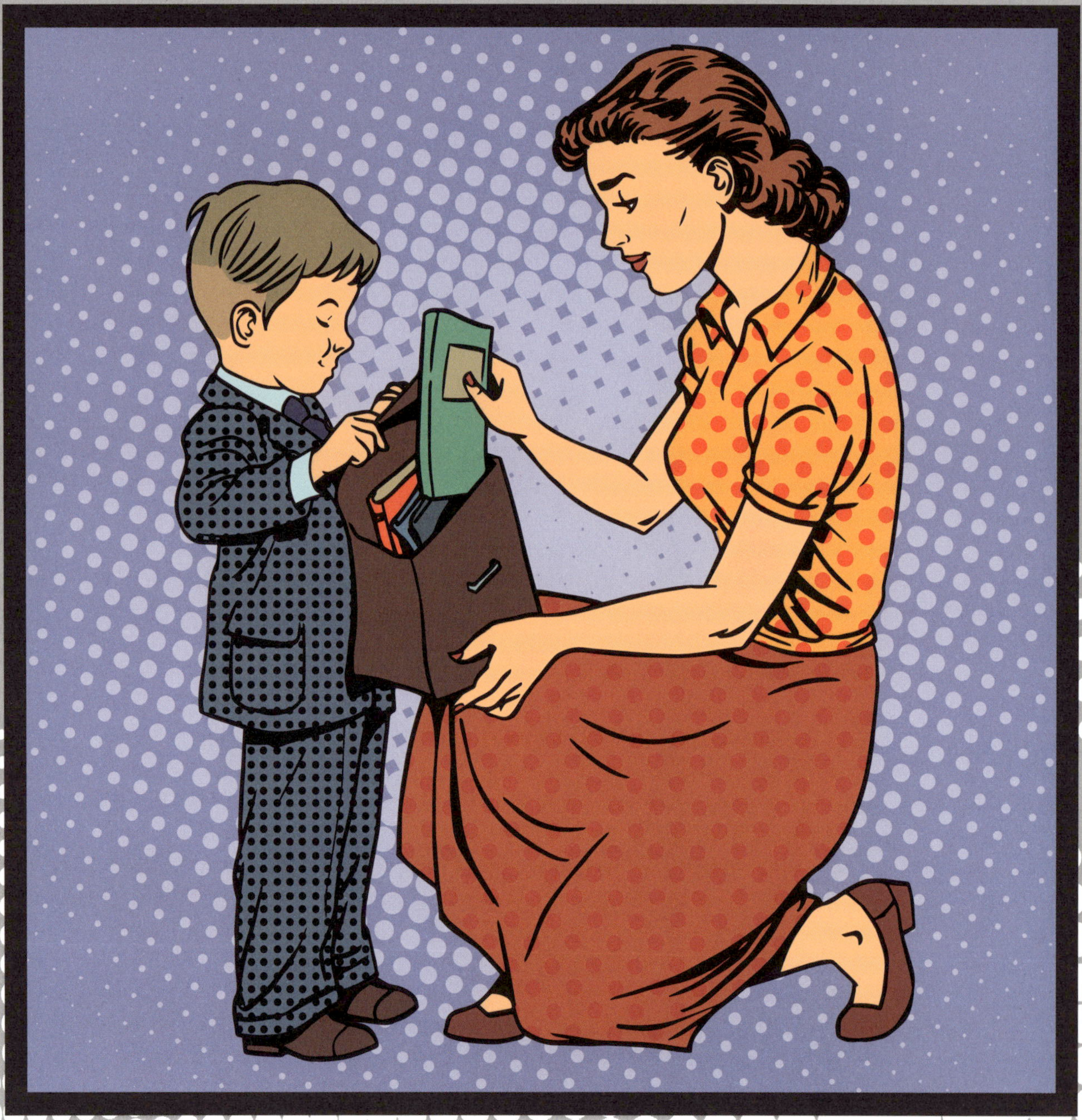

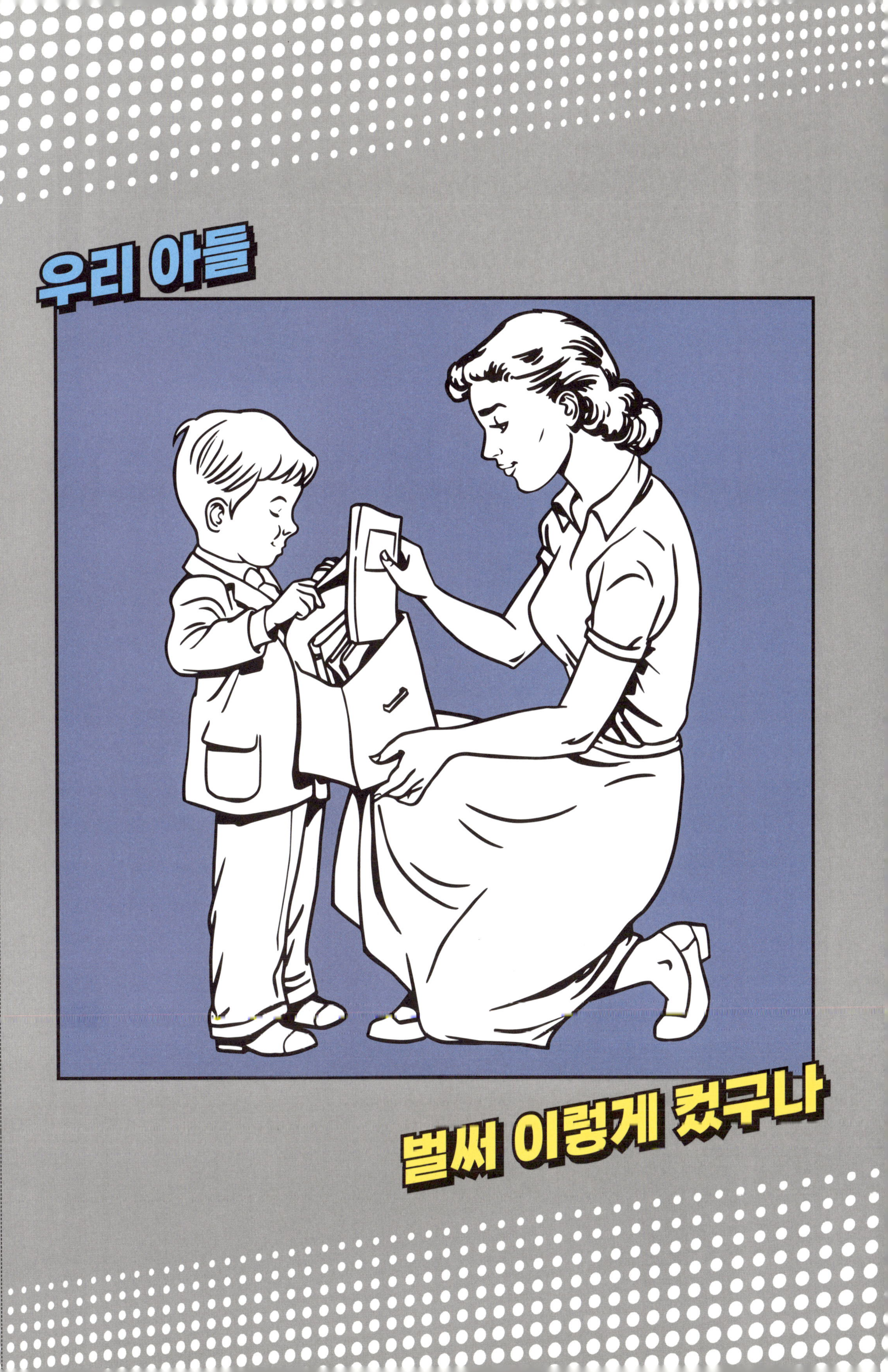

우리 아들

벌써 이렇게 컸구나

나만의 팝아트

아빠의 공격을 피해라!

팝아트는 **밝은 색**을 칠하고, **검은색 선**으로 표현하는
단순하지만 강렬한 느낌의 예술이에요.
완성작을 보며 나만의 팝아트를 만들어보세요.

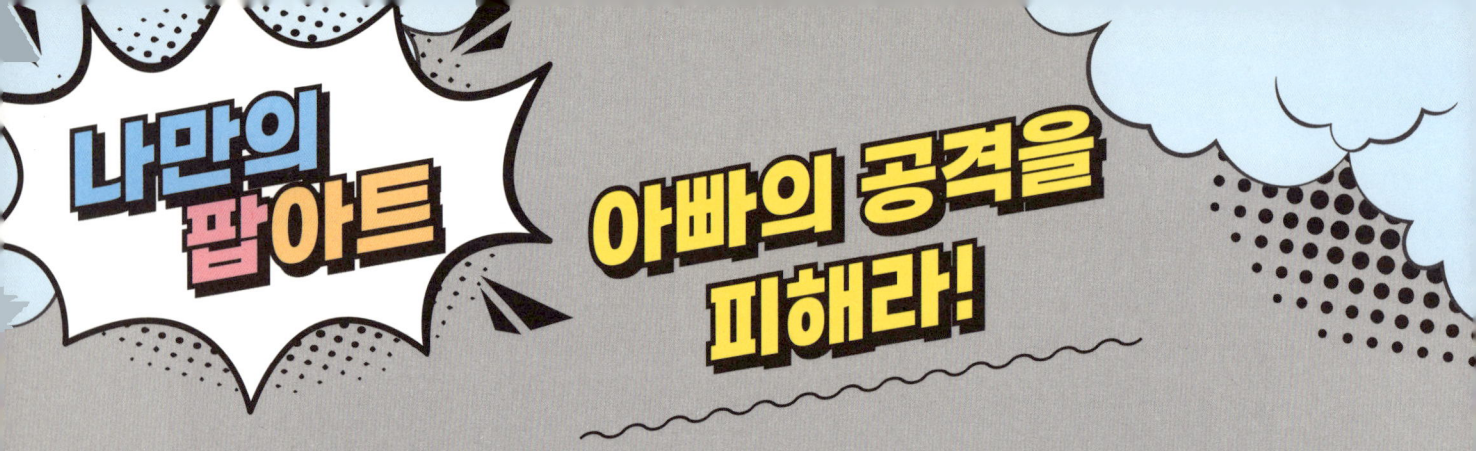

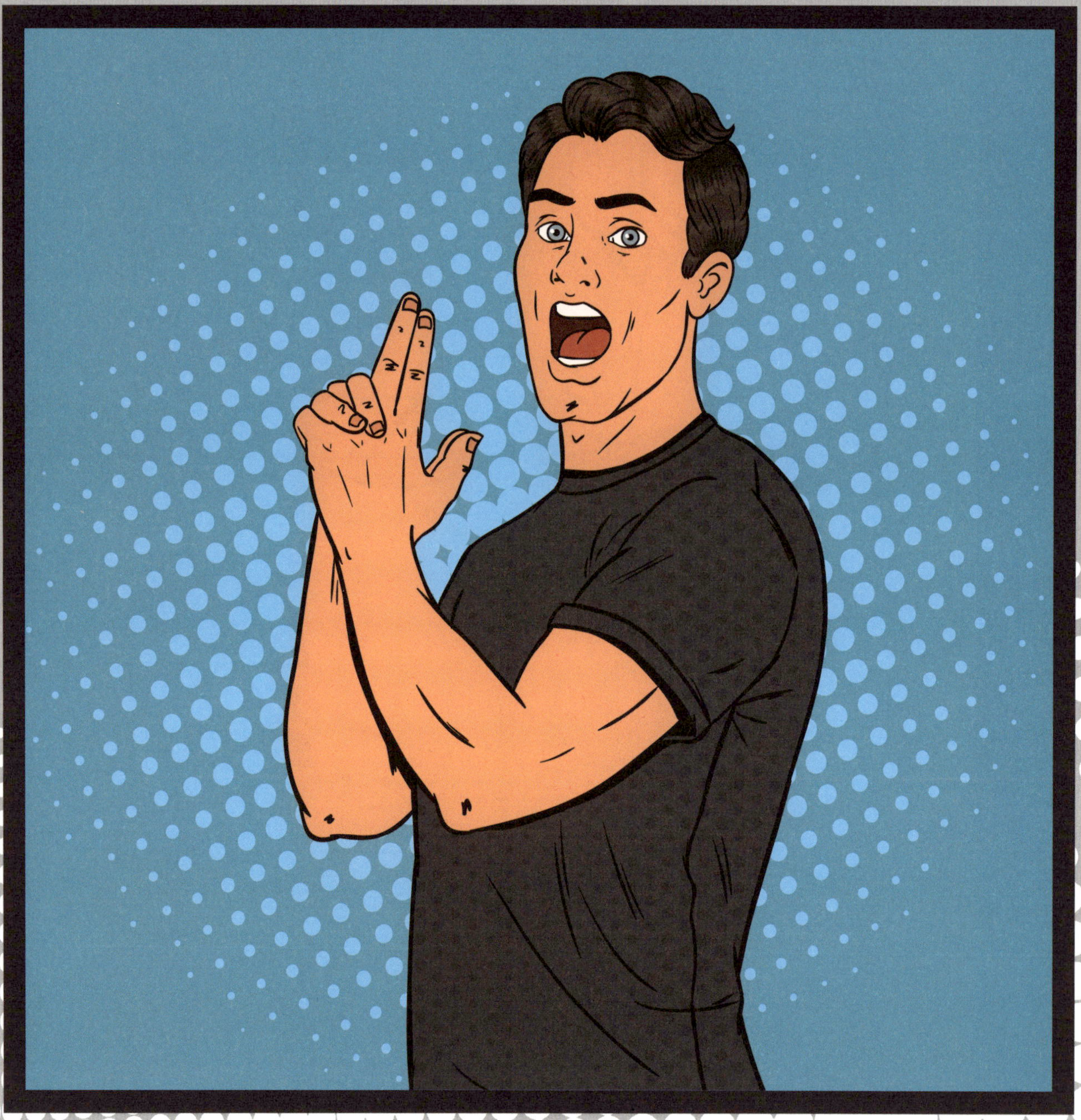

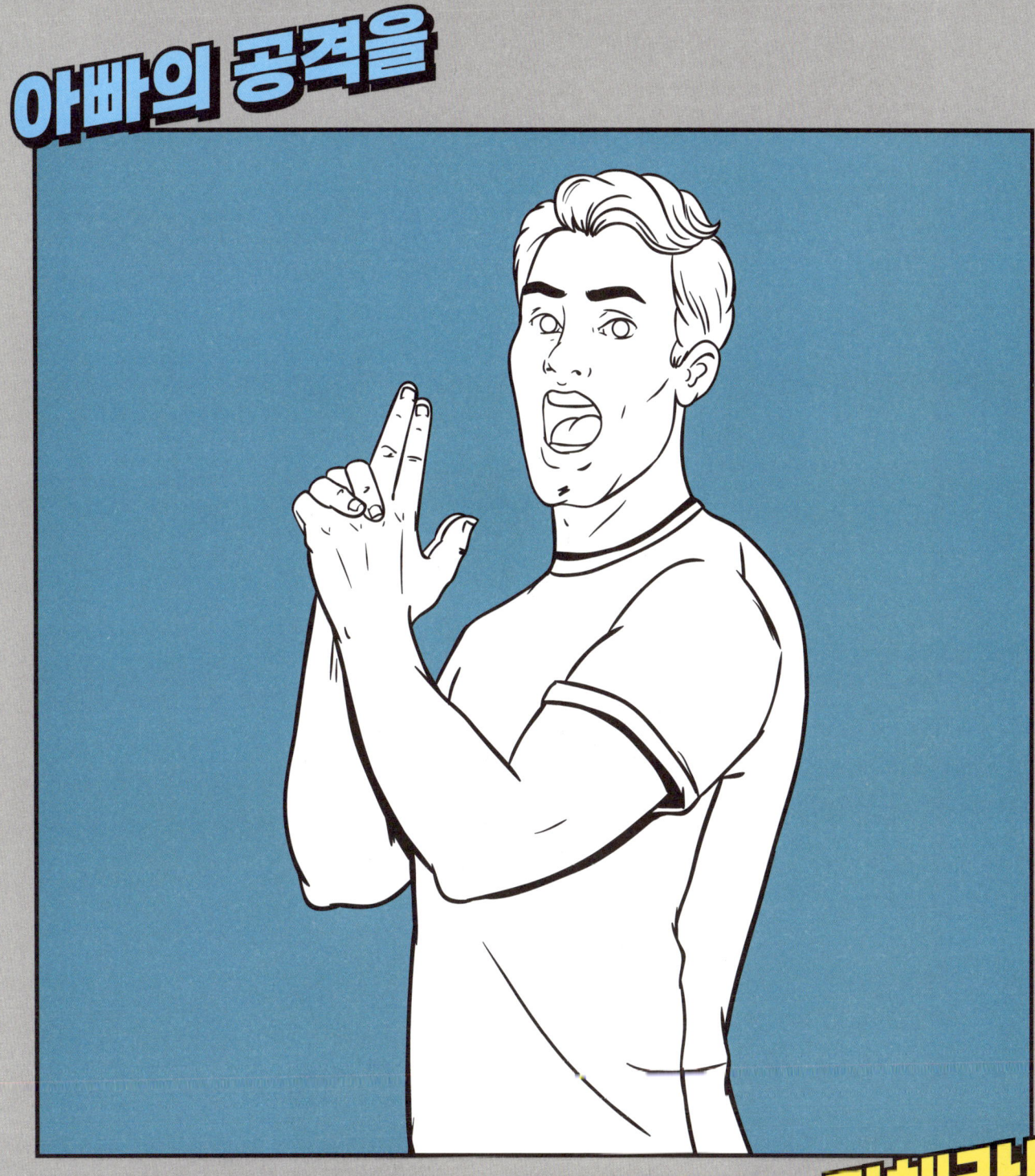

나만의 팝아트

부드럽고 달콤한 케이크 한 조각

팝아트는 **밝은 색**을 칠하고, **검은색 선**으로 표현하는
단순하지만 강렬한 느낌의 예술이에요.
완성작을 보며 나만의 팝아트를 만들어보세요.

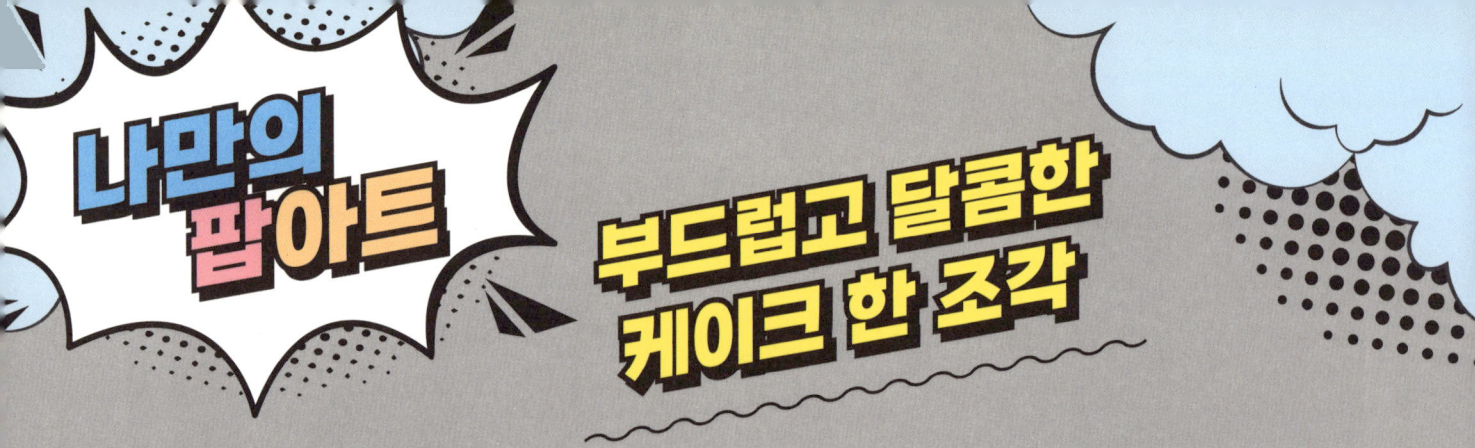

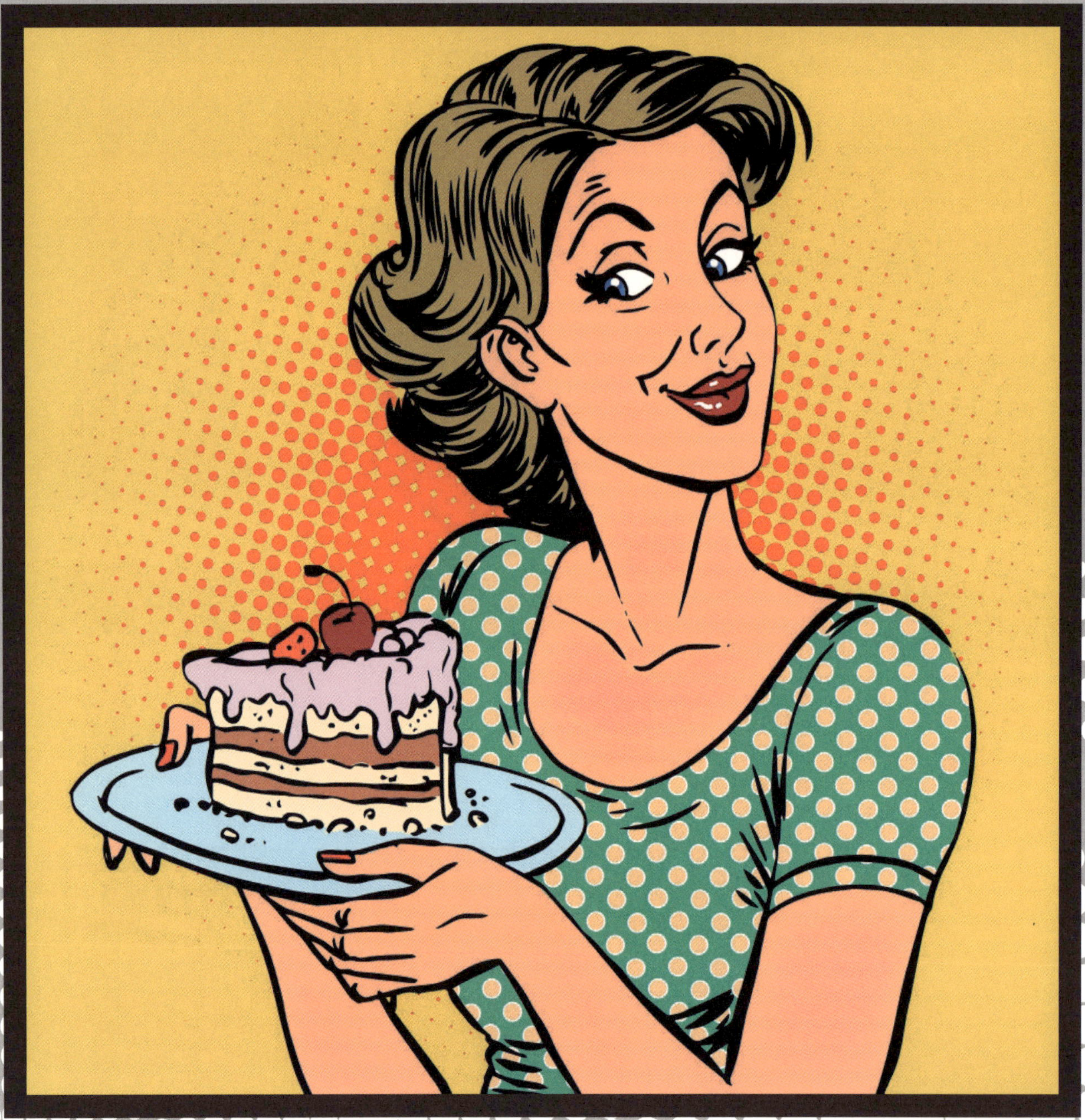

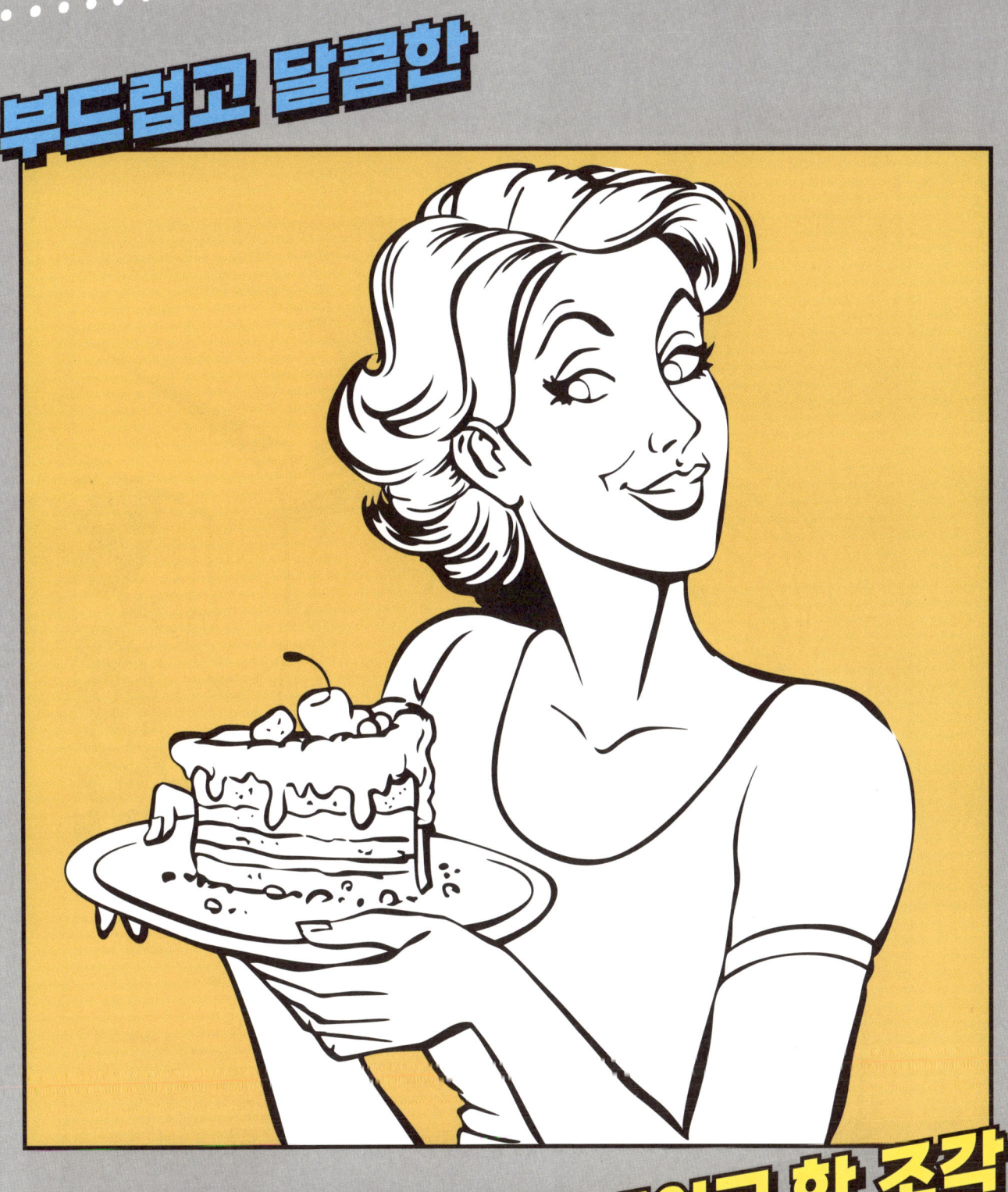

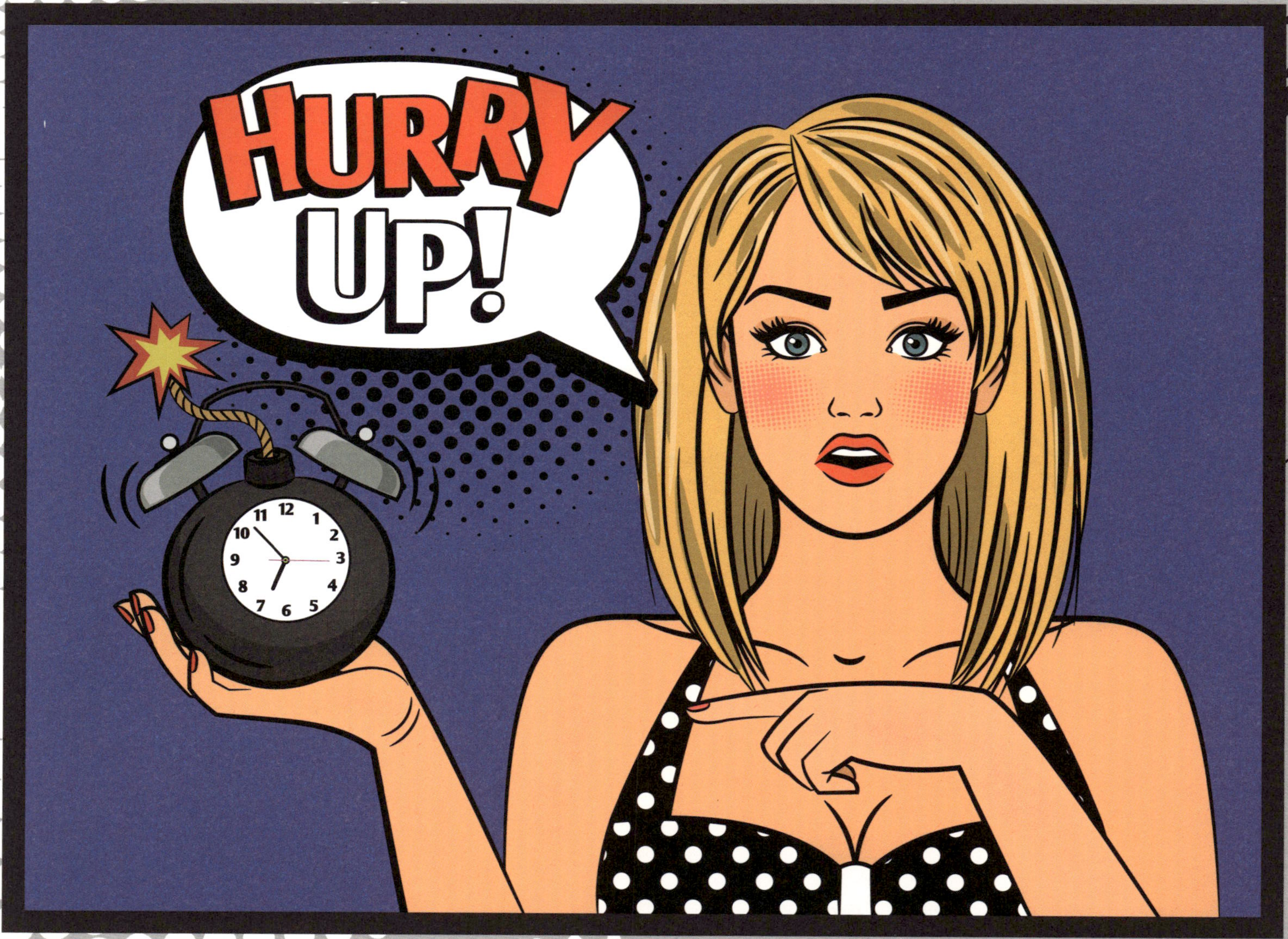

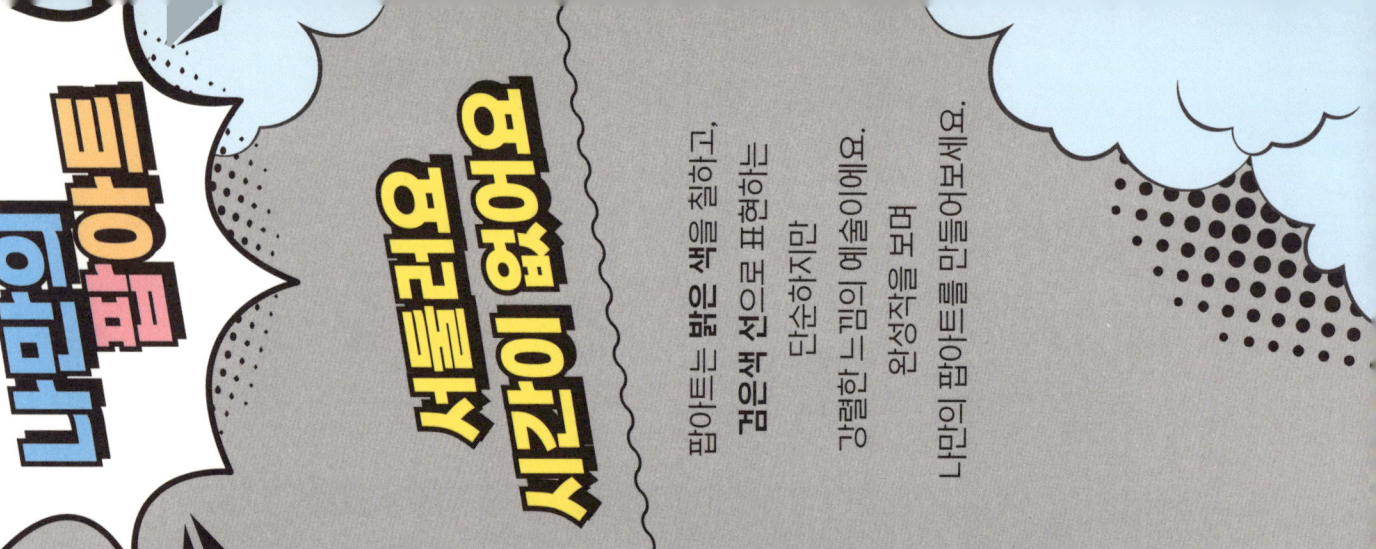

나만의 팝아트

서두르지 말고 시간이 없어요

팝아트는 밝은 색을 칠하고, 검은색 선으로 표현하는 단순하지만 강렬한 느낌이 예술이에요. 완성작을 보며 나만의 팝아트를 만들어보세요.

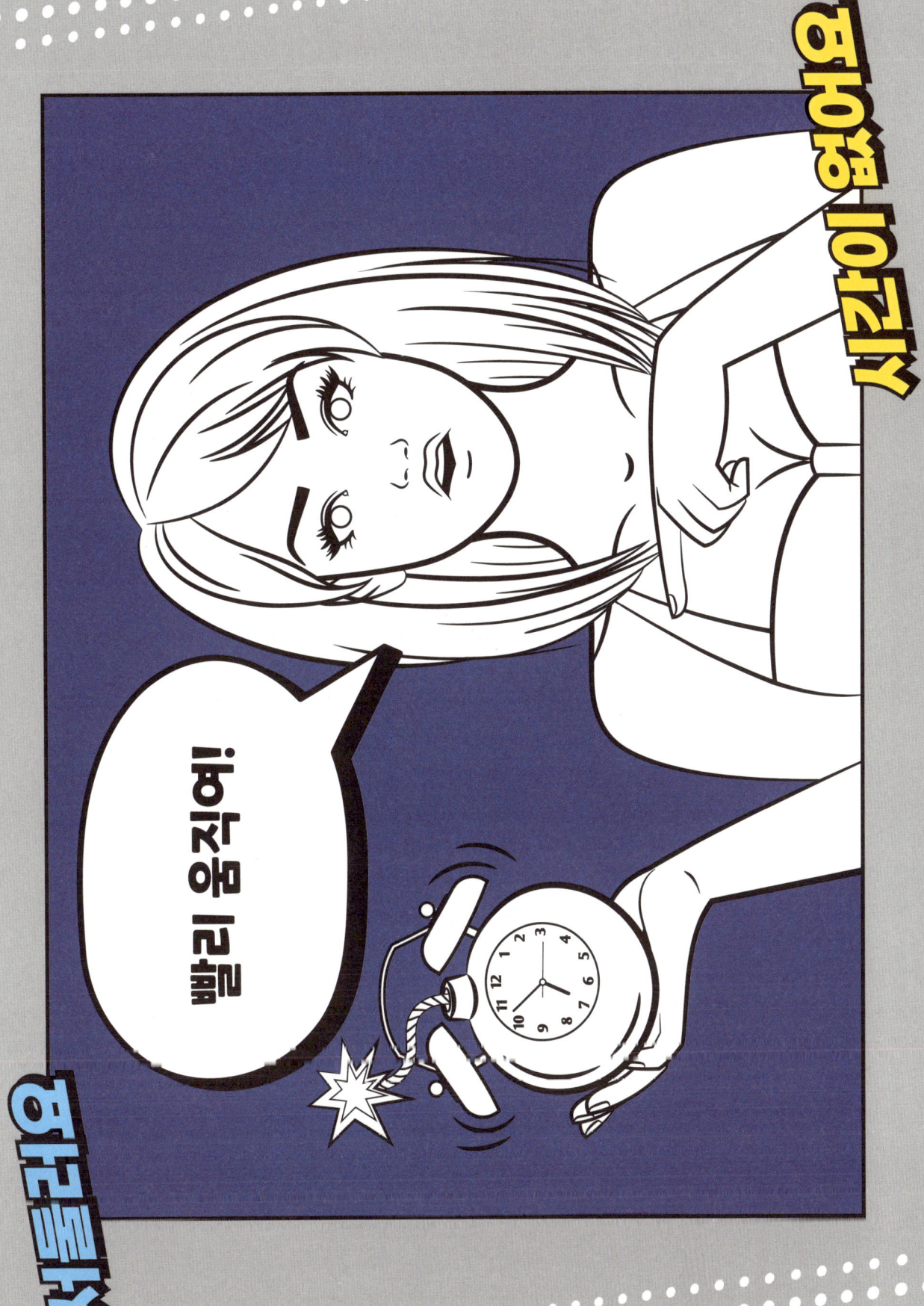

나만의 팝아트

크리스마스에 산타가 왔죠?

팝아트는 밝은 색을 칠하고, 검은색 선으로 표현하는 단순하지만 강렬한 느낌이 예술이에요. 여섯 어린이들을 만들어 본 나만의 팝아트를 만들어 보며 완성작들을 보며 예술이에요.

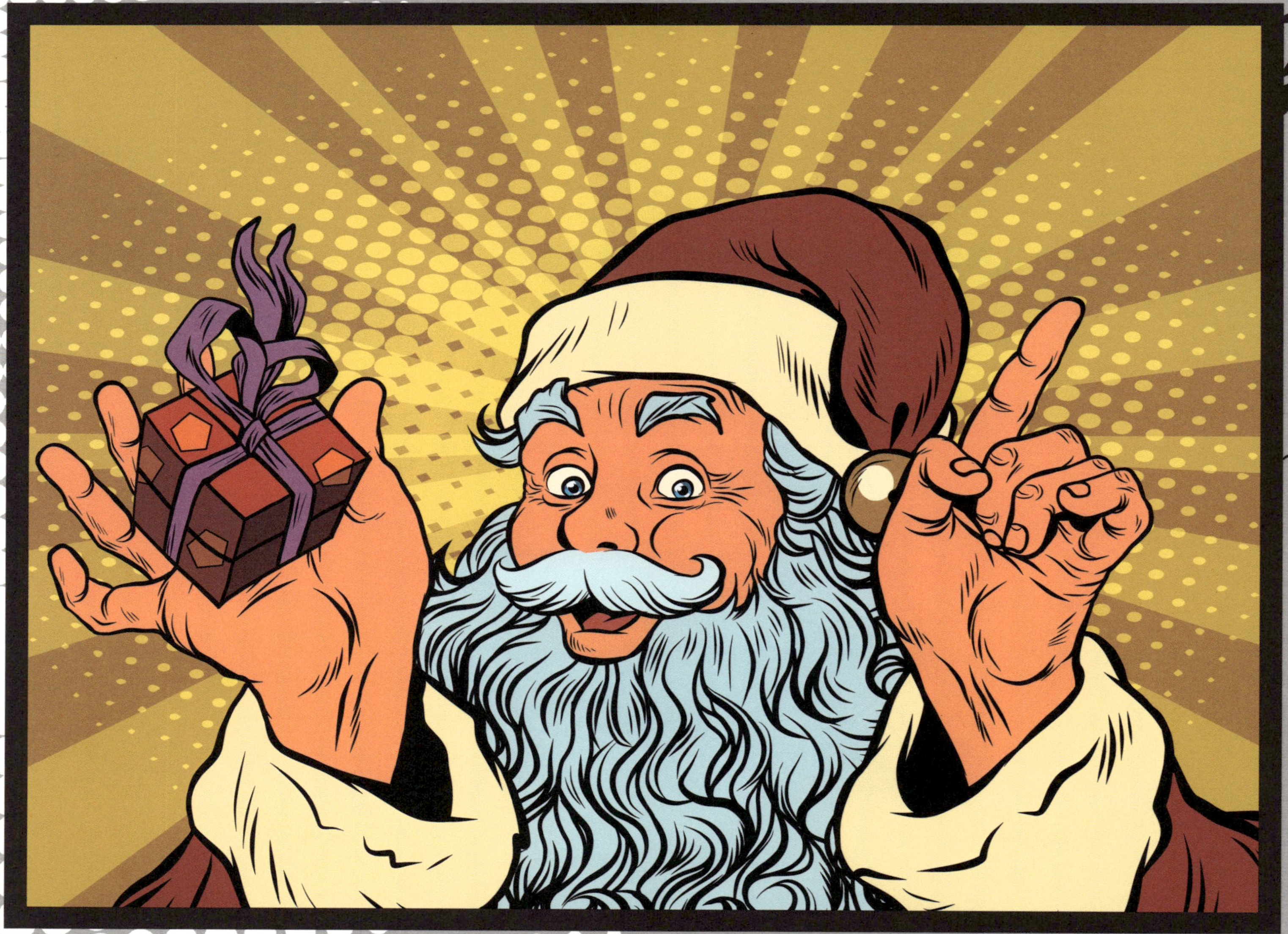

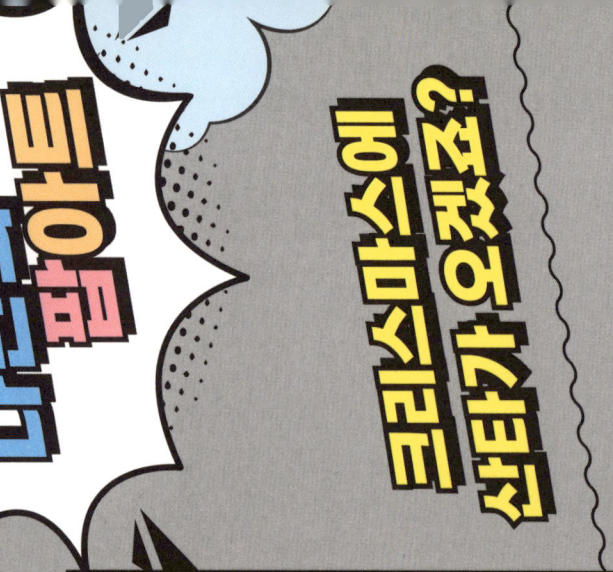

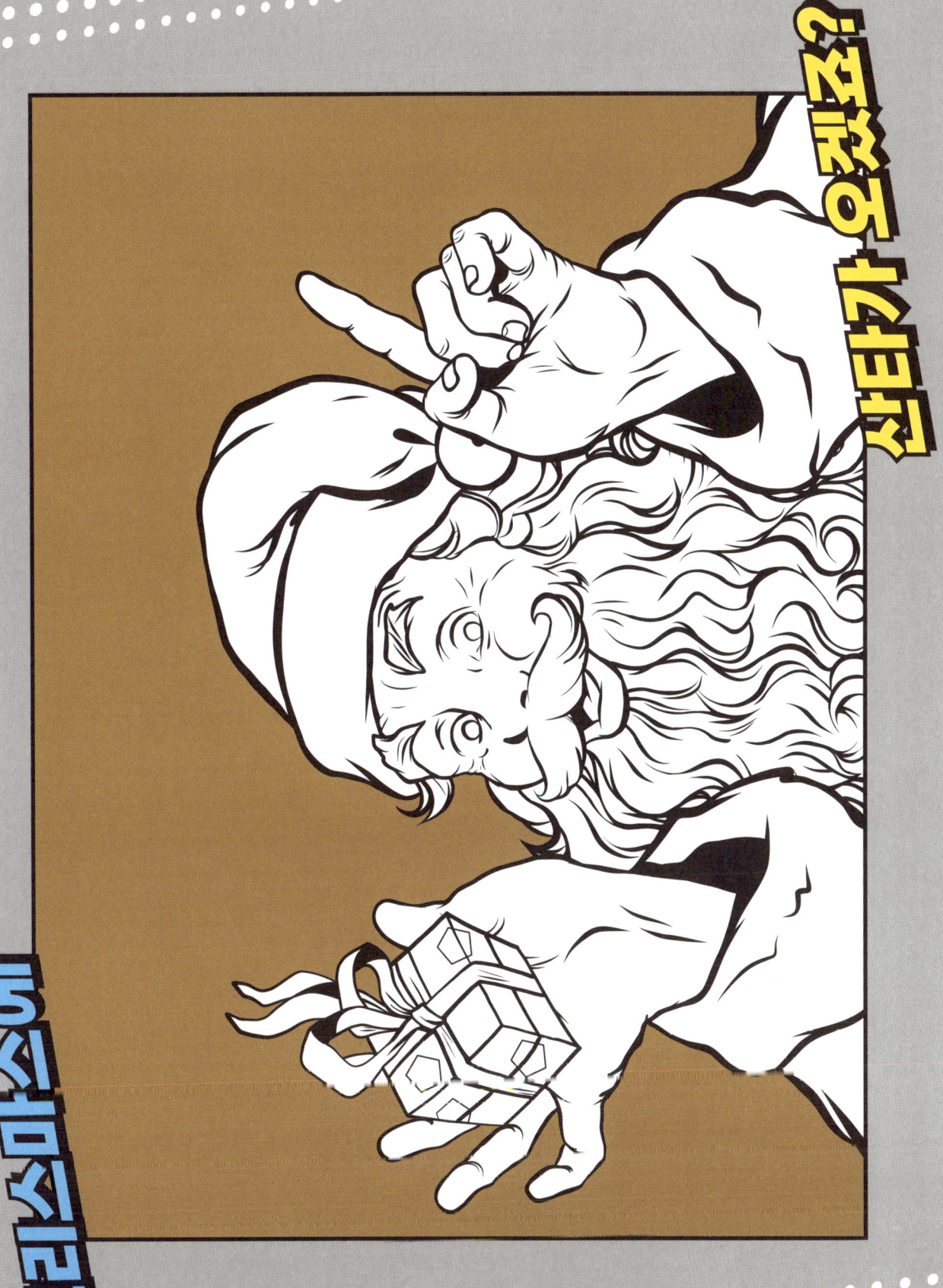

나만의 팝아트

두근두근 선물개봉 시간

팝아트는 **밝은 색**을 칠하고, **검은색 선**으로 표현하는 단순하지만 강렬한 느낌의 예술이에요. 완성작을 보며 나만의 팝아트를 만들어보세요.

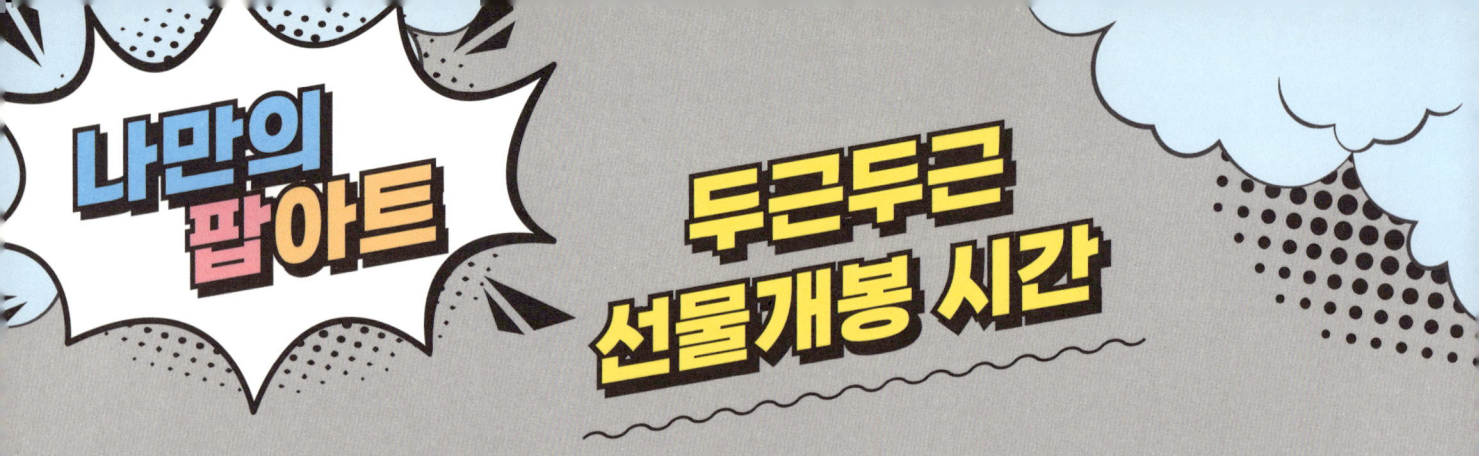

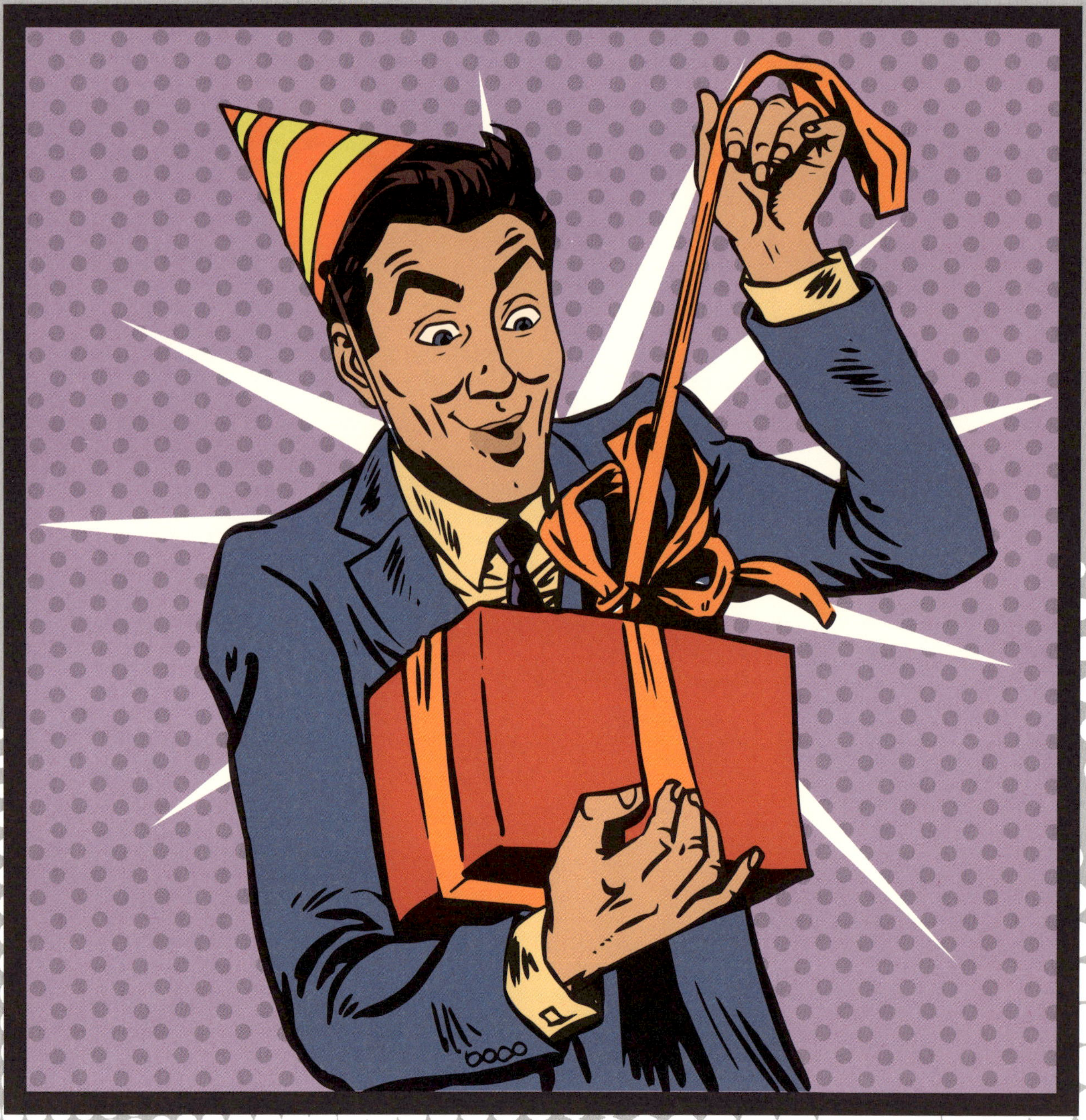

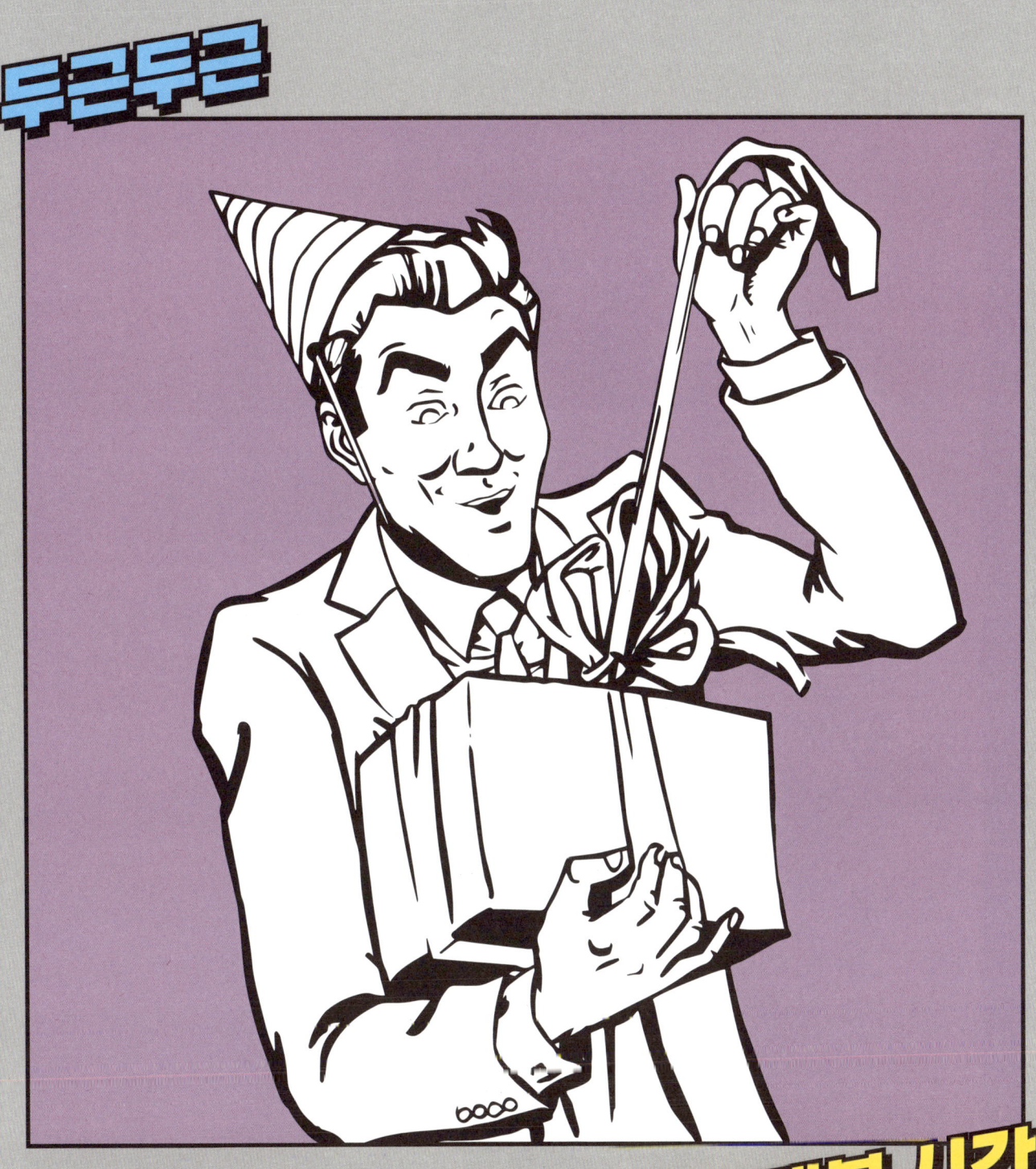

나만의 팝아트

나에게 주는 선물 백화점 쇼핑

팝아트는 밝은 색을 칠하고, 검은색 선으로 표현하는 단순하지만 강렬한 느낌의 예술이에요. 완성작들을 보며 나만의 팝아트를 만들어보세요.

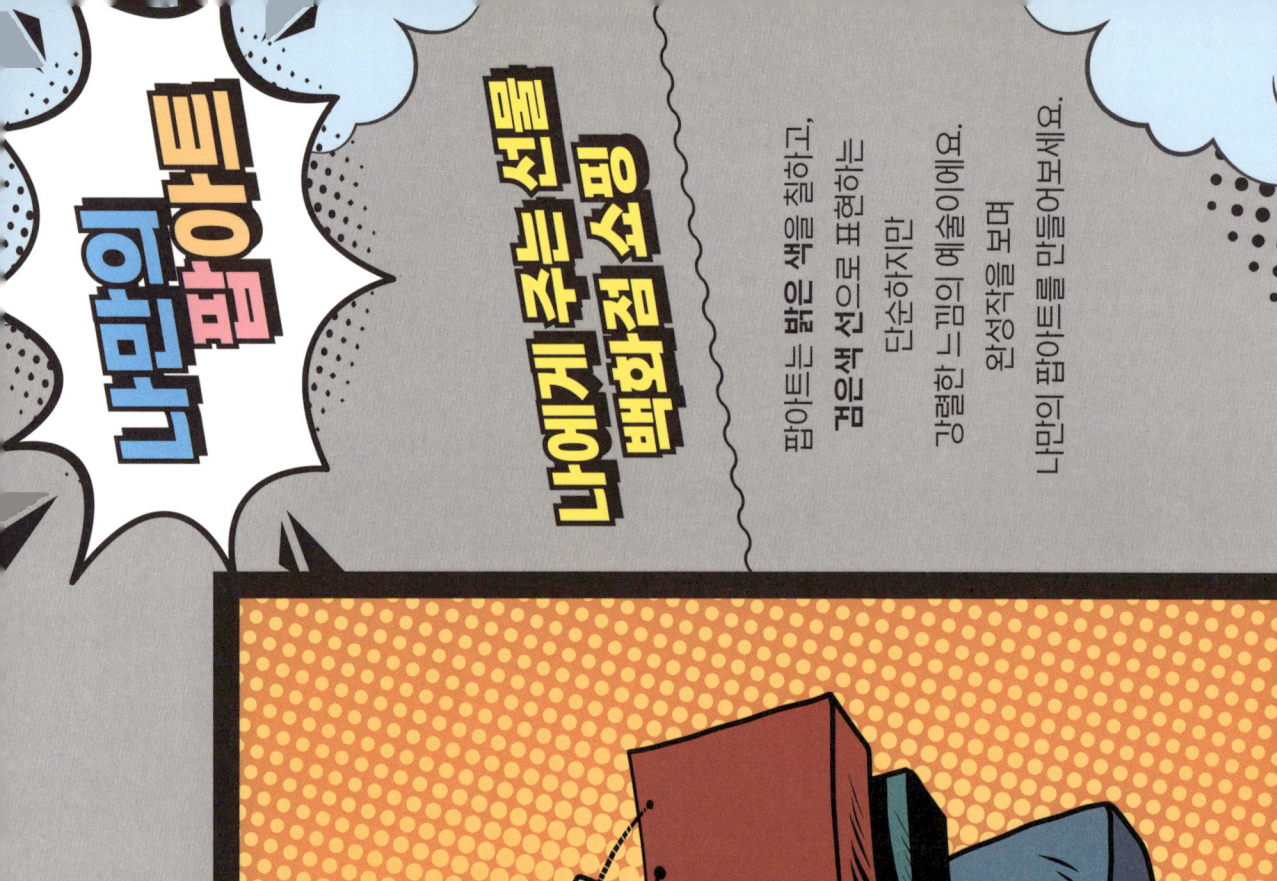

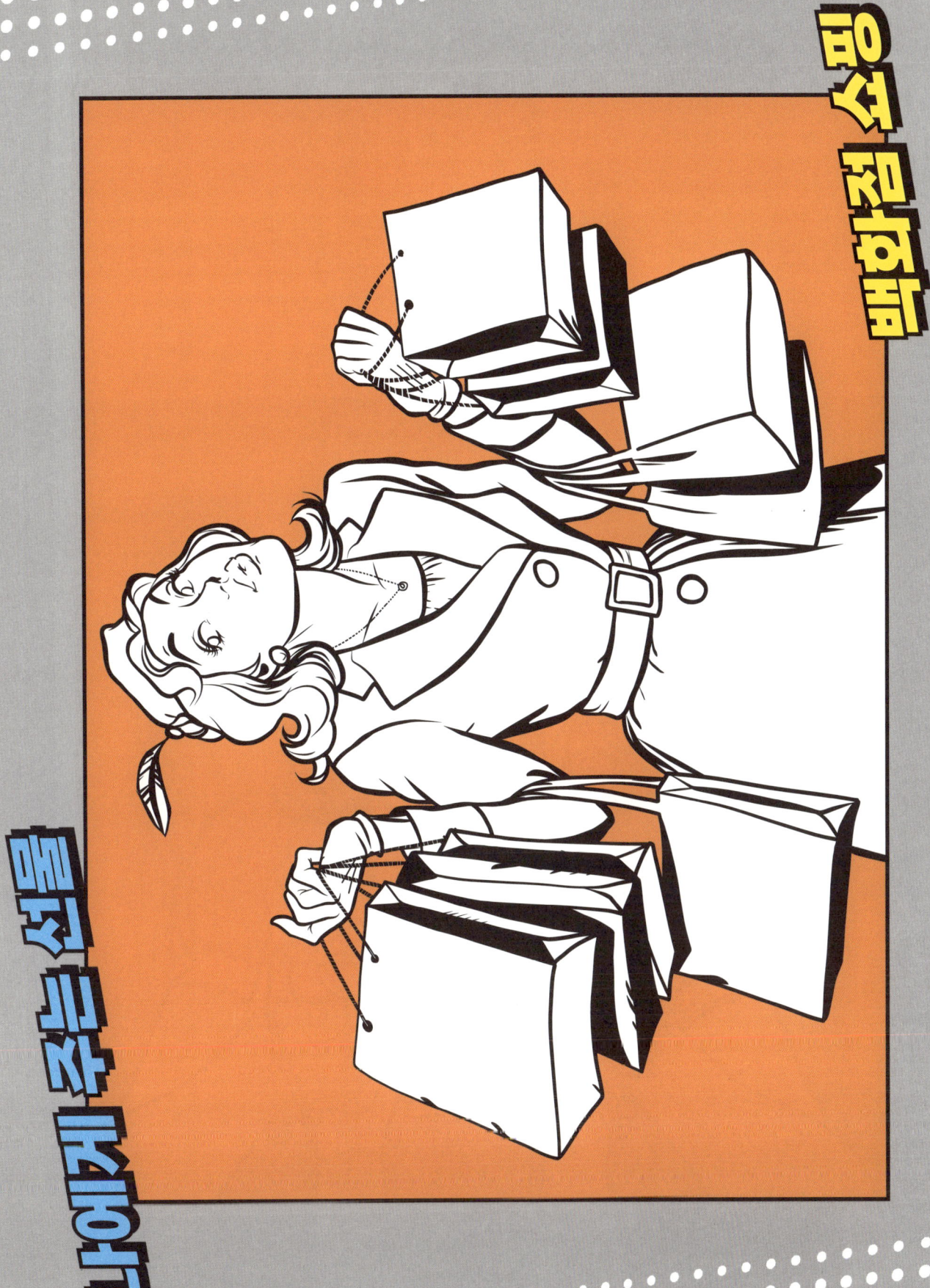

나만의 팝아트

달콤한 스무디와 달콤한 시간

팝아트는 **밝은 색**을 칠하고, **검은색 선**으로 표현하는
단순하지만 강렬한 느낌의 예술이에요.
완성작을 보며 나만의 팝아트를 만들어보세요.

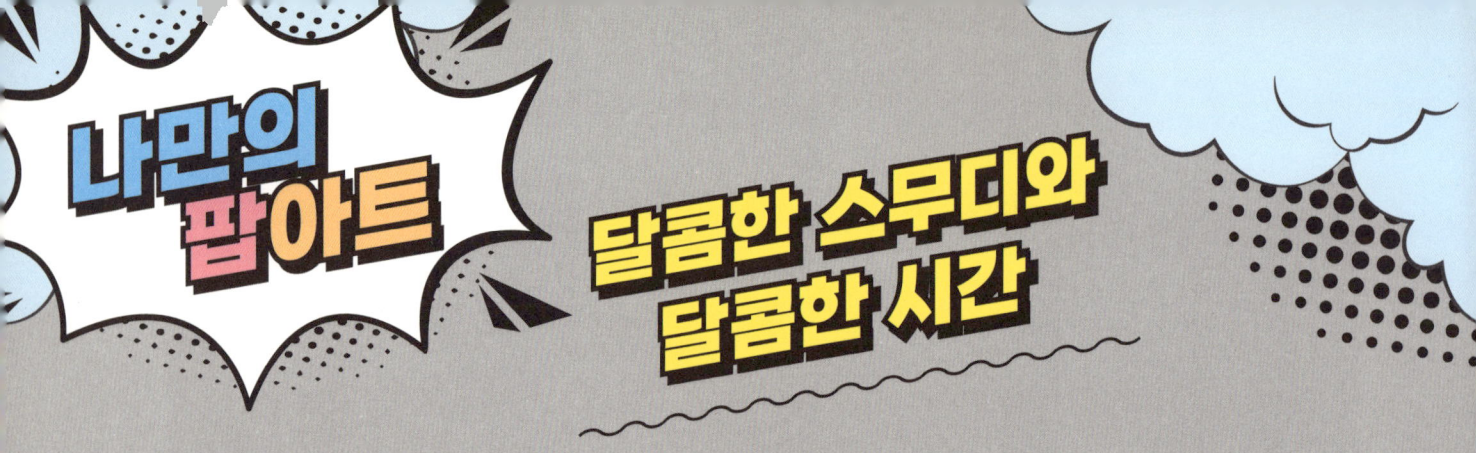

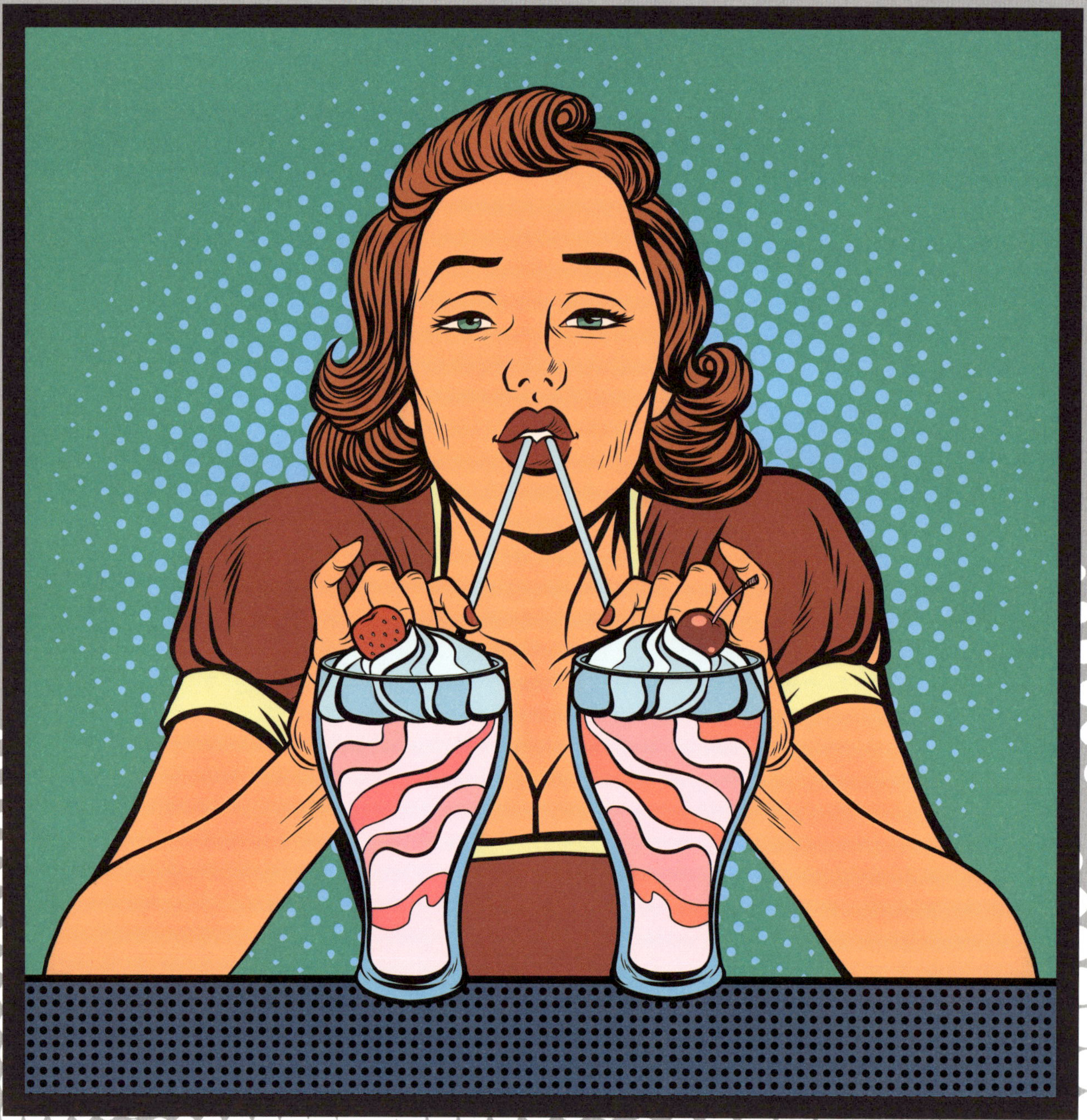

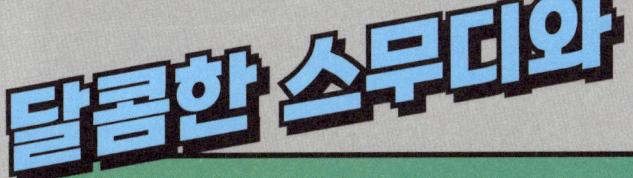

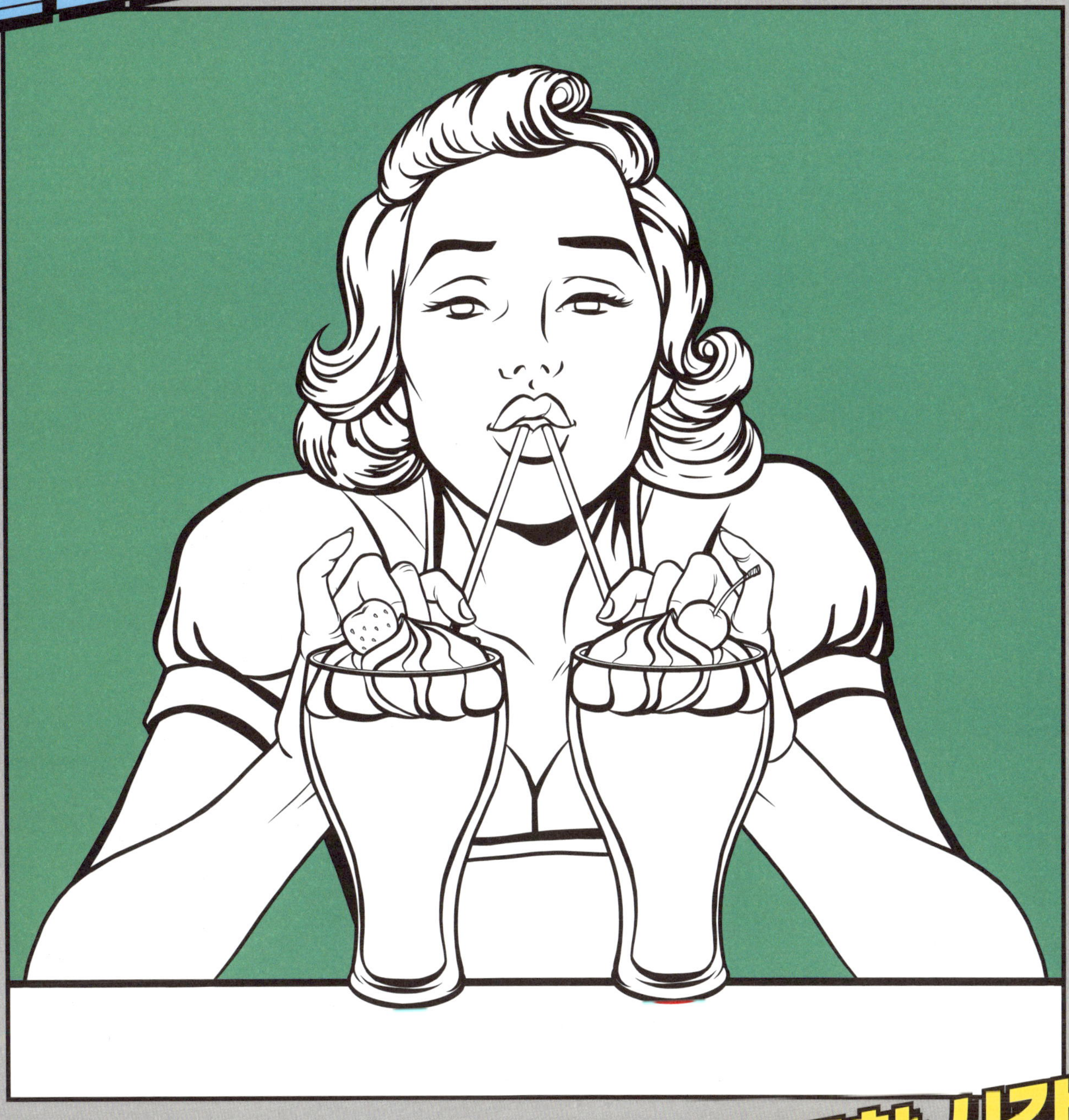

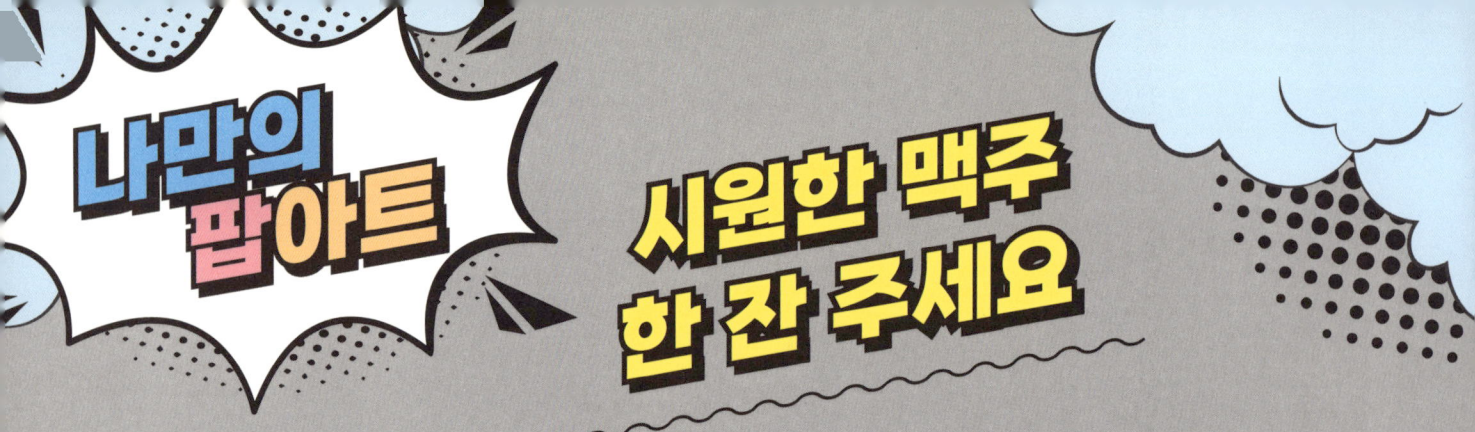

나만의 팝아트

시원한 맥주 한 잔 주세요

팝아트는 **밝은 색**을 칠하고, **검은색 선**으로 표현하는 단순하지만 강렬한 느낌의 예술이에요. 완성작을 보며 나만의 팝아트를 만들어보세요.

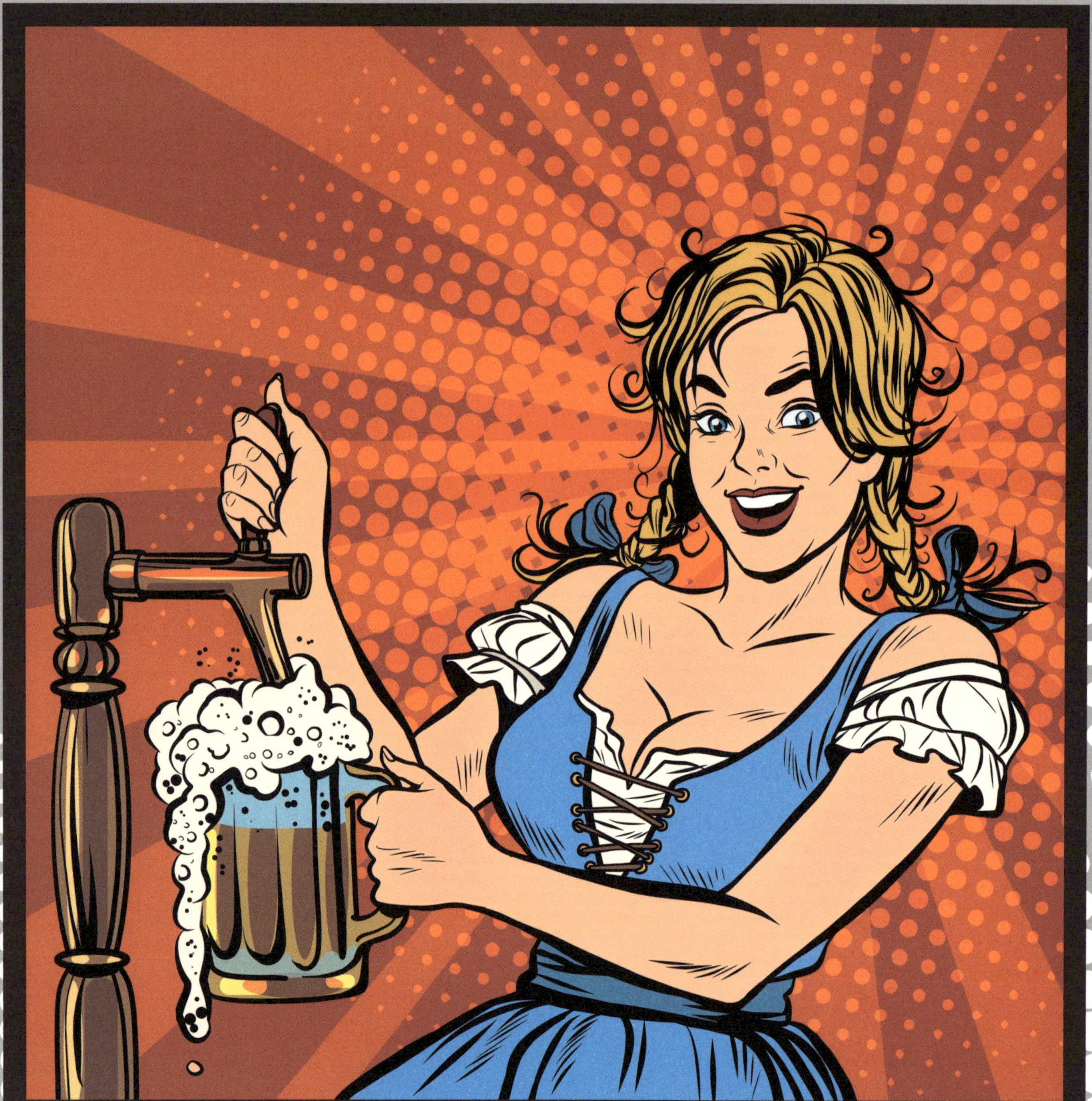

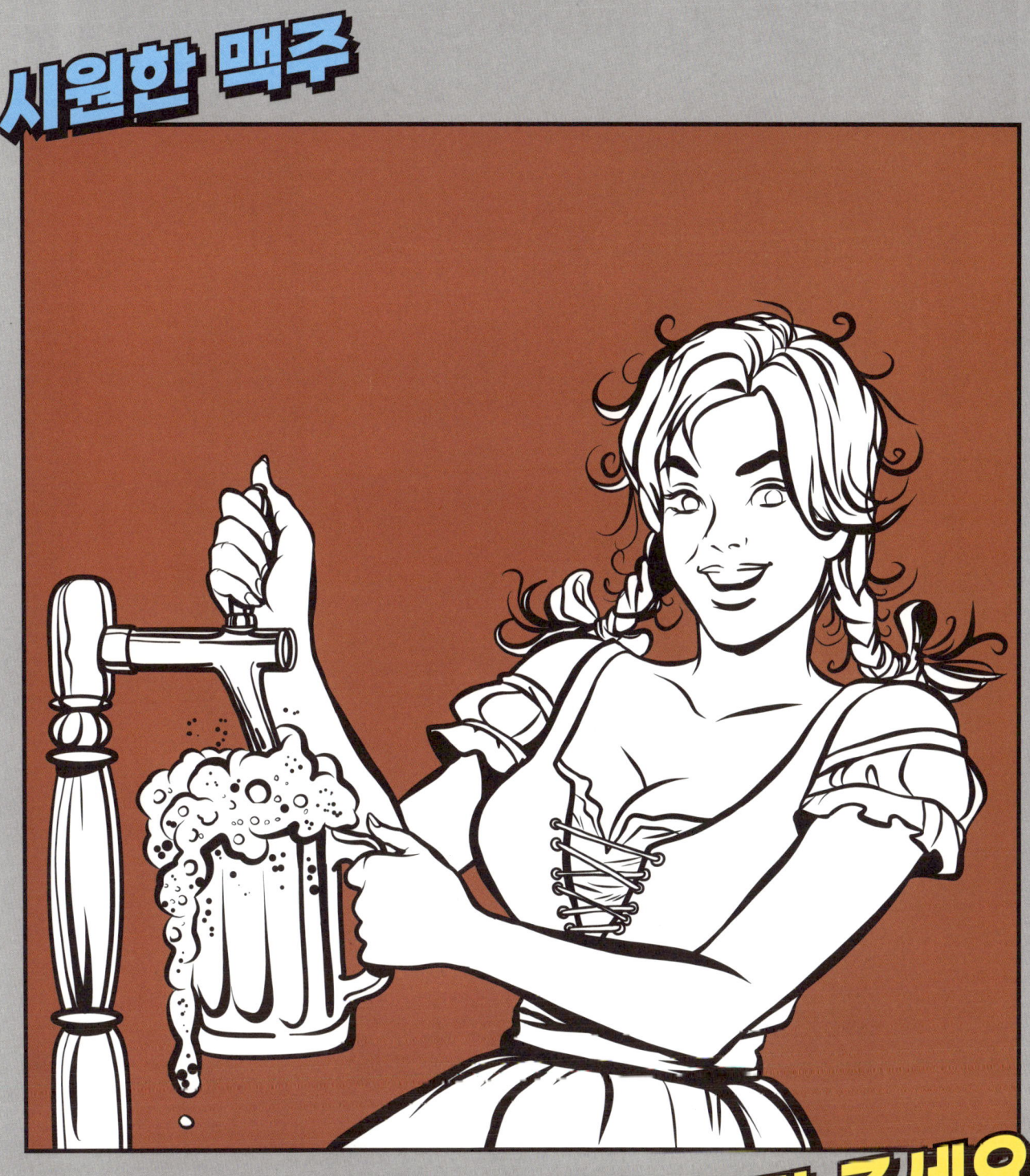

나만의 팝아트

오늘 밤은 맥주로 가자

팝아트는 **밝은 색**을 칠하고, **검은색 선**으로 표현하는 단순하지만 강렬한 느낌의 예술이에요. 완성작을 보며 나만의 팝아트를 만들어보세요.

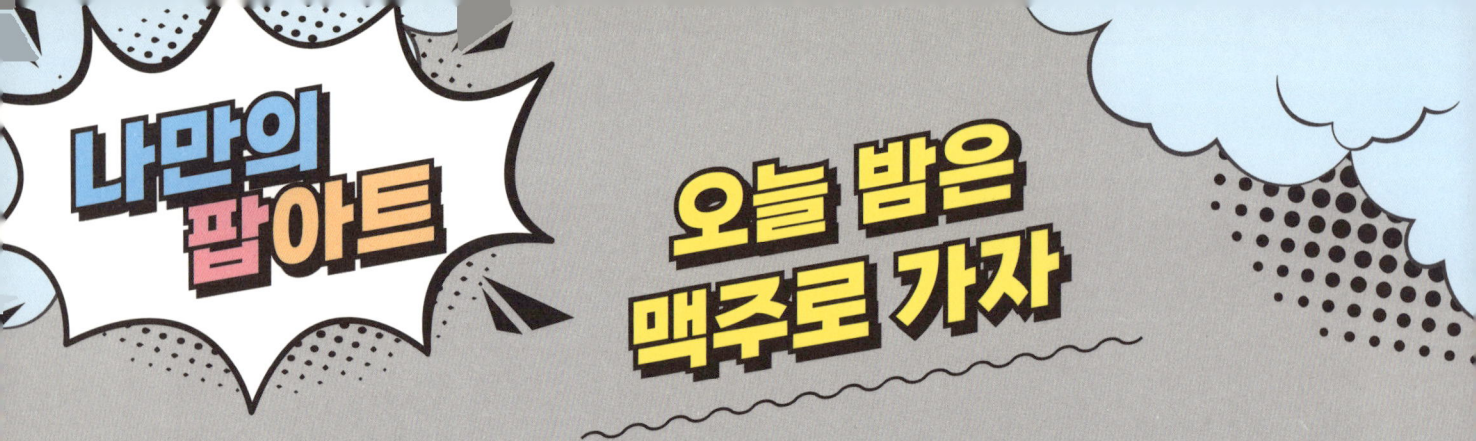

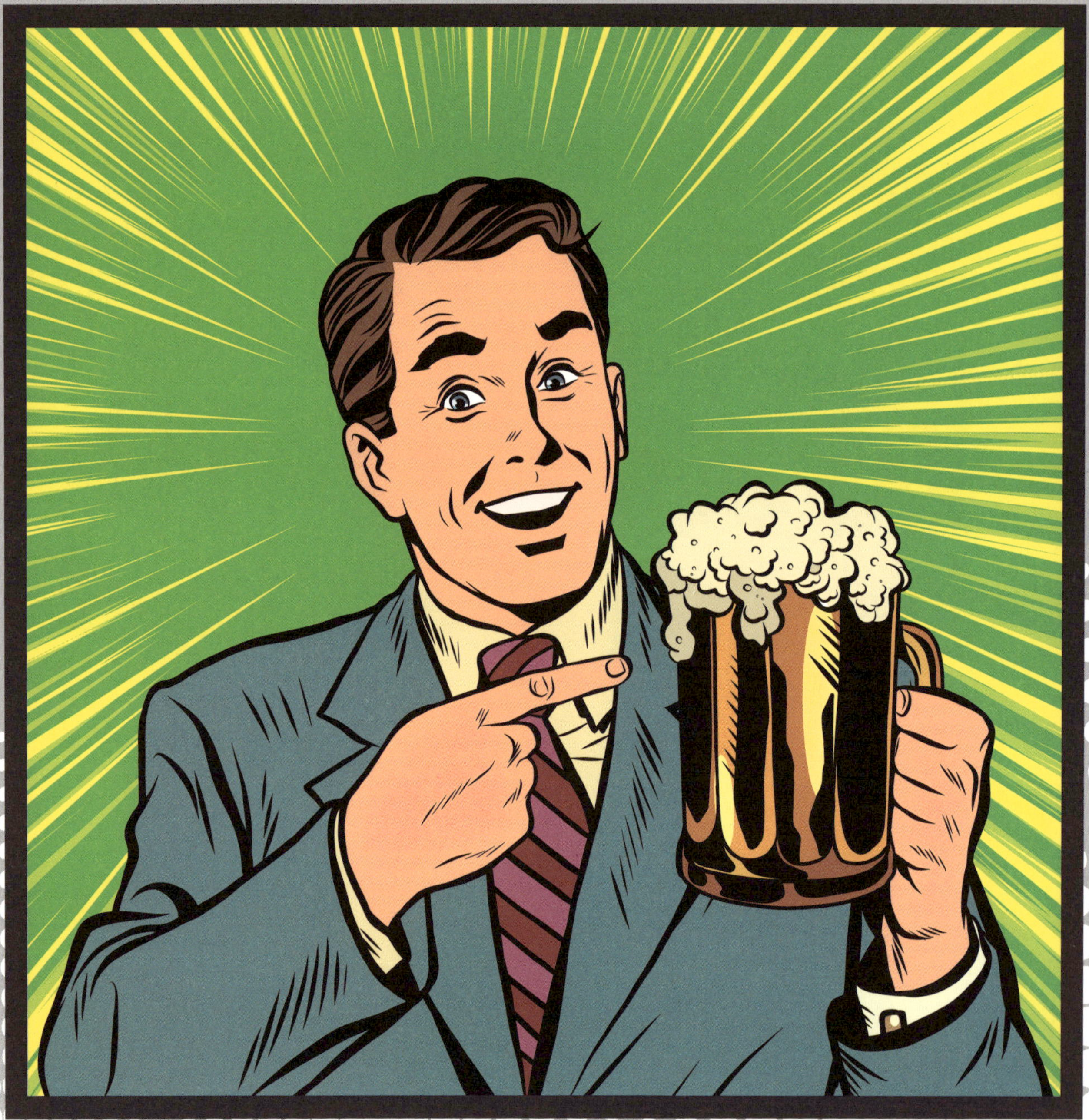

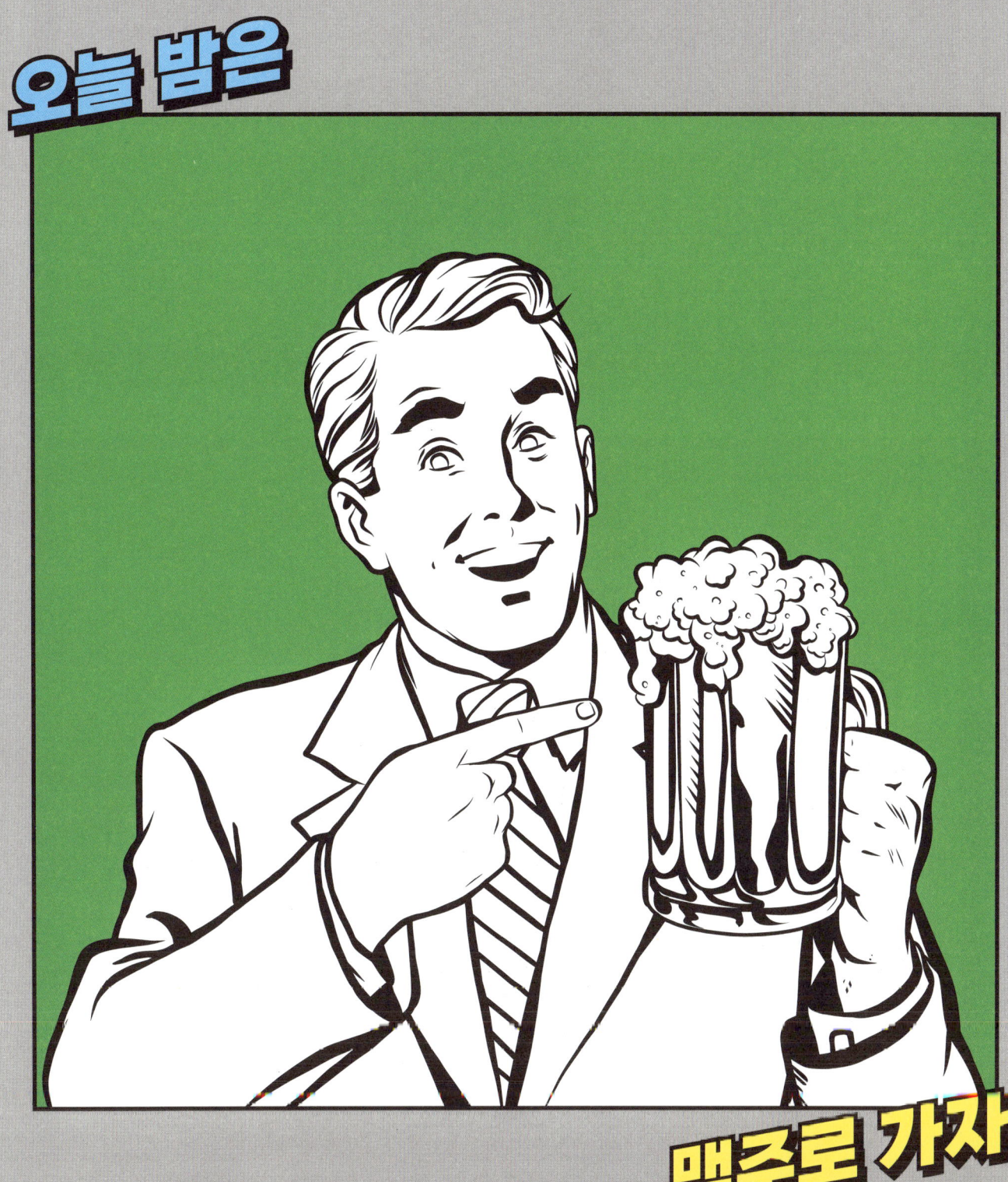

나만의 팝아트
아빠의 휴일은 소파와 한 몸

팝아트는 **밝은 색**을 칠하고, **검은색 선**으로 표현하는 단순하지만 강렬한 느낌의 예술이에요.
완성작을 보며 나만의 팝아트를 만들어보세요.

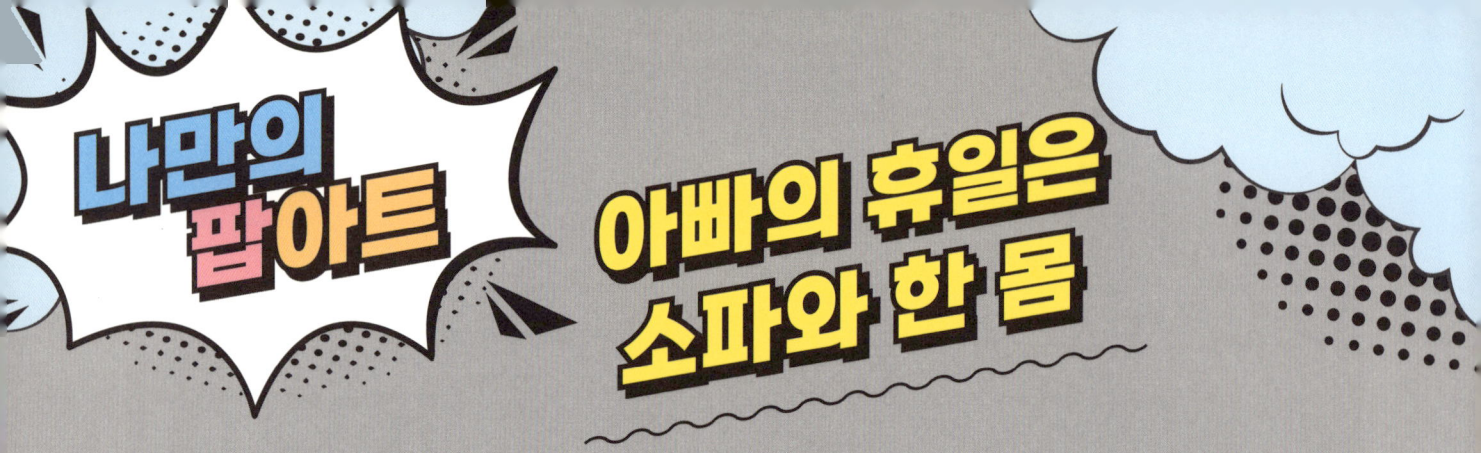

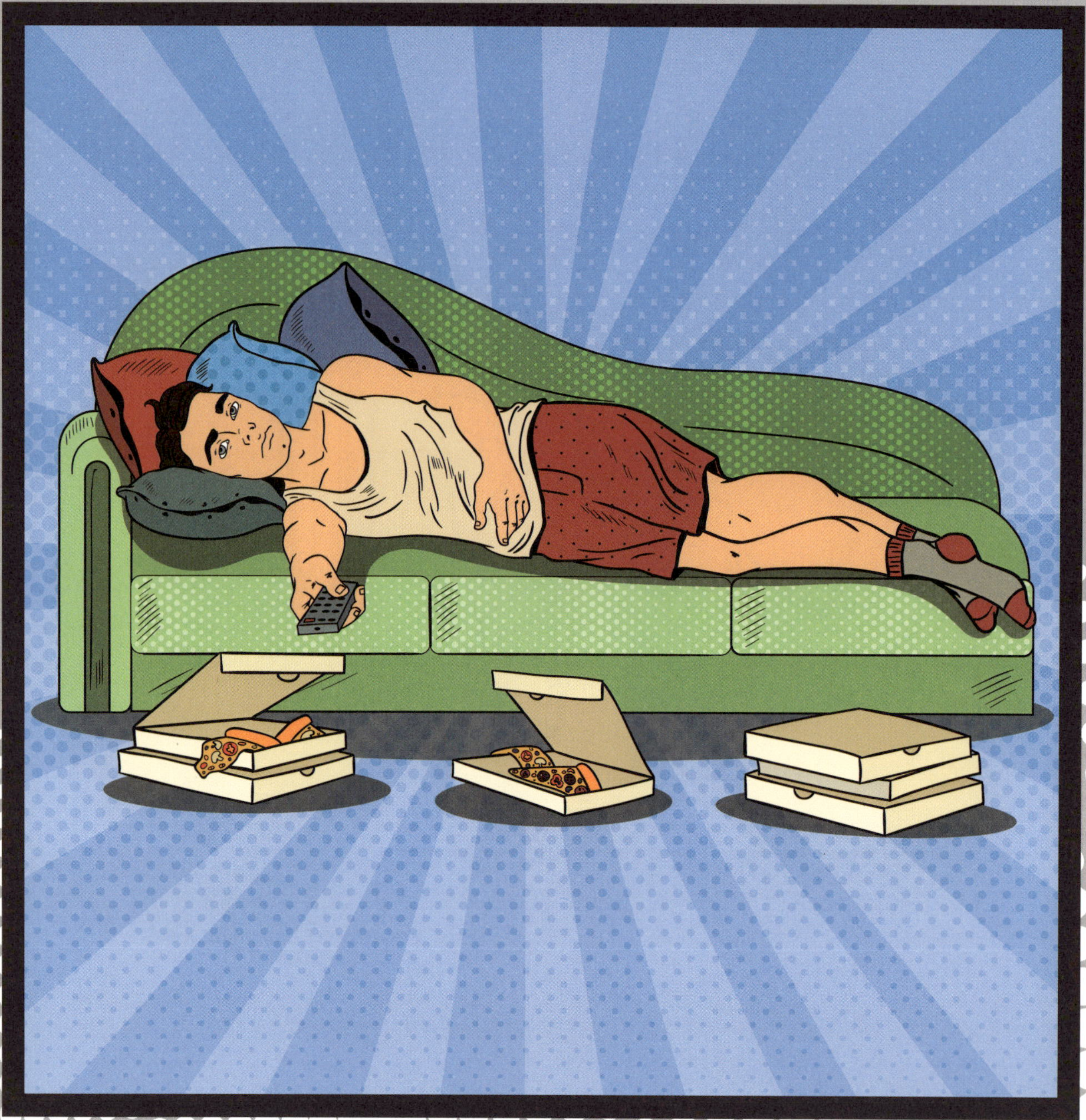

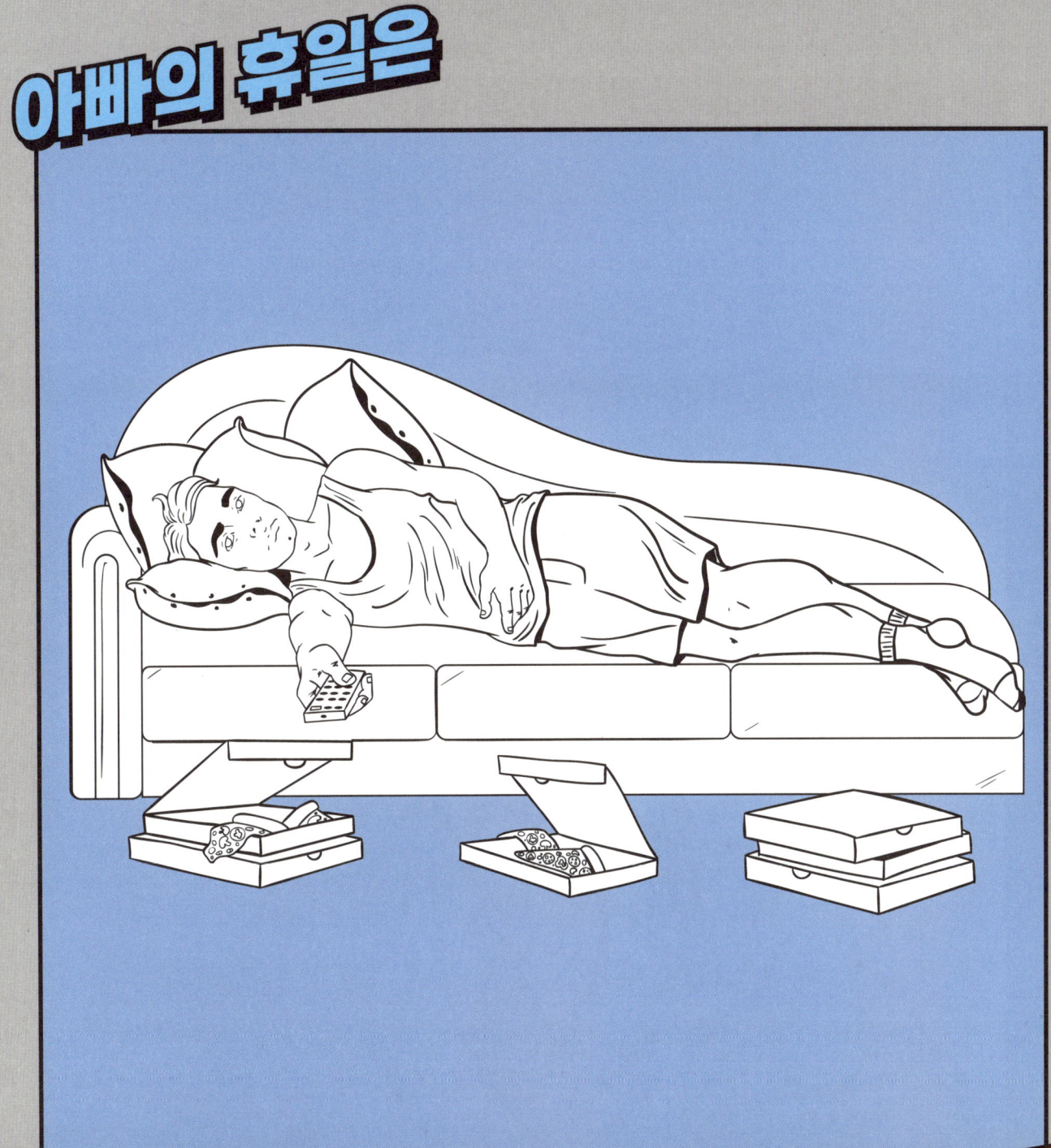

나만의 팝아트

시대신문 김기자입니다

팝아트는 **밝은 색**을 칠하고, **검은색 선**으로 표현하는 단순하지만 강렬한 느낌의 예술이에요.
완성작을 보며 나만의 팝아트를 만들어보세요.

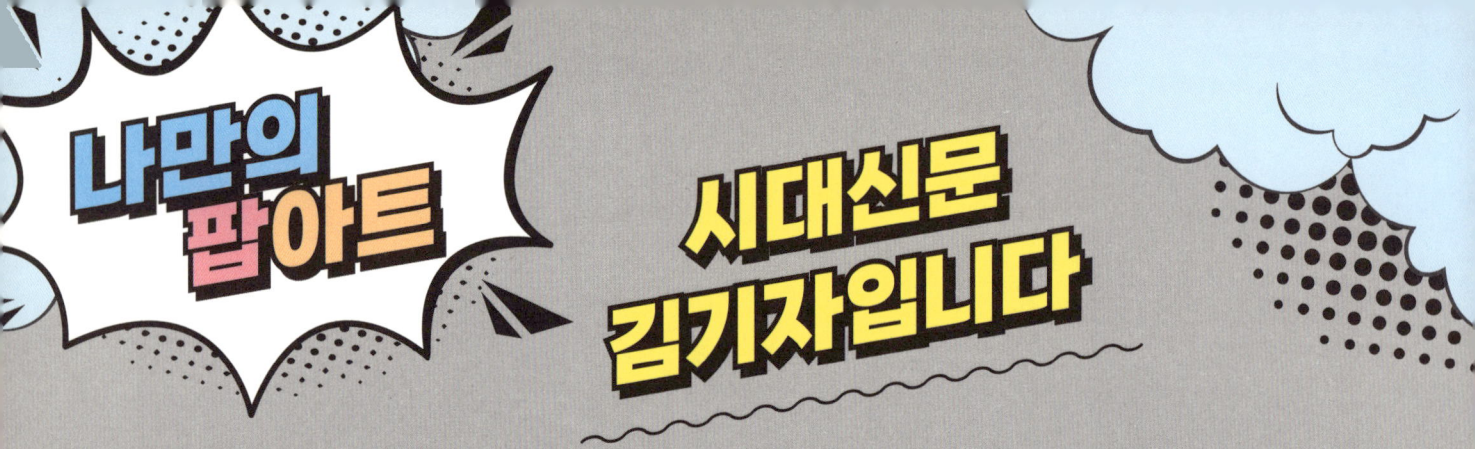

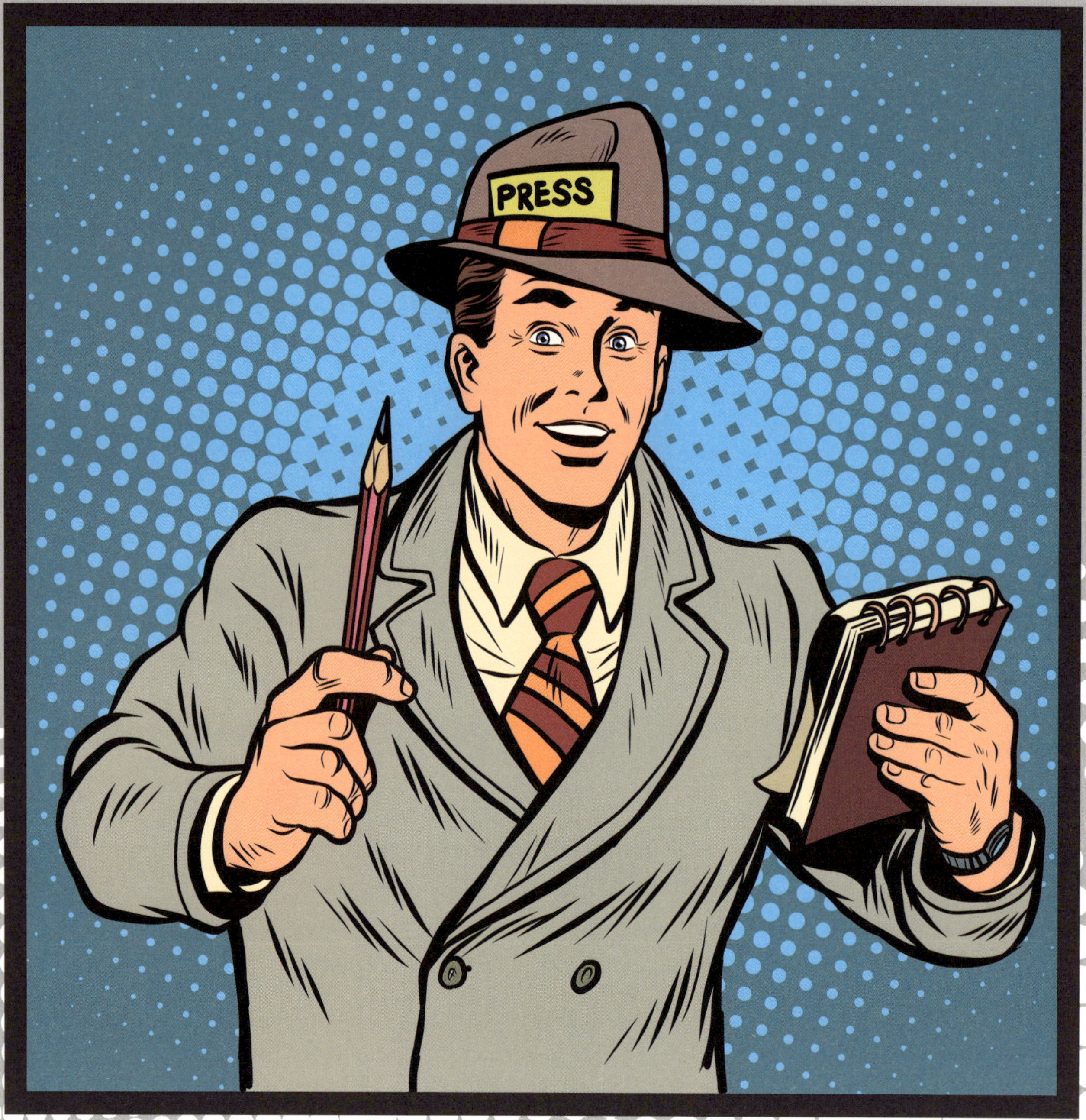

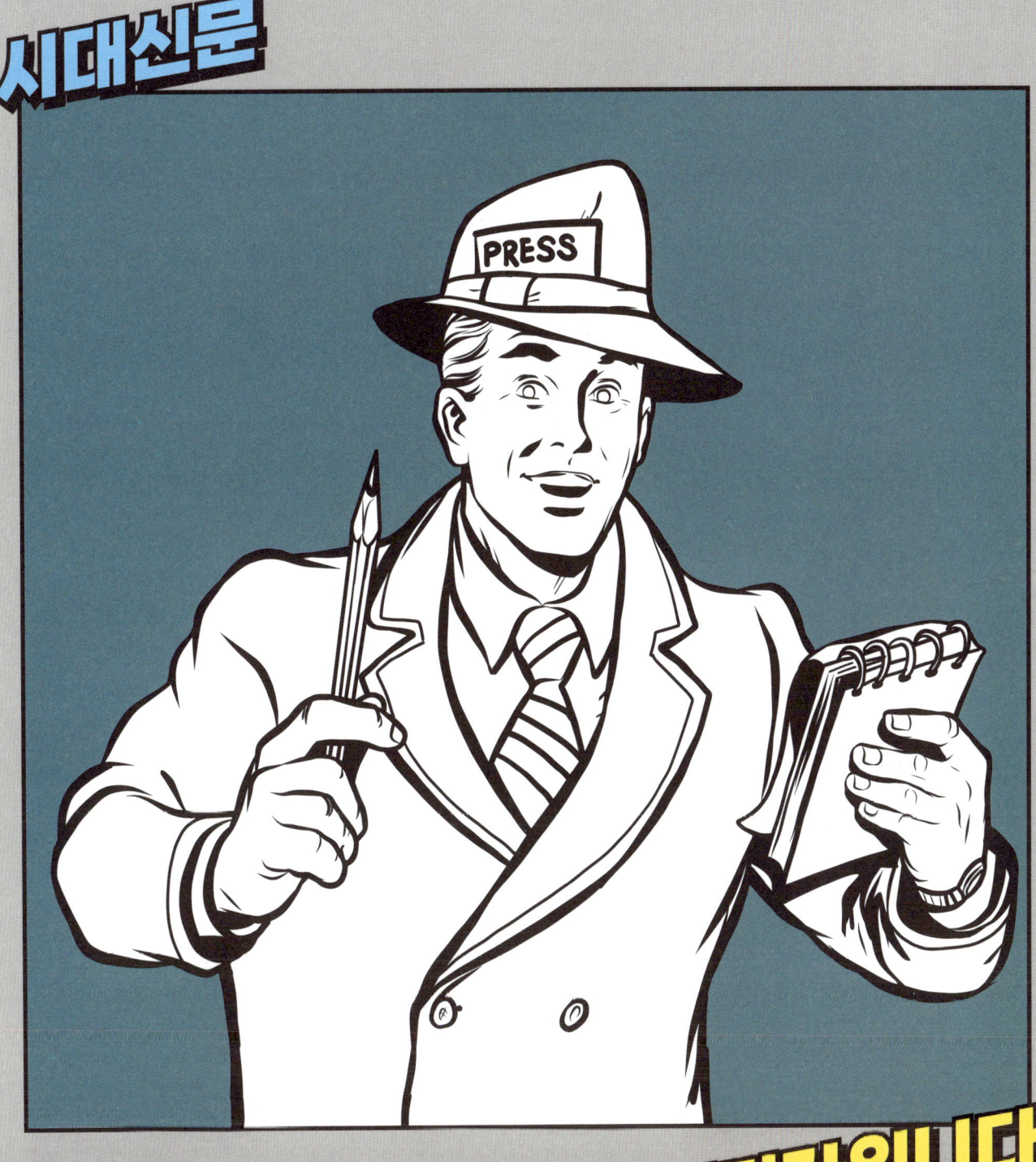

나만의 팝아트

여성스러운 캐릭터

팝아트는 밝은 색을 칠하고, 검은색 선으로 표현하는 단순하지만
강렬한 느낌의 예술이에요.
예시작품을 보며 나만의 팝아트를 만들어봐요.

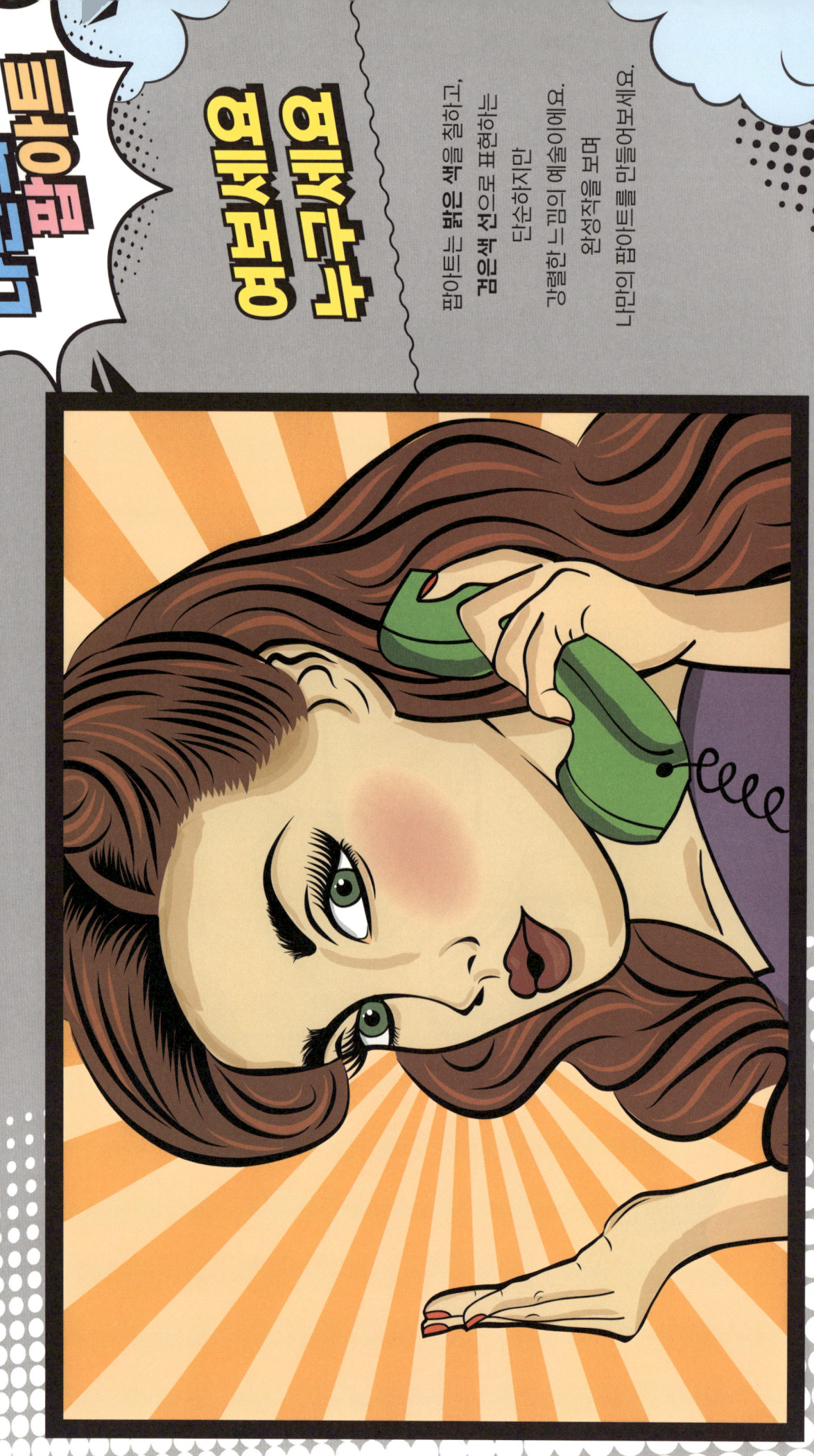

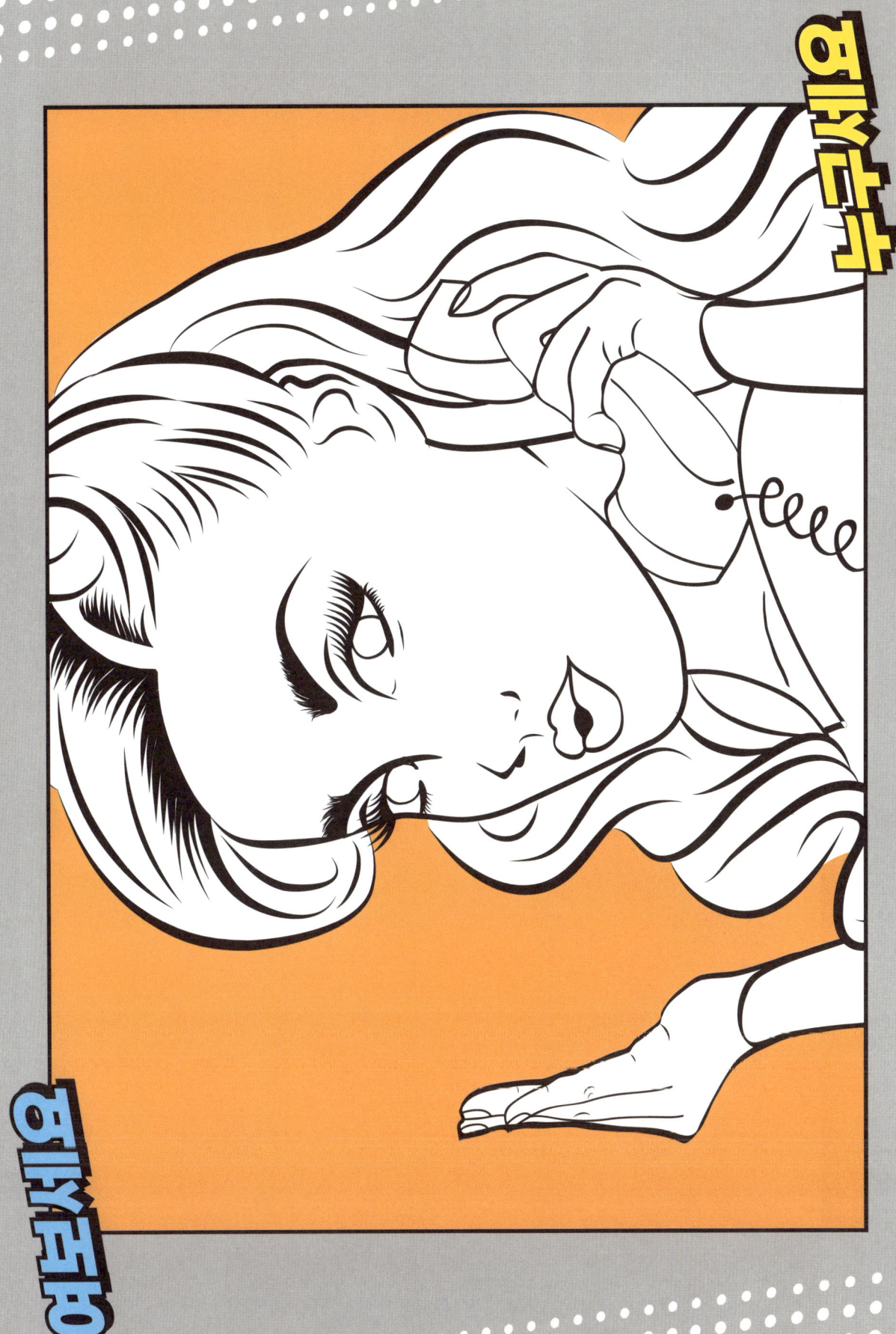

나만의 팝아트

건강에 좋은 녹색 단추 속

팝아트는 밝은 색을 칠하고, 검은색 선으로 표현하는 단순하지만 강렬한 느낌의 예술이에요. 팝아트를 만들어 보며 나만의 팝아트를 만들어 완성작을 보며

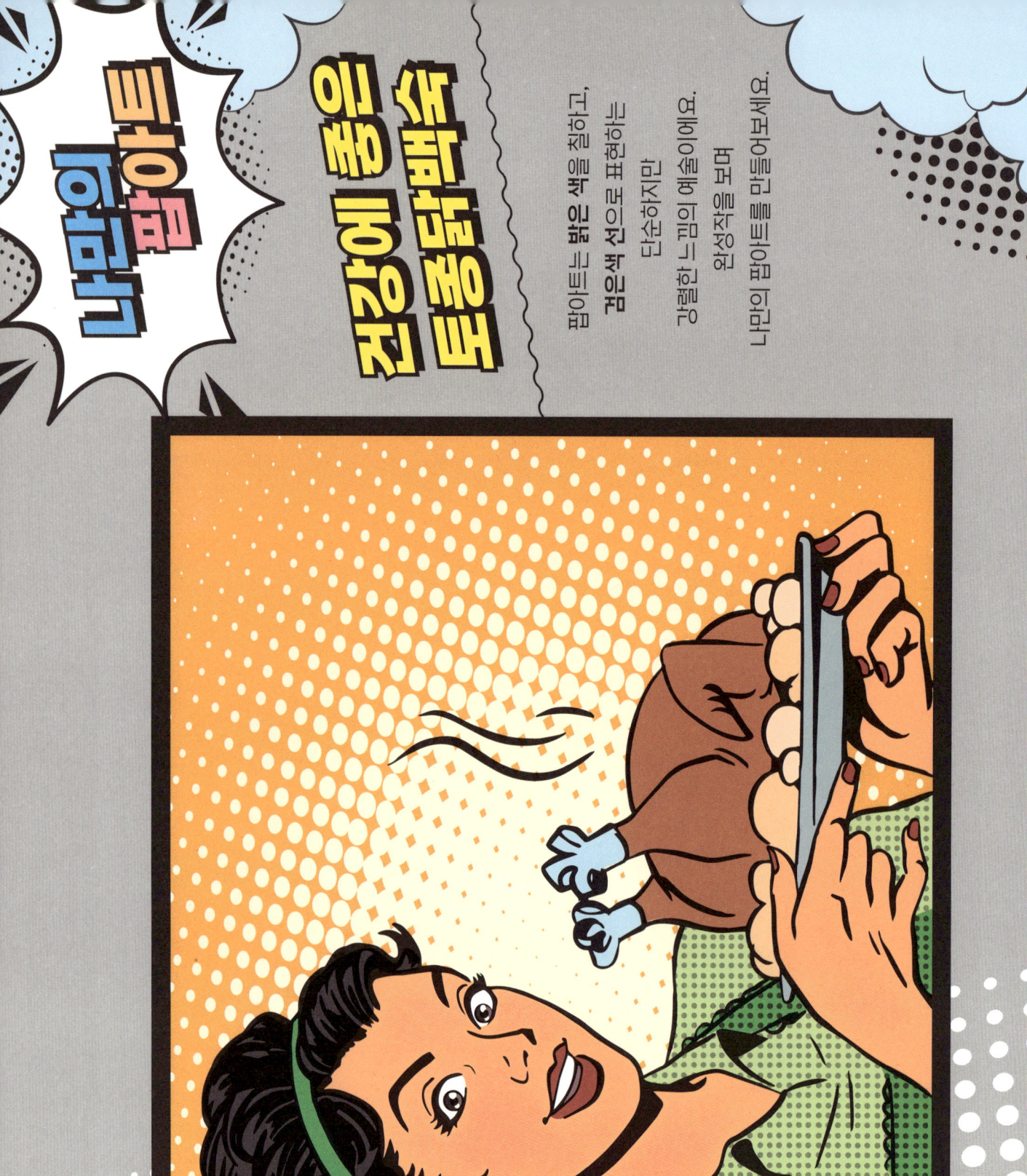

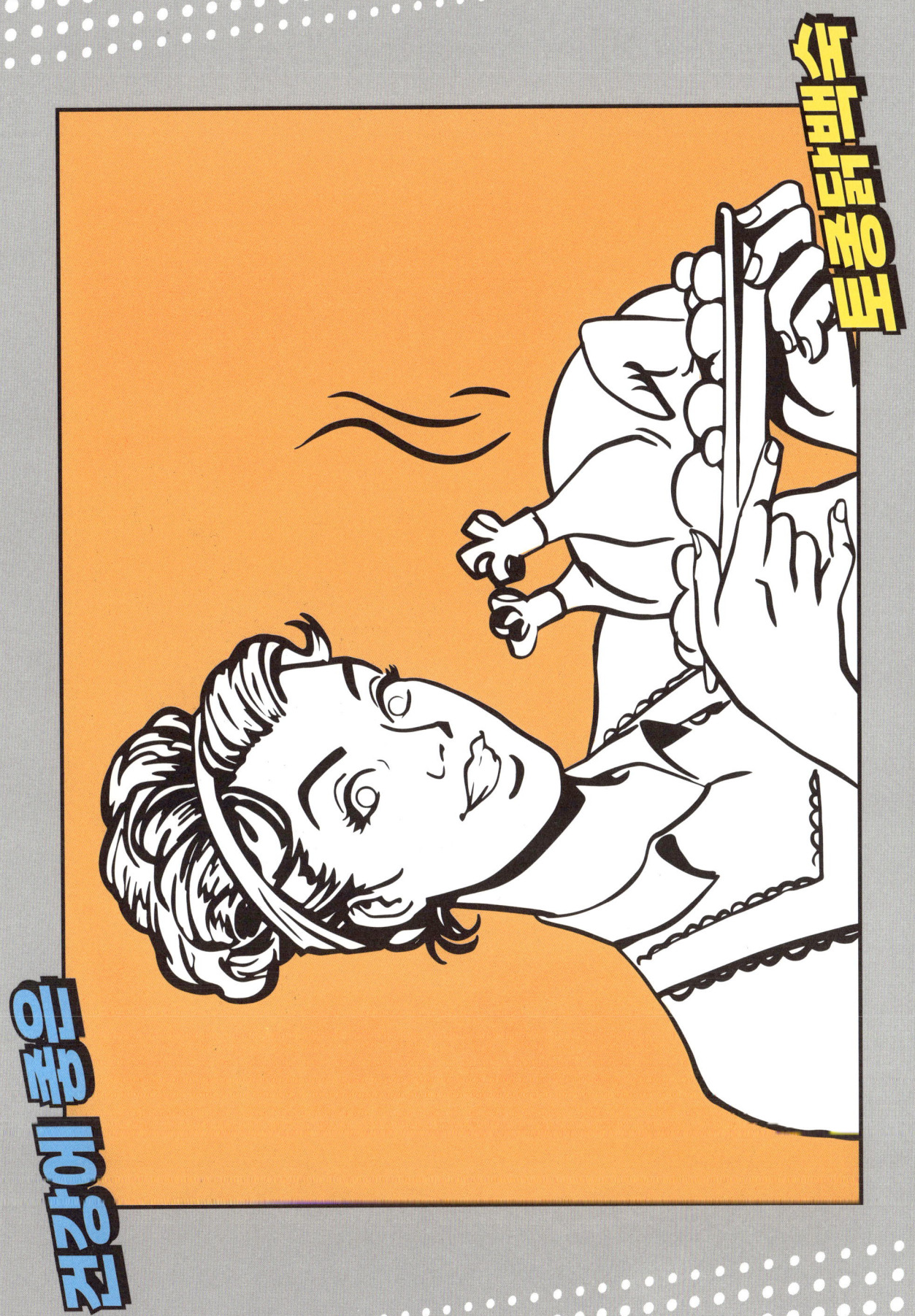

나만의 팝아트

추수감사절에는 칠면조 요리

팝아트는 **밝은 색**을 칠하고, **검은색 선**으로 표현하는 단순하지만 강렬한 느낌의 예술이에요. 완성작을 보며 나만의 팝아트를 만들어보세요.

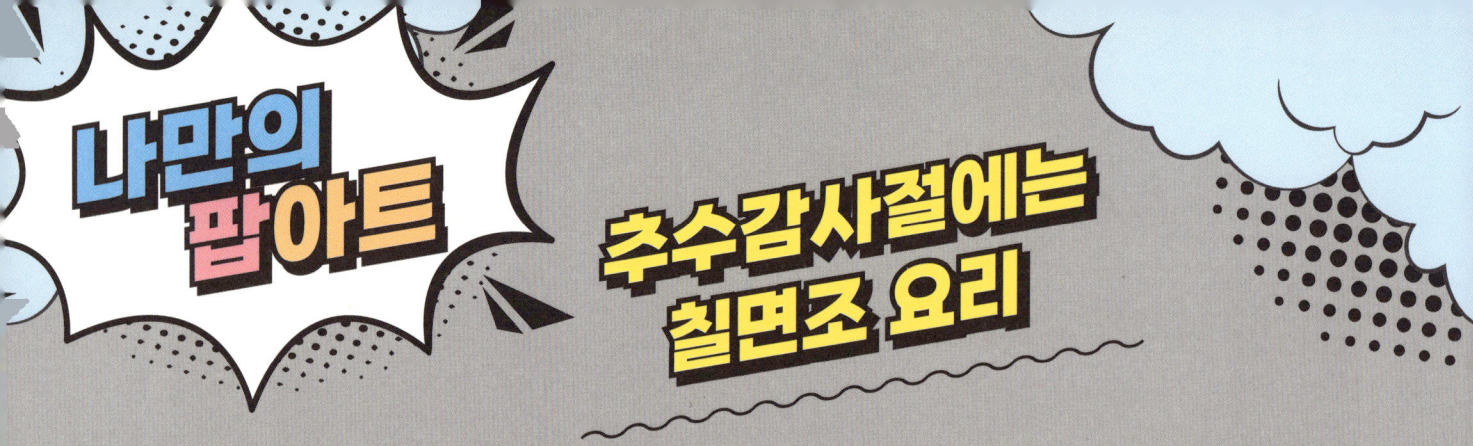

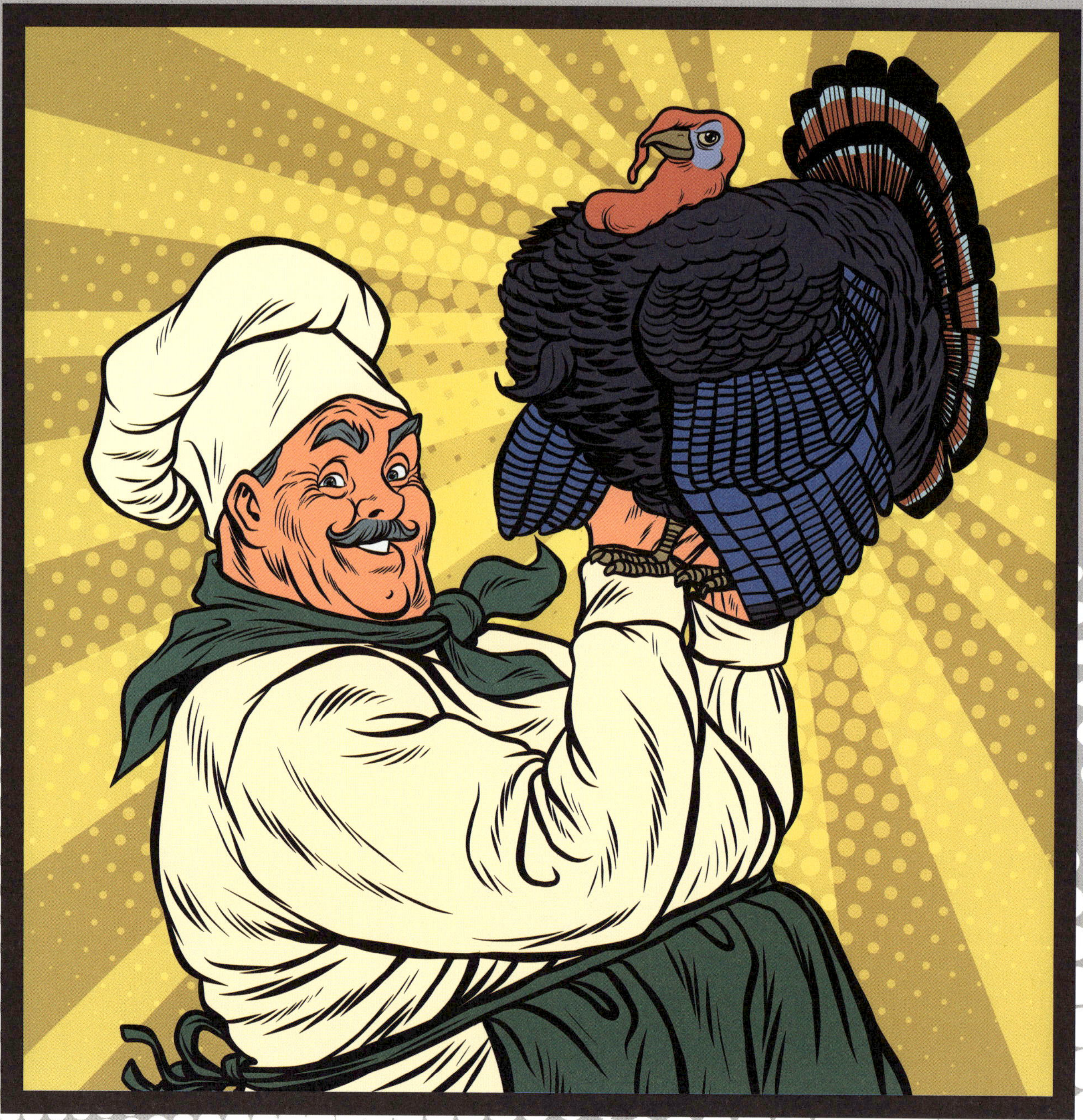

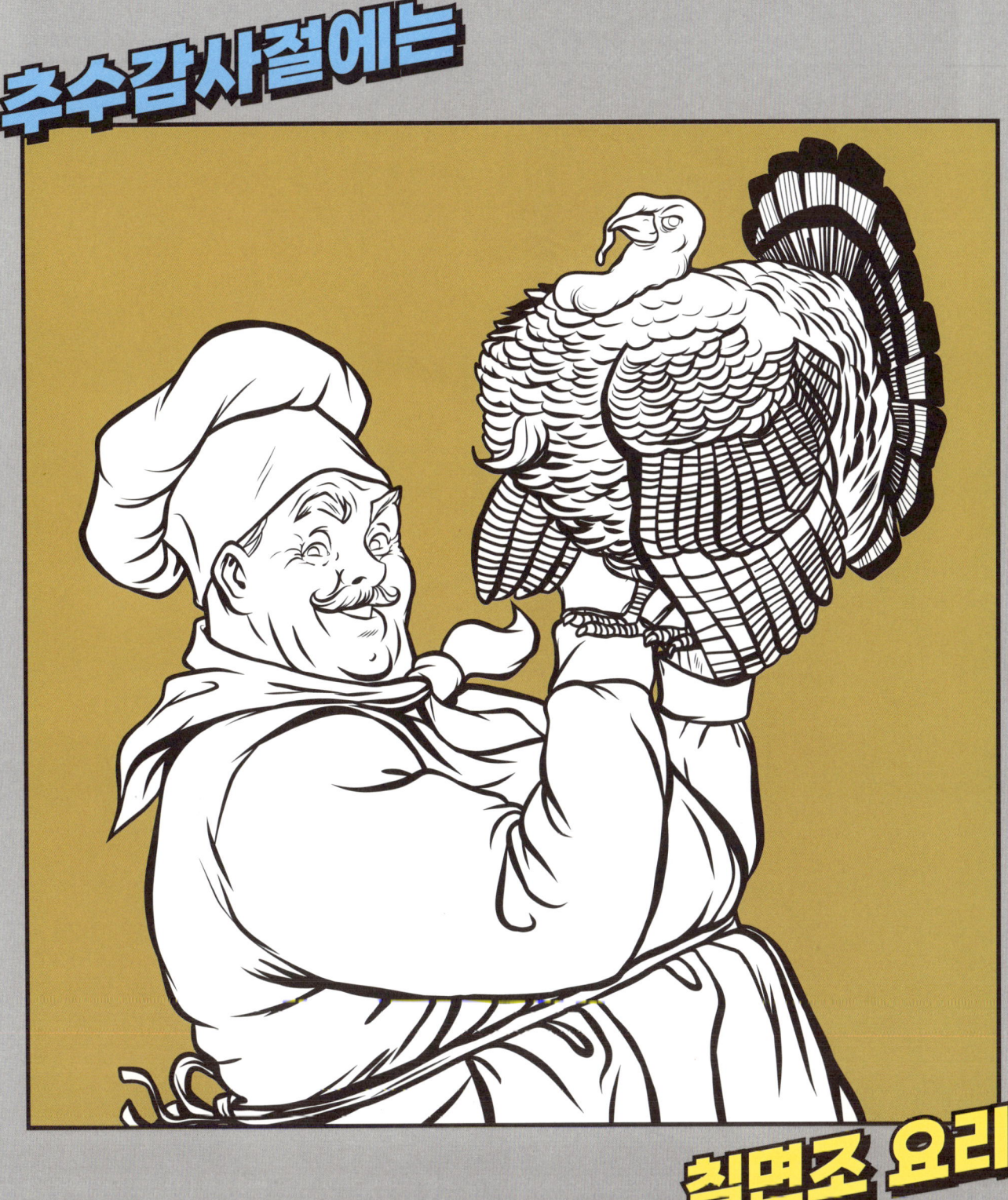

나만의 팝아트

고기 좋아요 1근에 만원

팝아트는 **밝은 색**을 칠하고, **검은색 선**으로 표현하는 단순하지만 강렬한 느낌의 예술이에요. 완성작을 보며 나만의 팝아트를 만들어보세요.

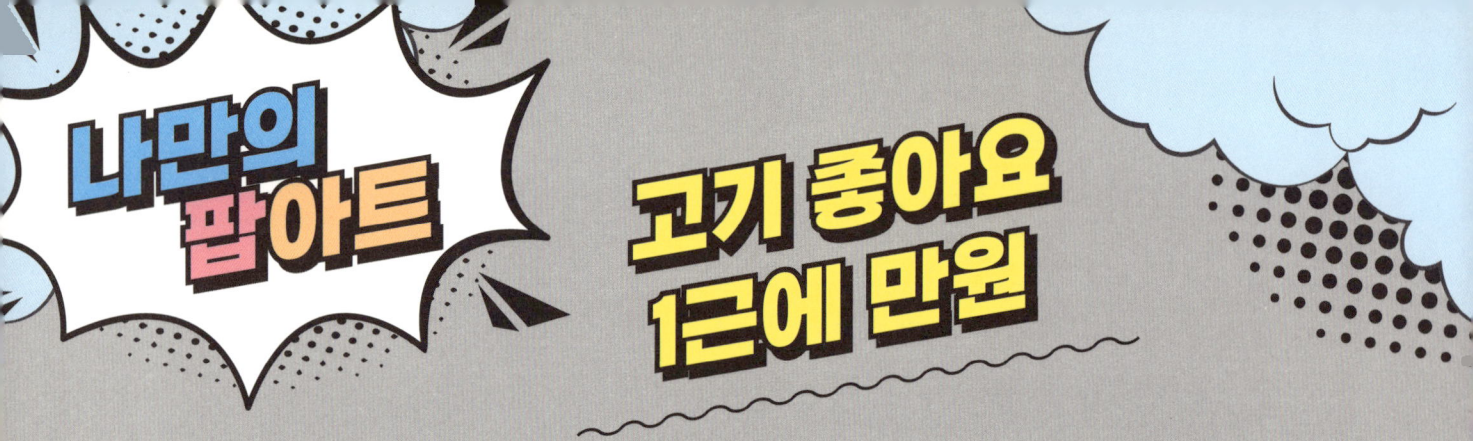

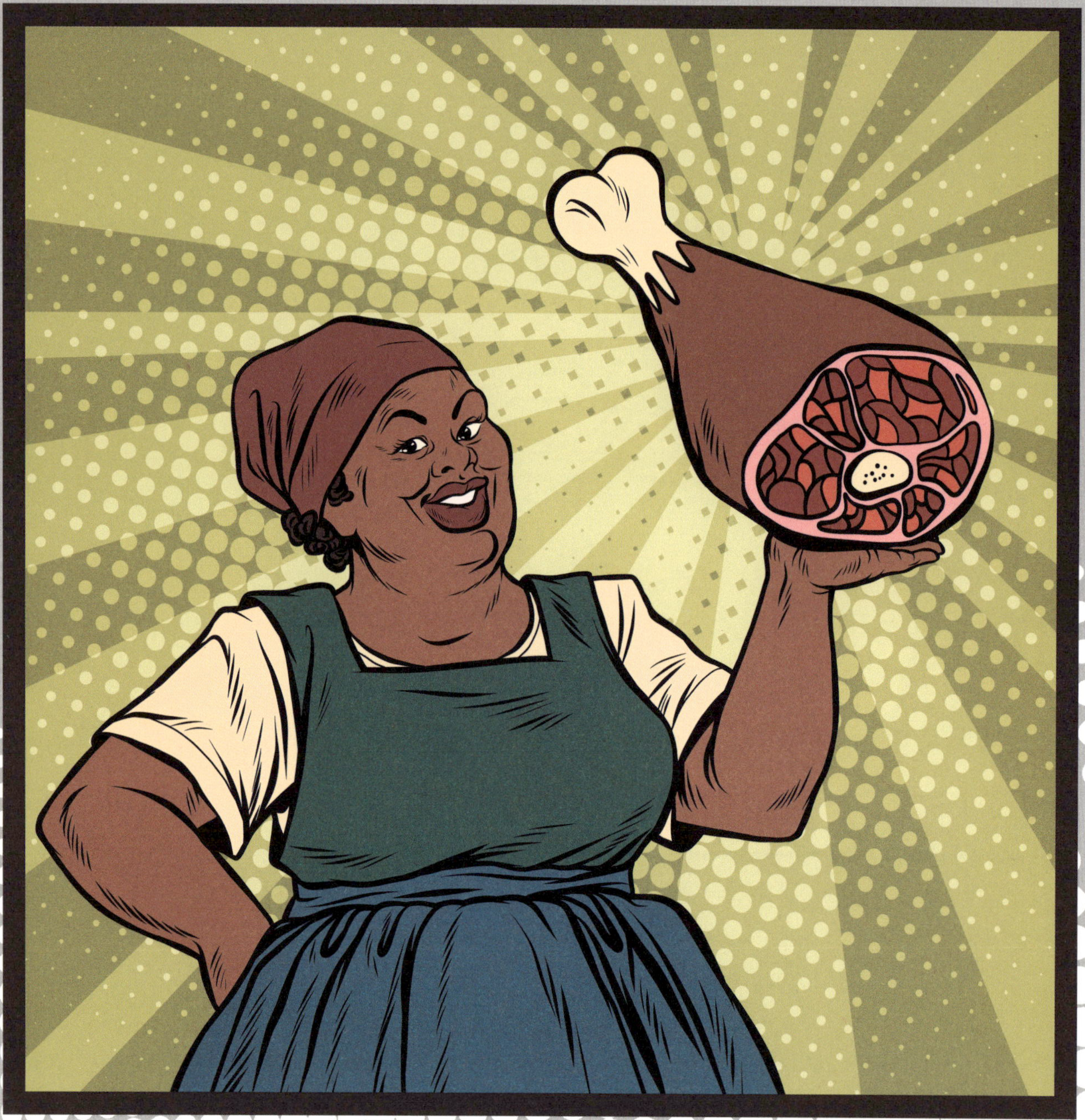

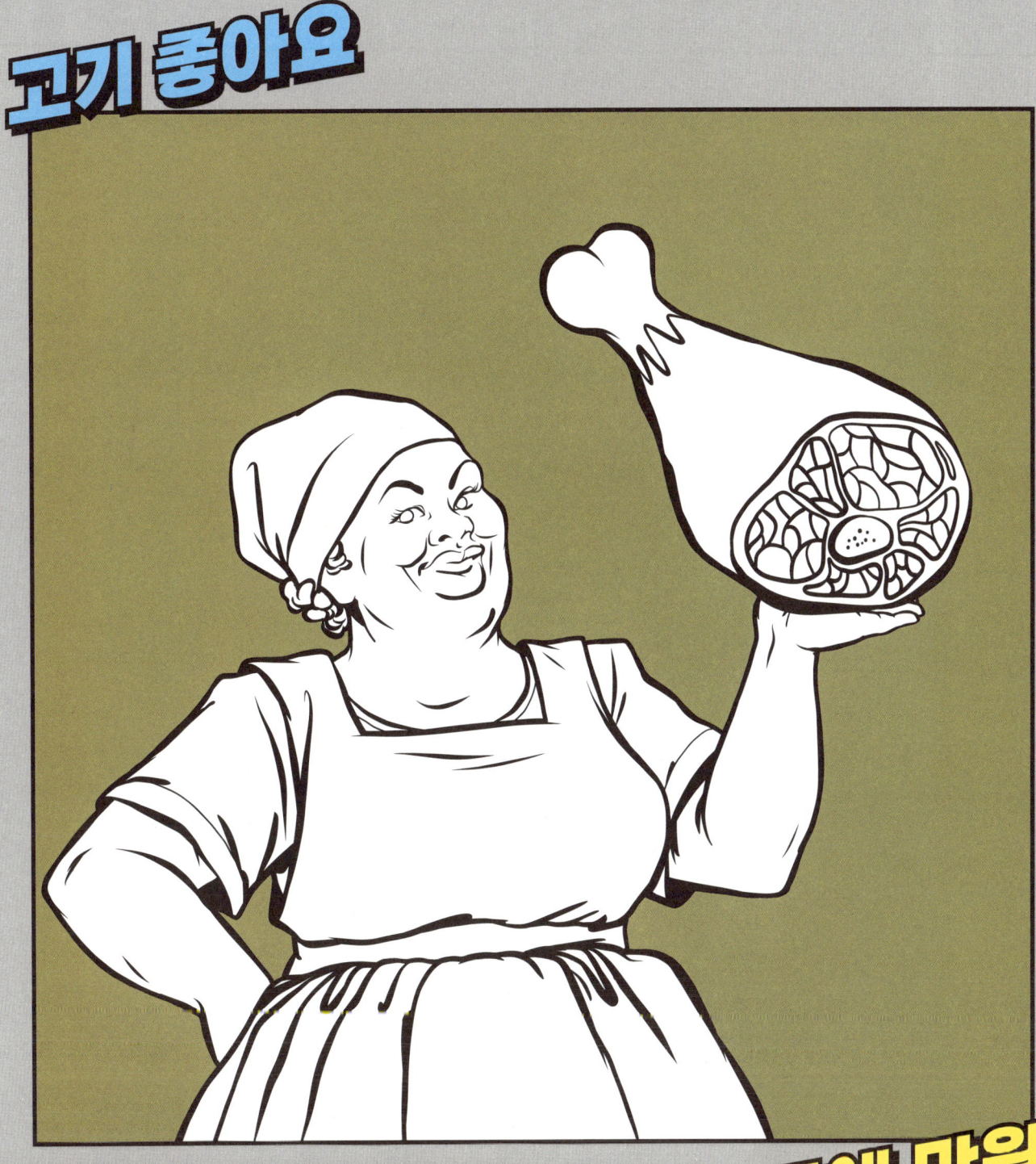

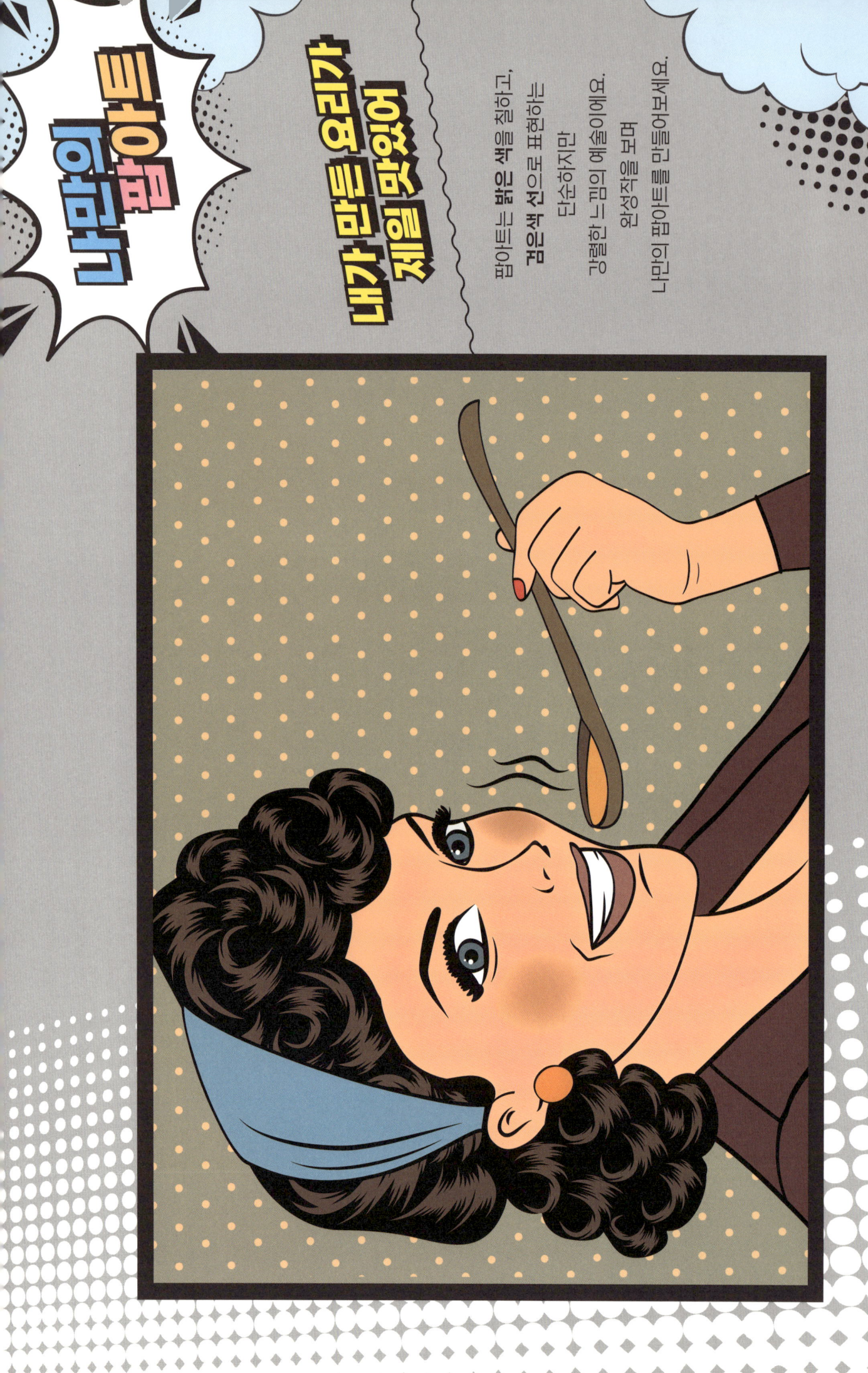

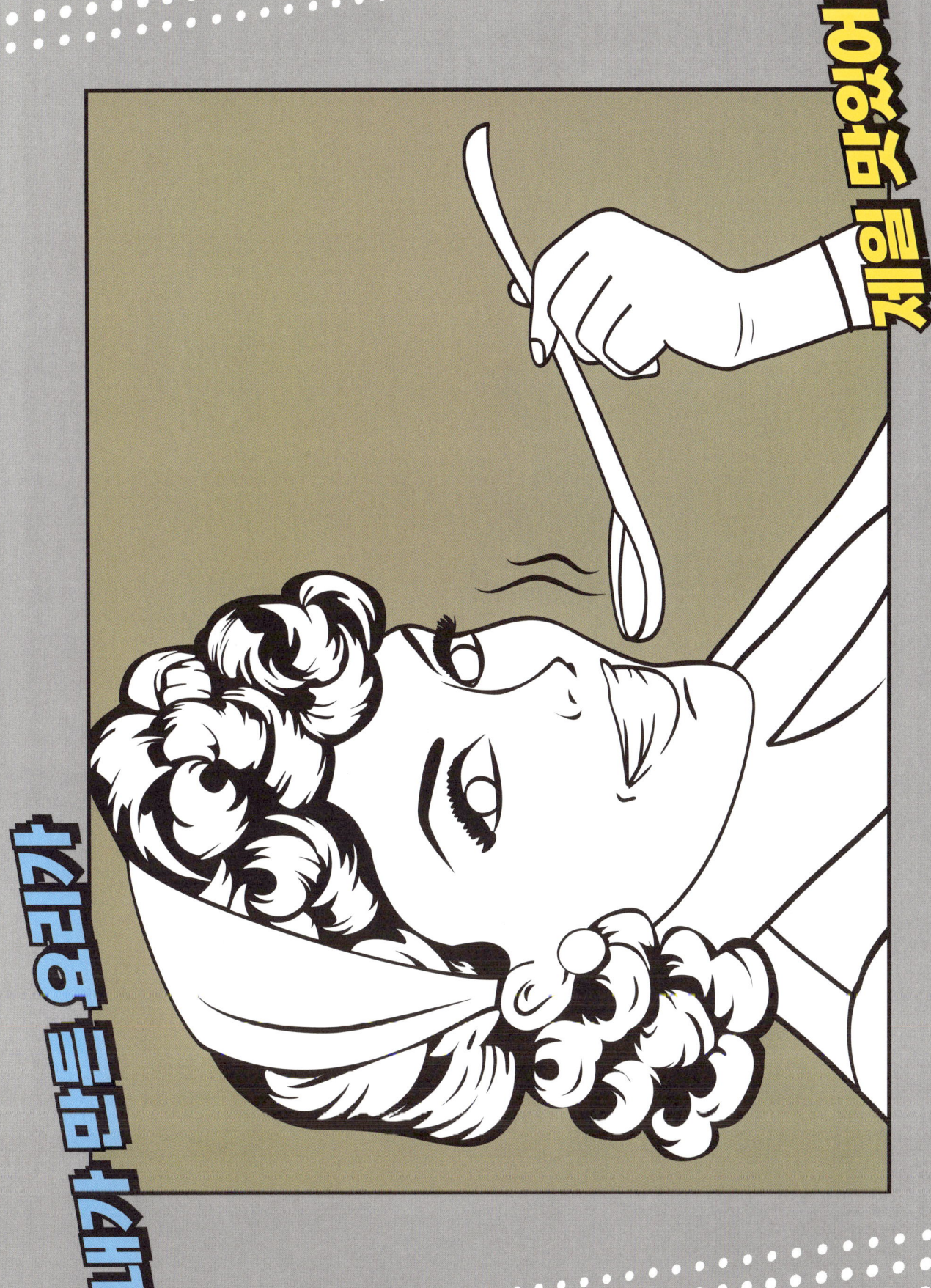

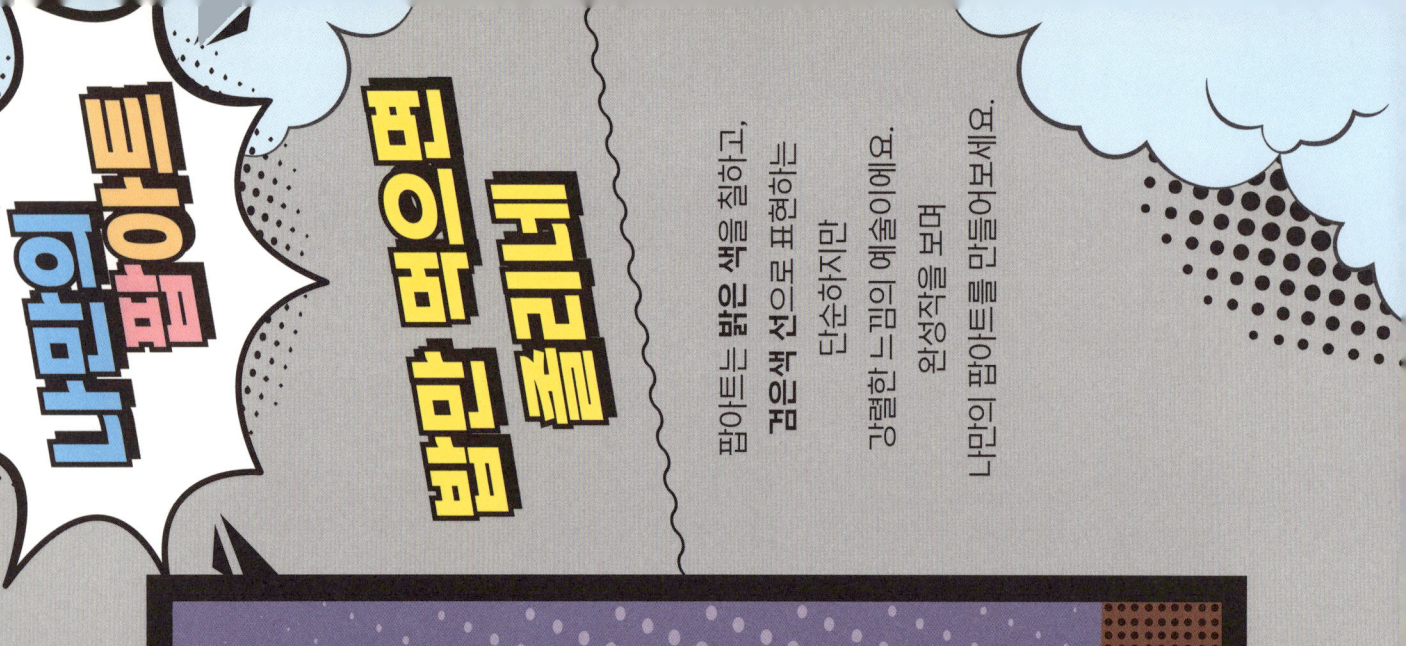

나만의 팝아트

명화를 팝아트로

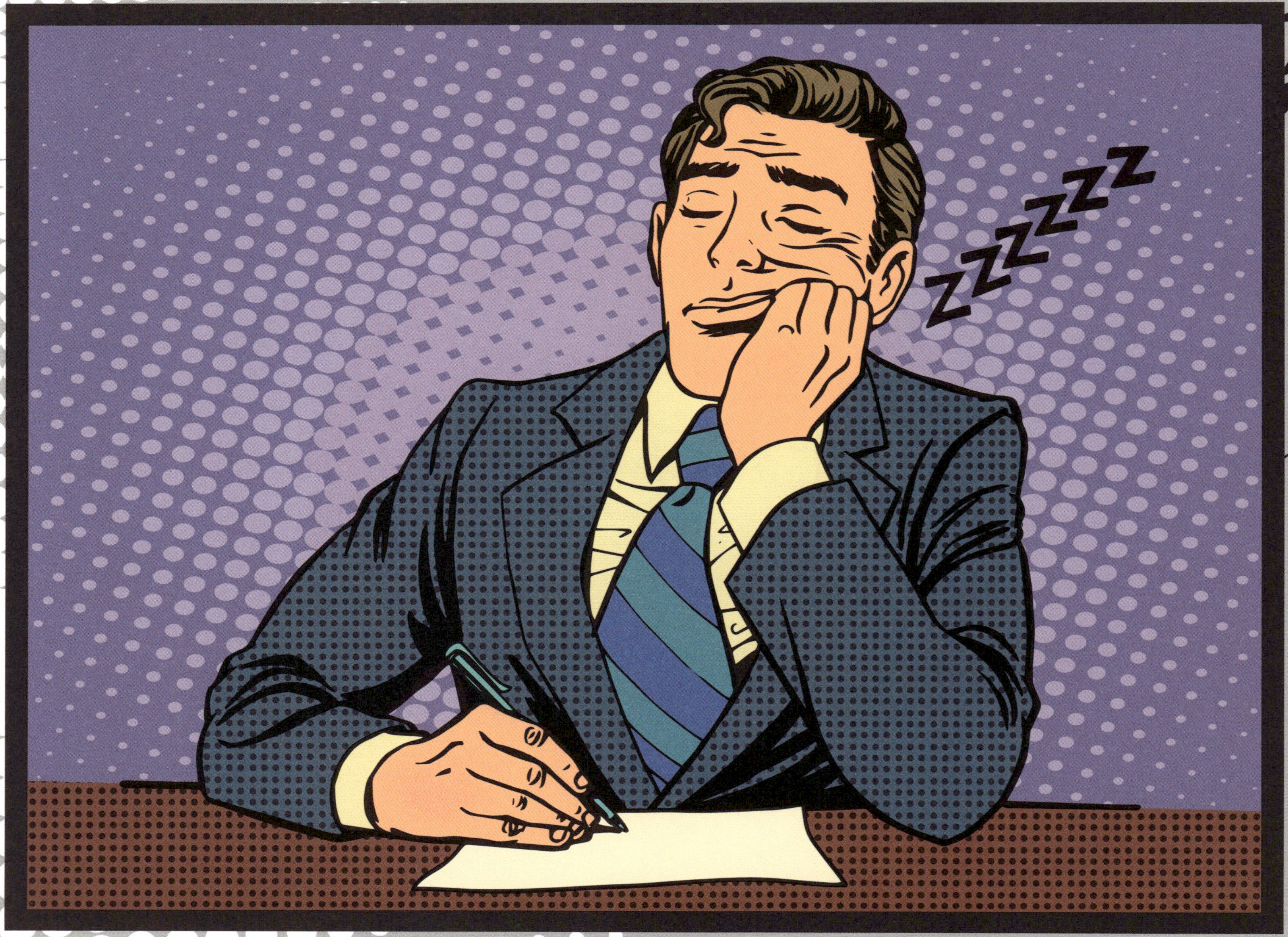

팝아트는 밝은 색을 칠하고, **검은색 선으로 표현하는** 단순하지만
강렬한 느낌의 예술이에요.
나만의 팝아트를 만들어 보며
완성작을 만들어보세요.

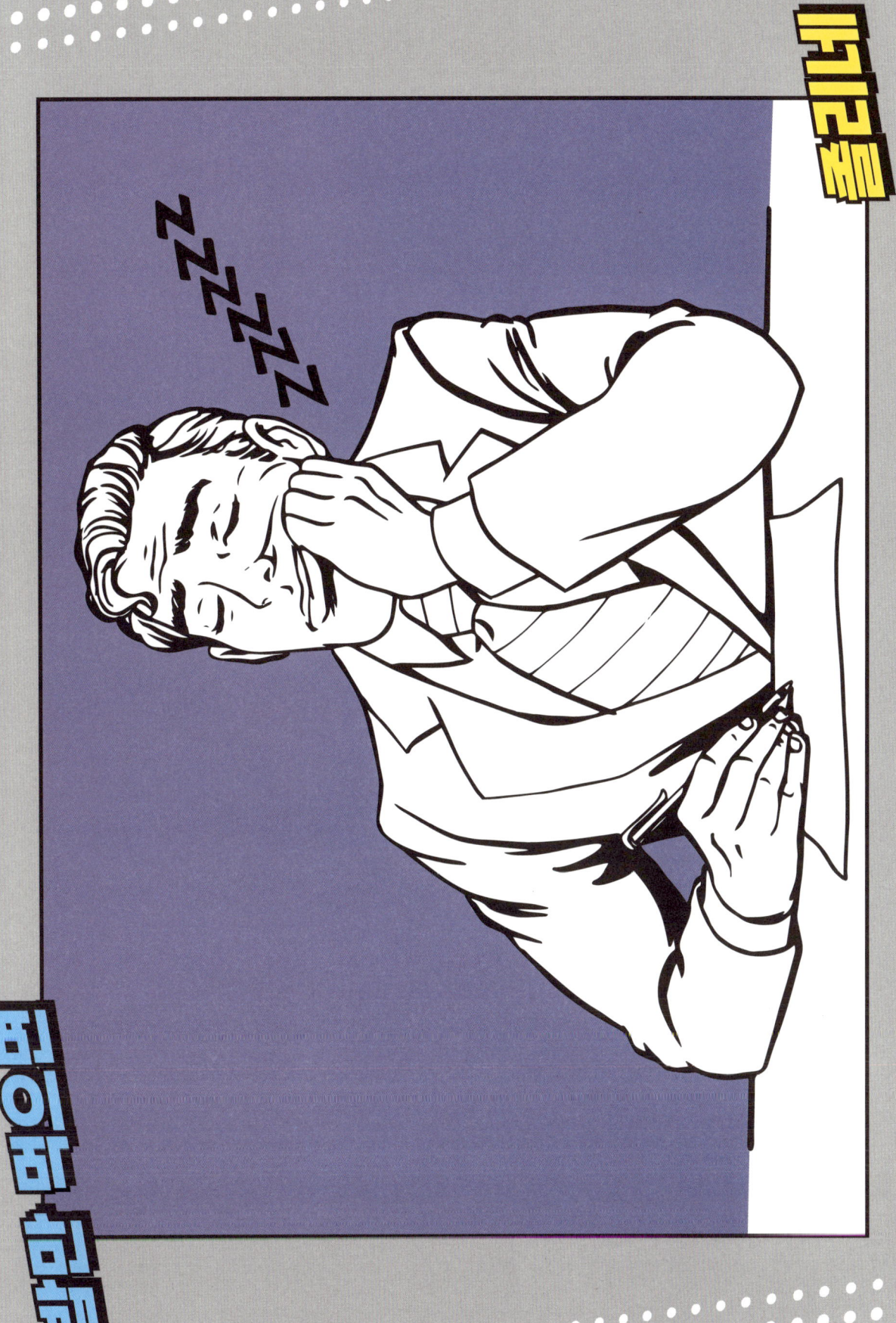

나만의 팝아트

시험시간 커닝하지 마세요

팝아트는 **밝은 색**을 칠하고, **검은색 선**으로 표현하는 단순하지만 강렬한 느낌의 예술이에요.
완성작을 보며 나만의 팝아트를 만들어보세요.

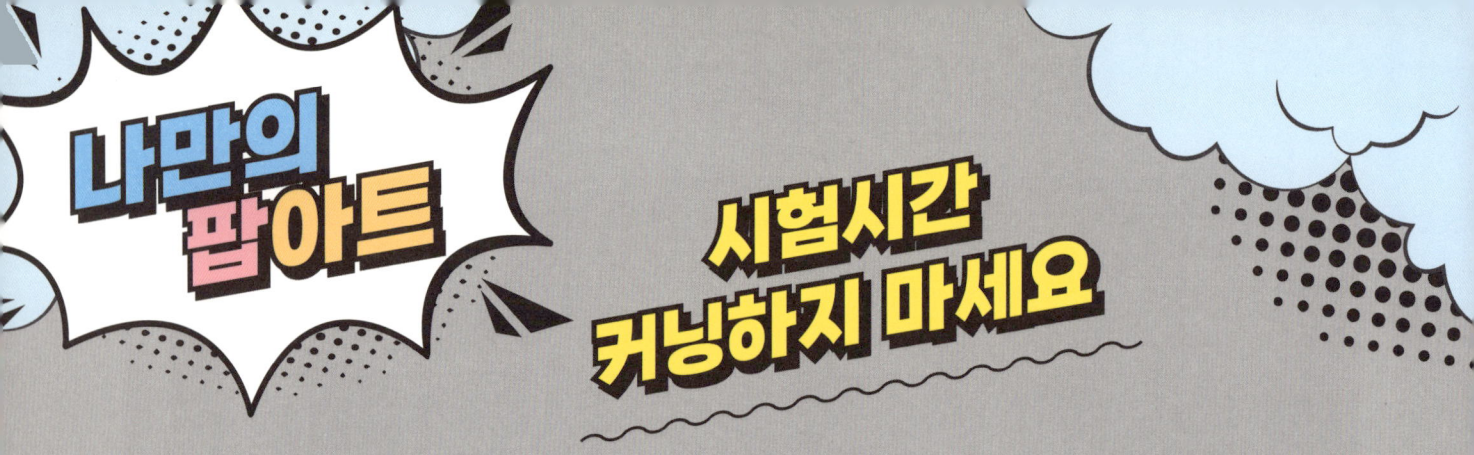

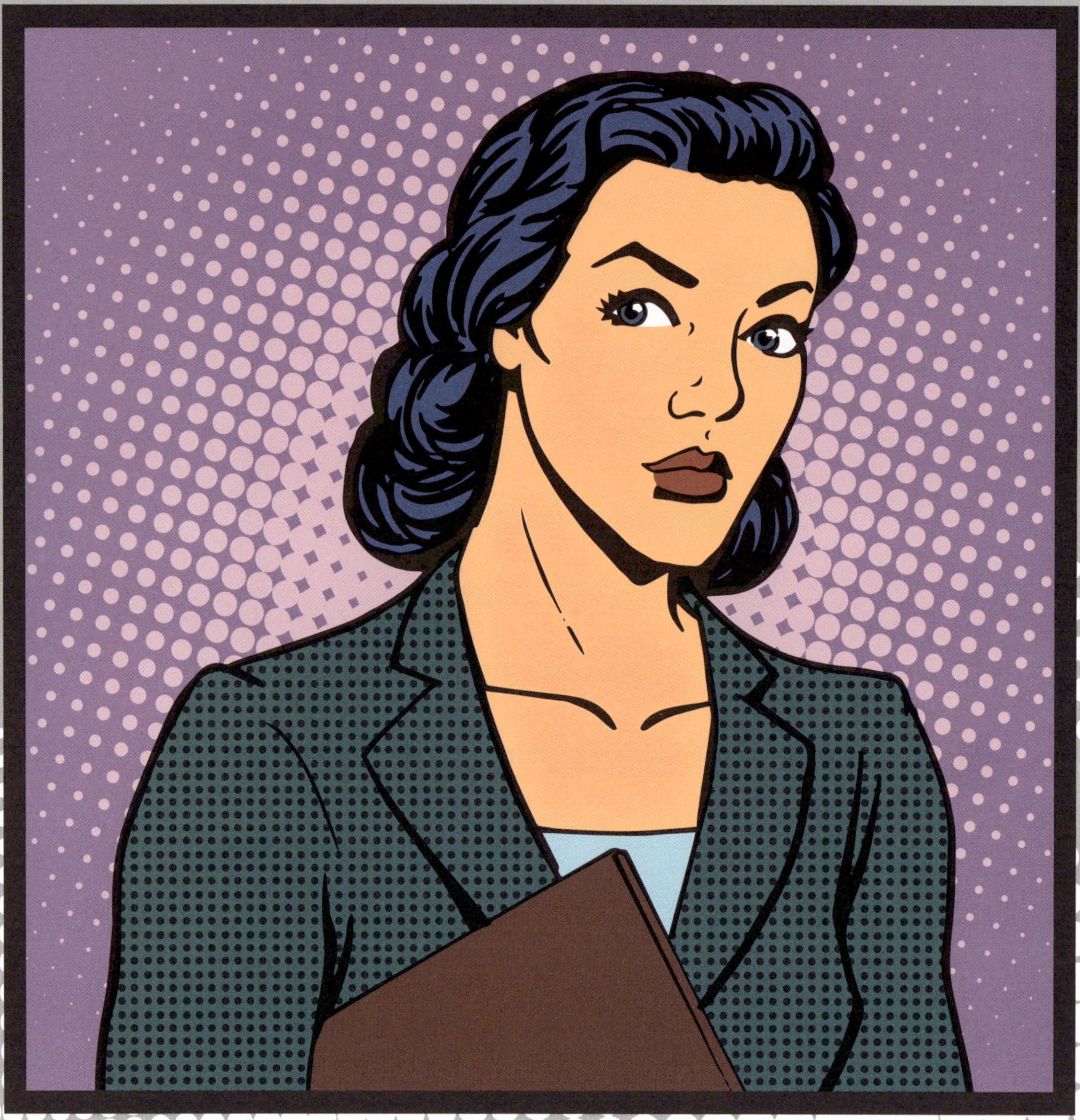

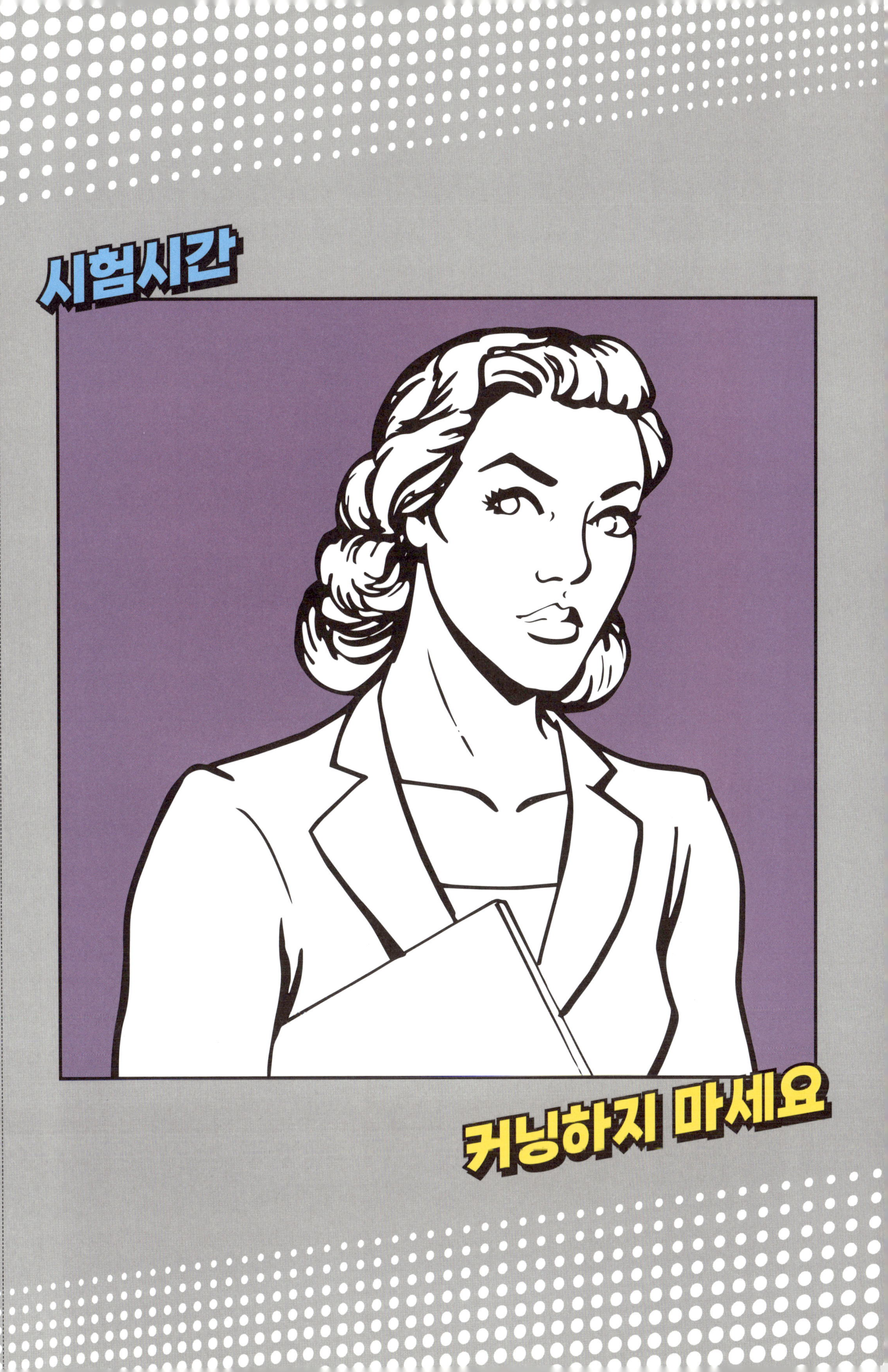

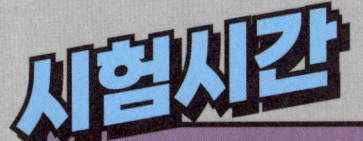

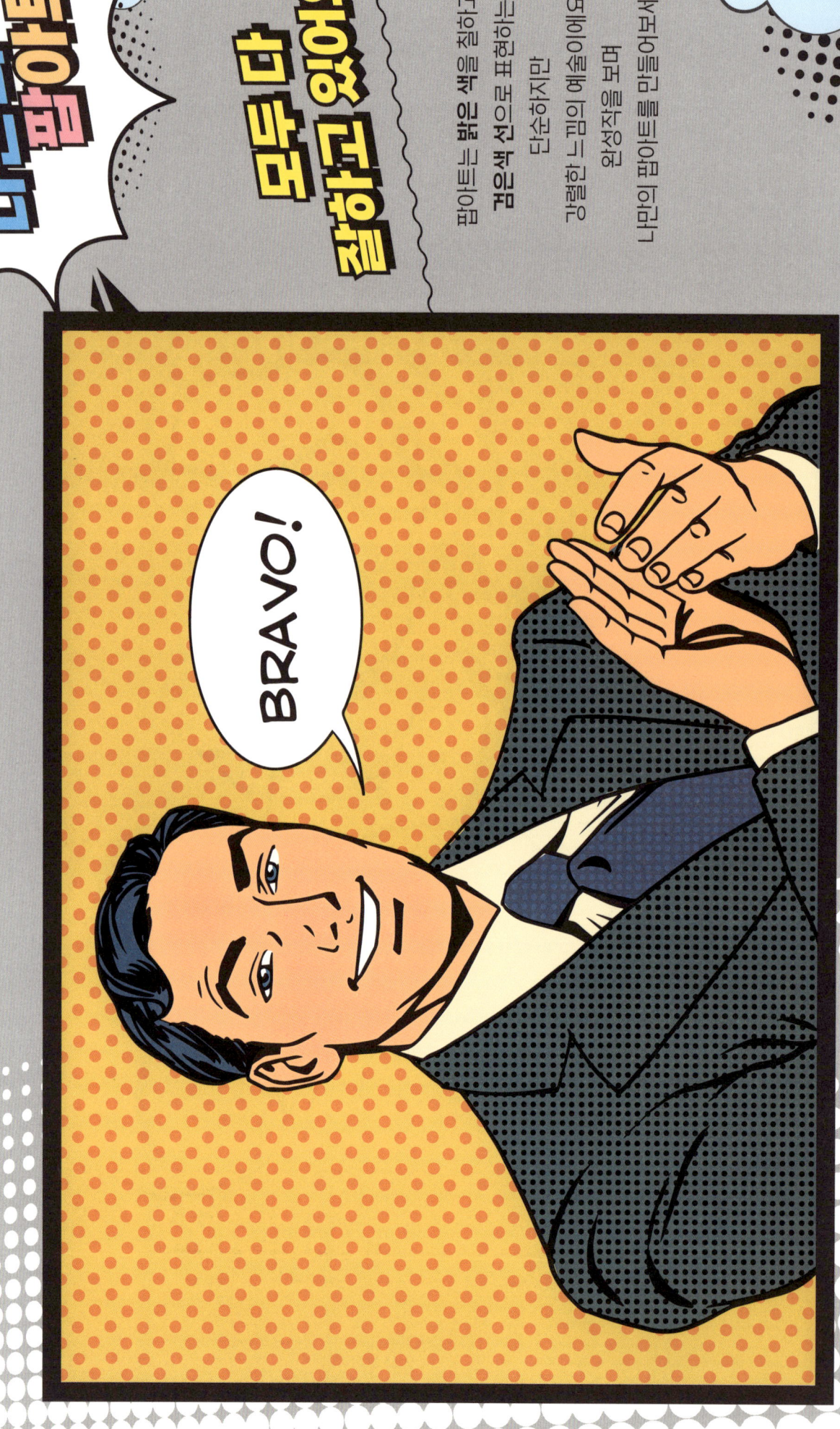

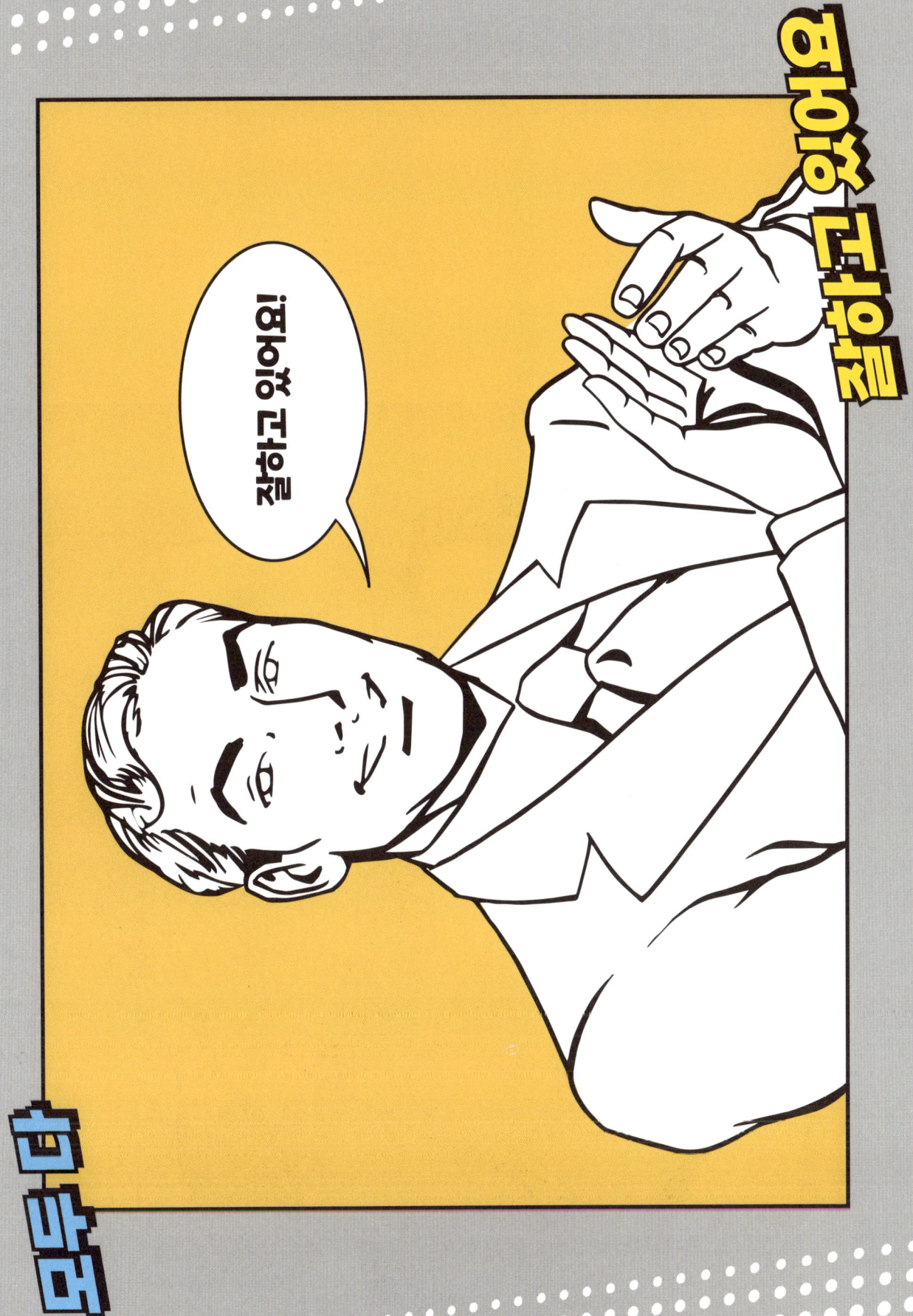

나만의 팝아트

지금처럼 잘하면 돼요

팝아트는 **밝은 색**을 칠하고, **검은색 선**으로 표현하는 단순하지만 강렬한 느낌의 예술이에요.
완성작을 보며 나만의 팝아트를 만들어보세요.

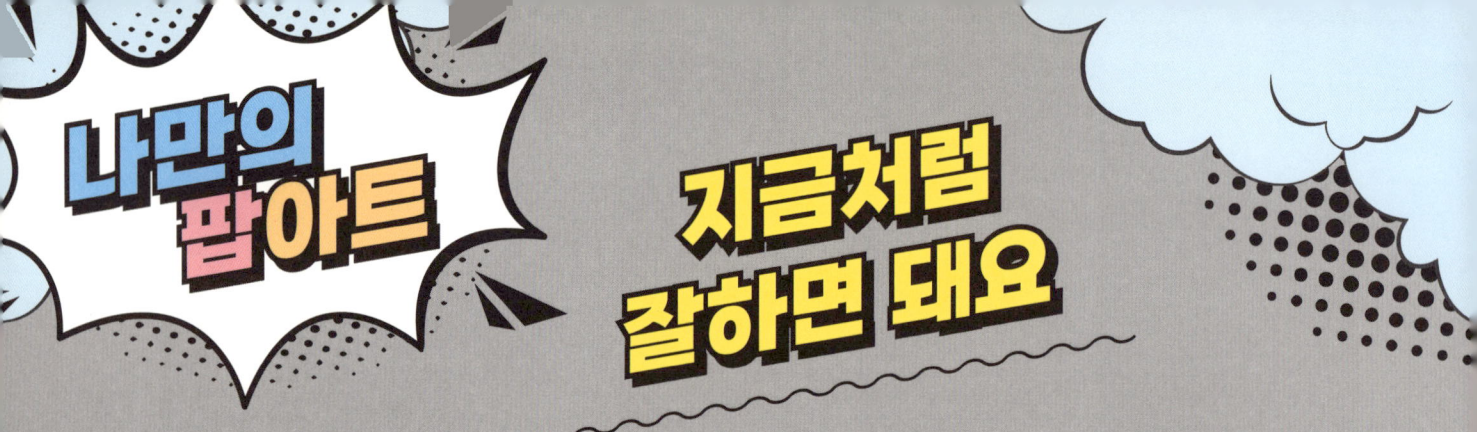

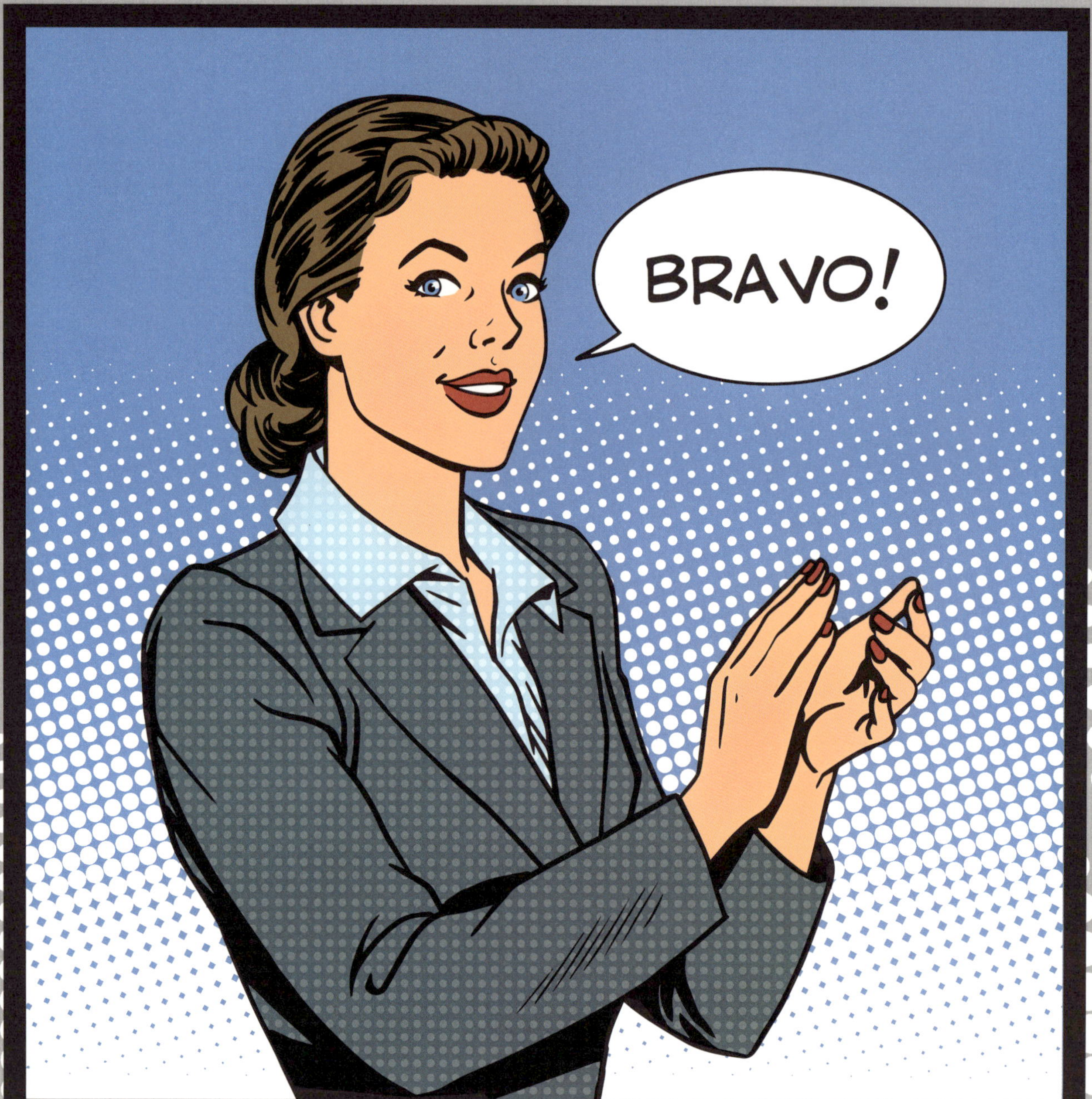

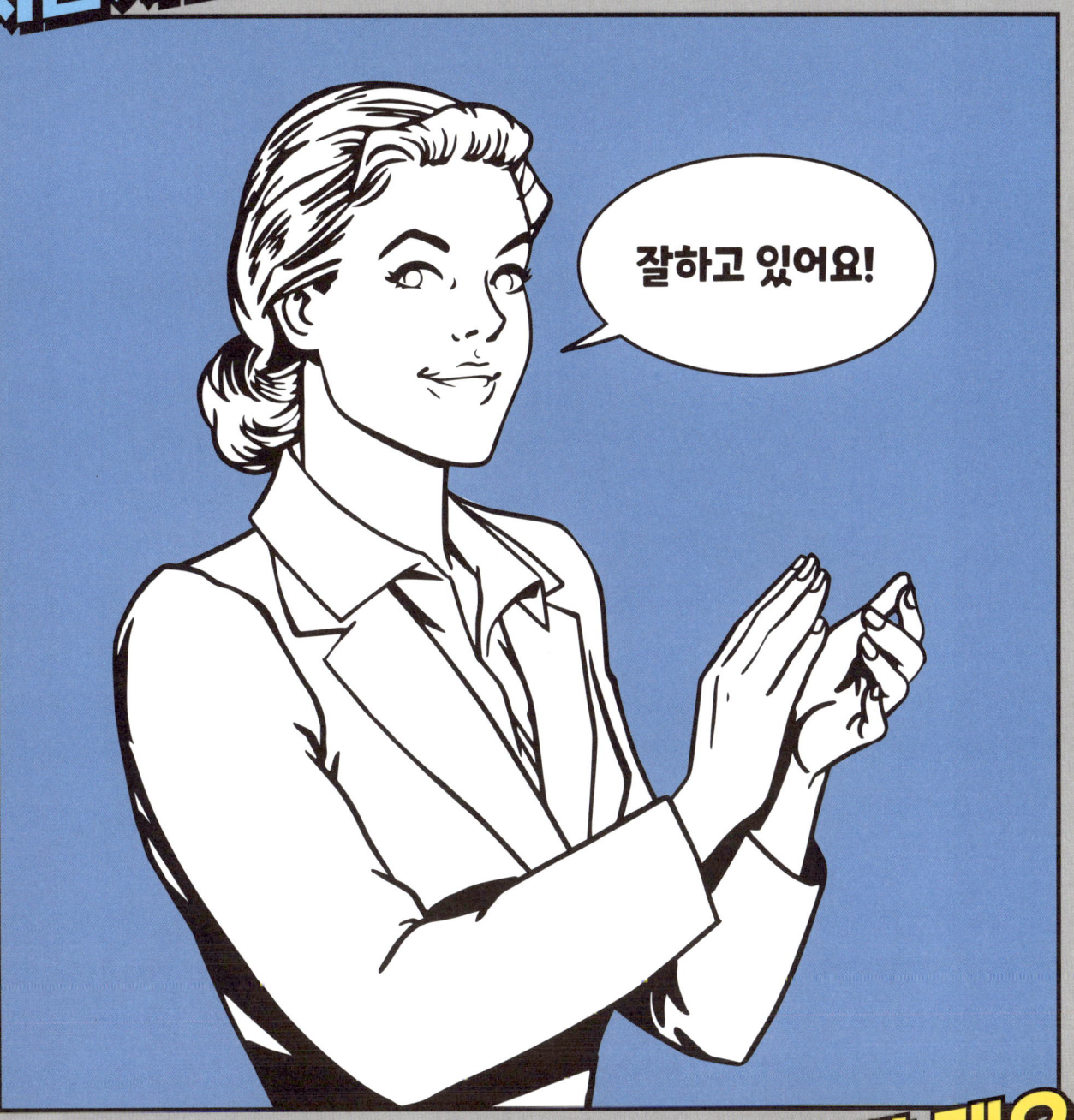

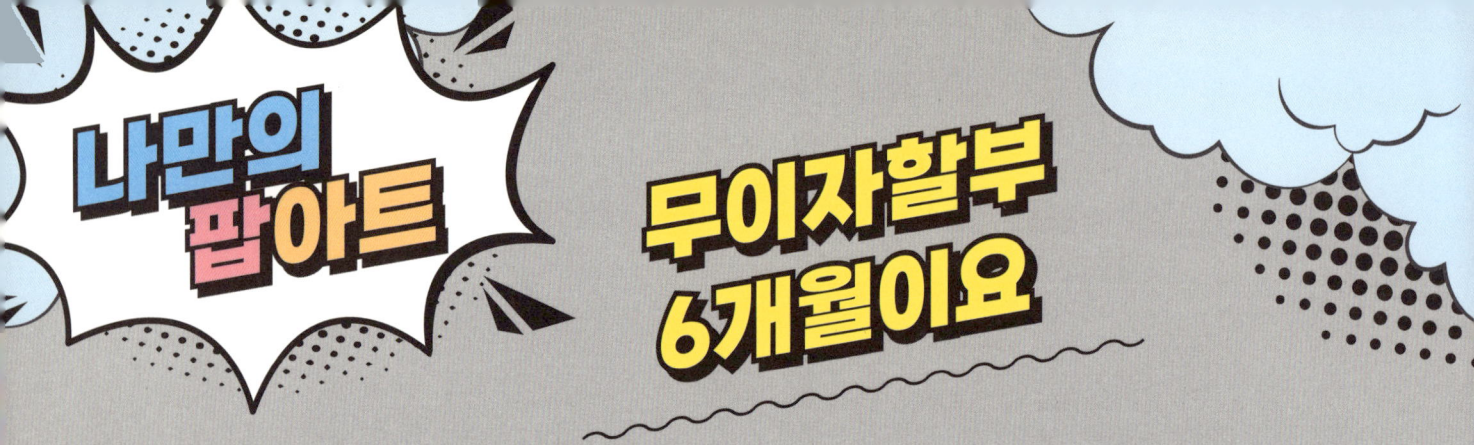

나만의 팝아트

무이자할부 6개월이요

팝아트는 **밝은 색**을 칠하고, **검은색 선**으로 표현하는 단순하지만 강렬한 느낌의 예술이에요. 완성작을 보며 나만의 팝아트를 만들어보세요.

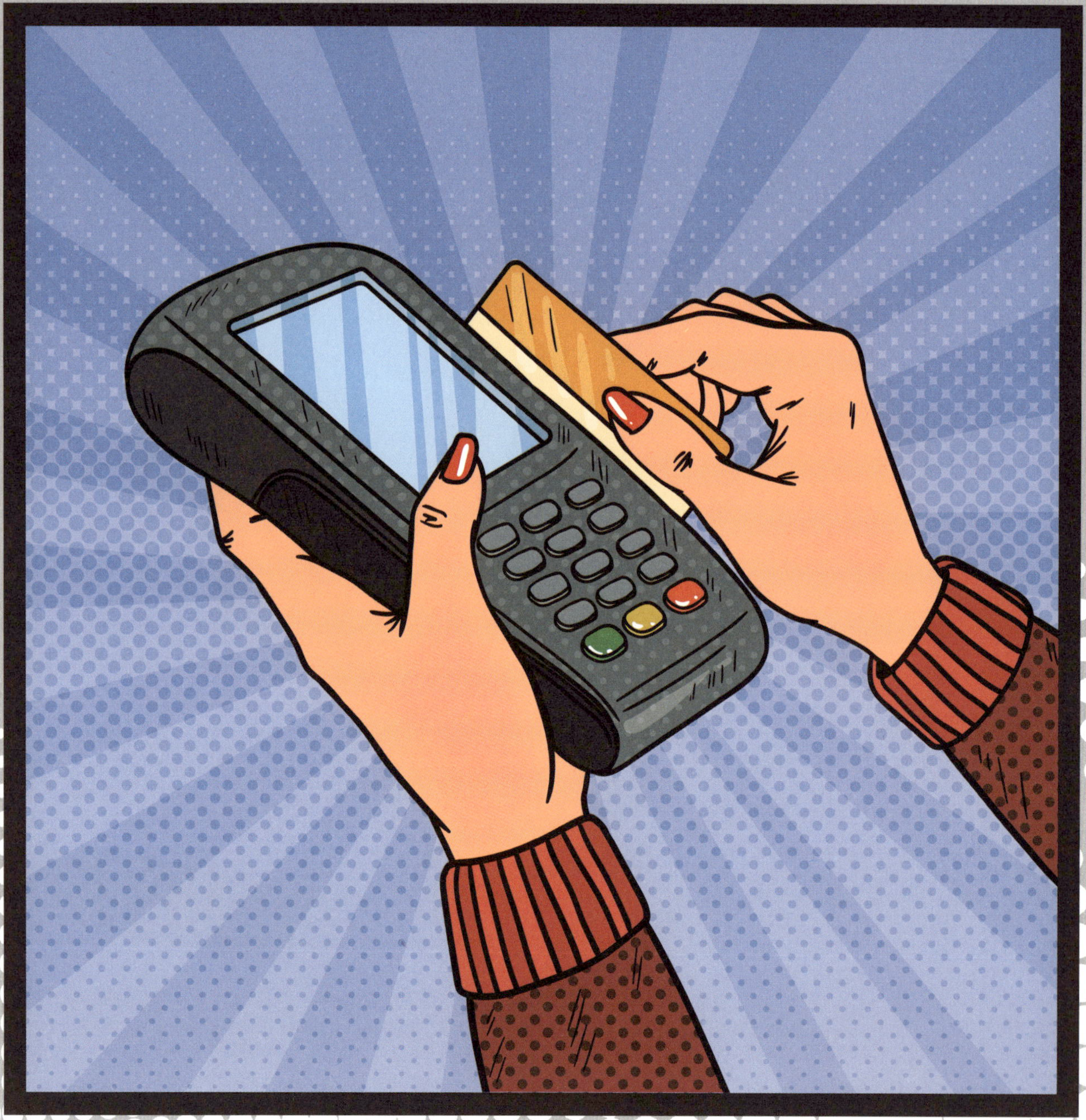

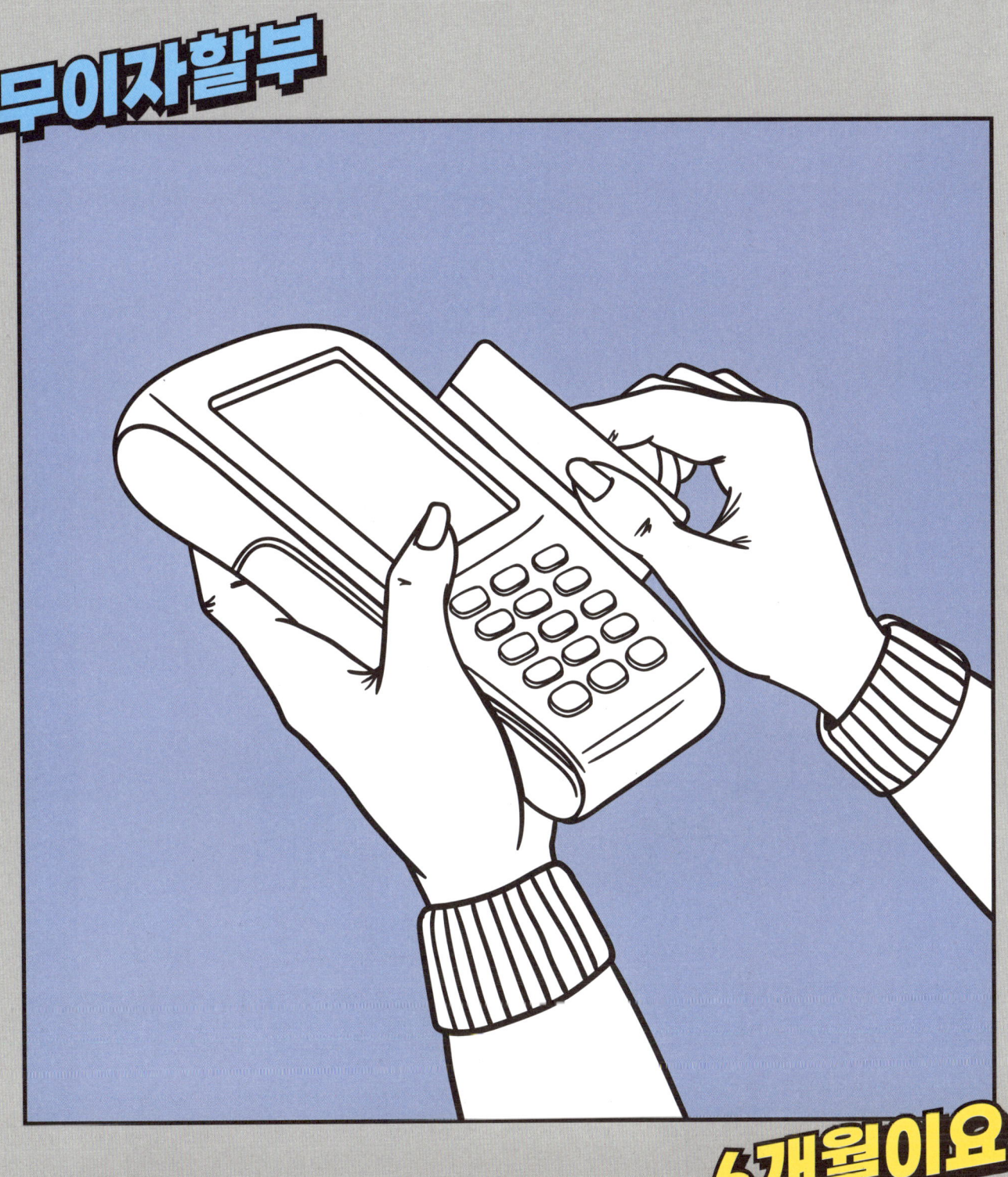

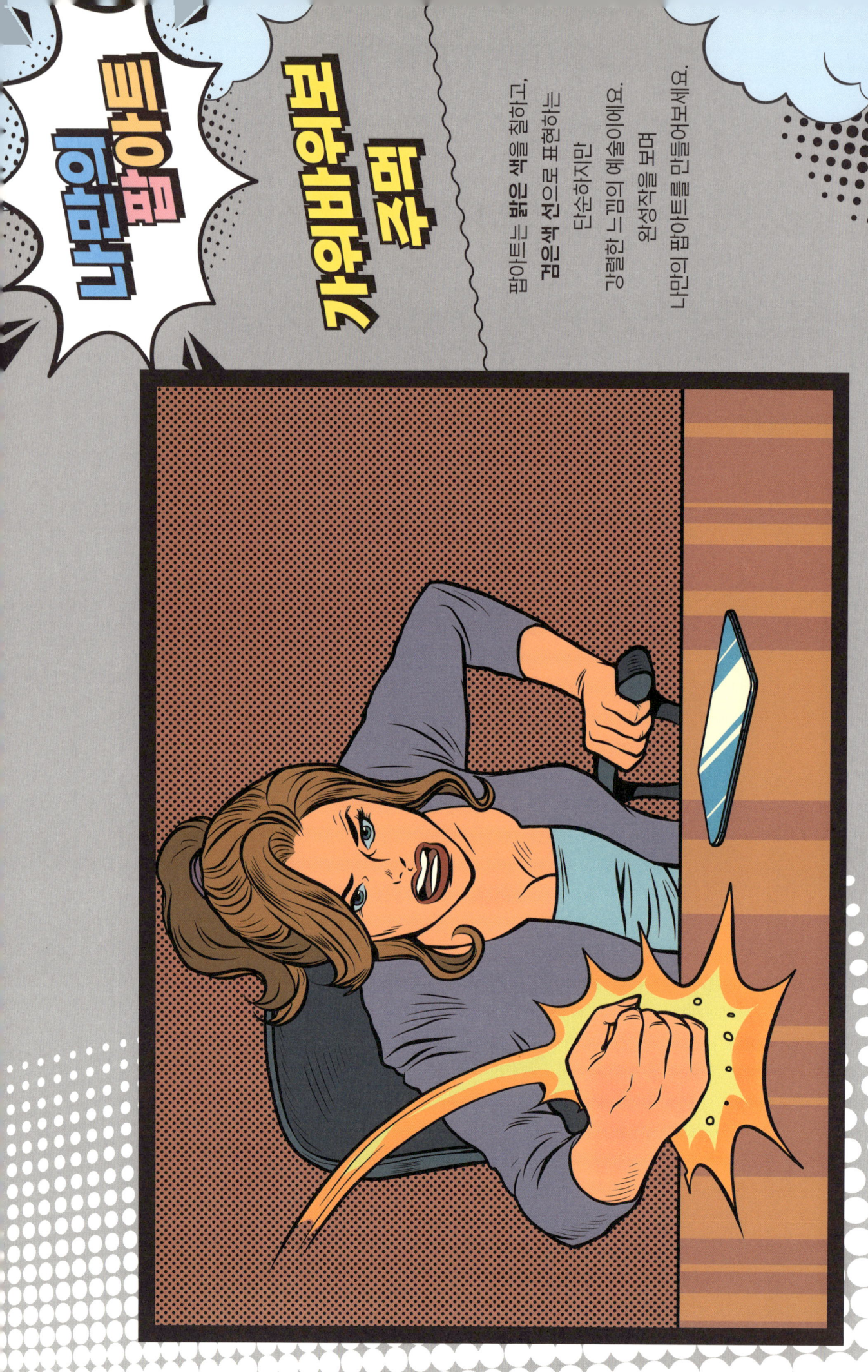

나만의 팝아트

가위바위보 주먹

팝아트는 밝은 색을 칠하고, 검은색 선으로 표현하는 단순하지만 강렬한 느낌의 예술이에요. 예시작을 보며 나만의 팝아트를 만들어보세요.

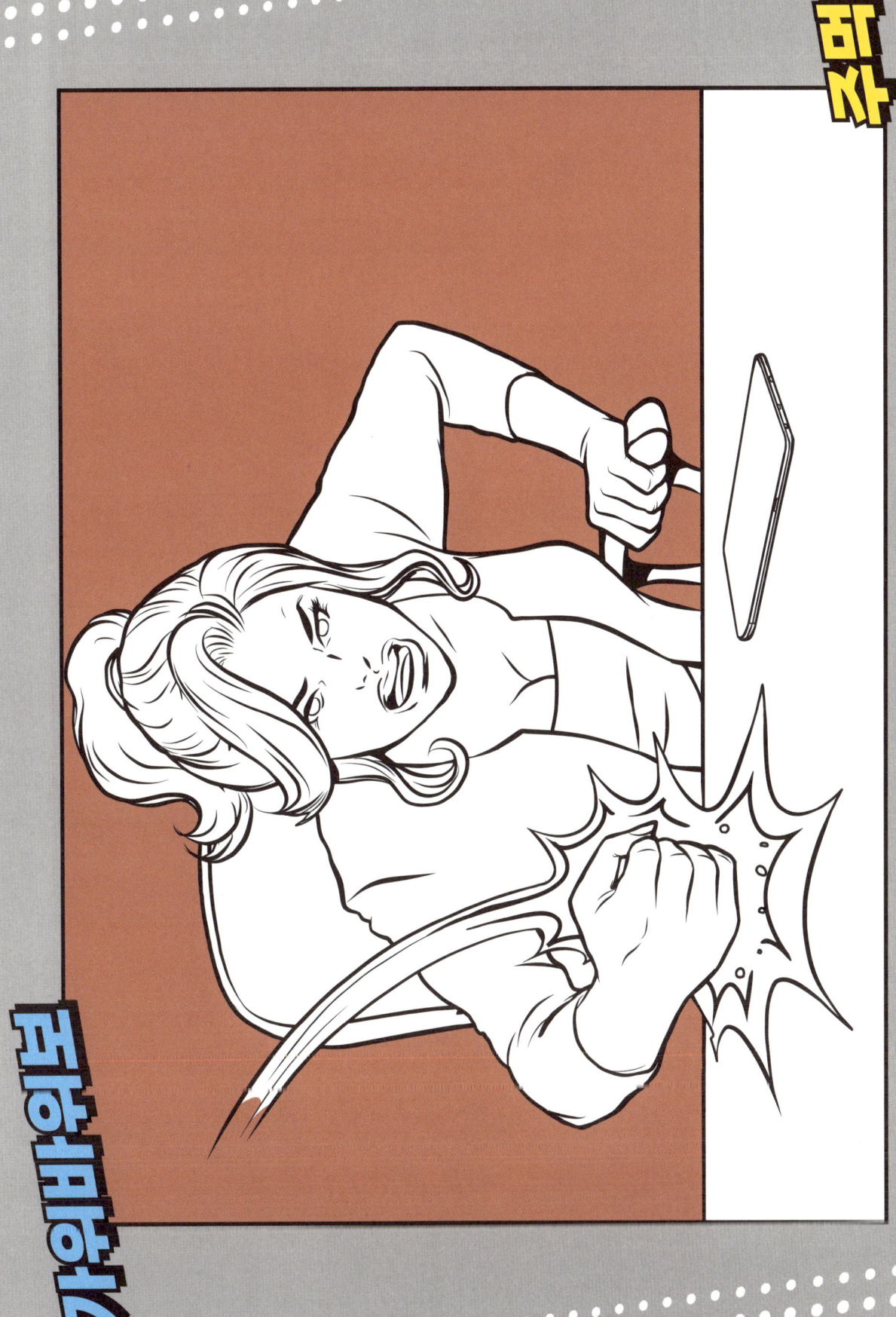

나만의 팝아트 그려보아요

팝아트는 밝은 색을 칠하고, 검은색 선으로 표현하는 단순하지만 강렬한 느낌의 예술이에요. 나만의 팝아트를 만들어보며 완성작들을 예술작품처럼 예쁘게 만들어봐요.

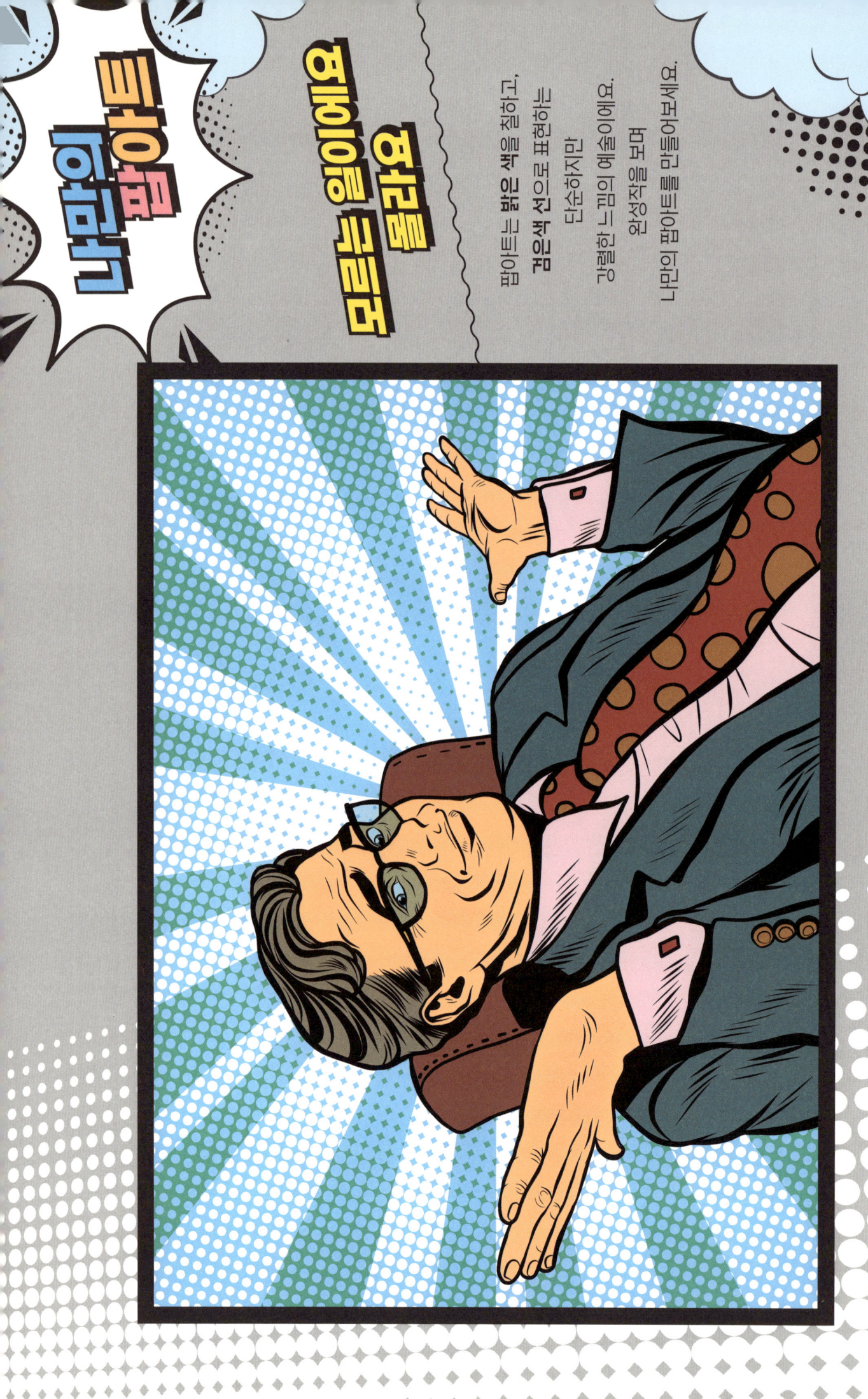

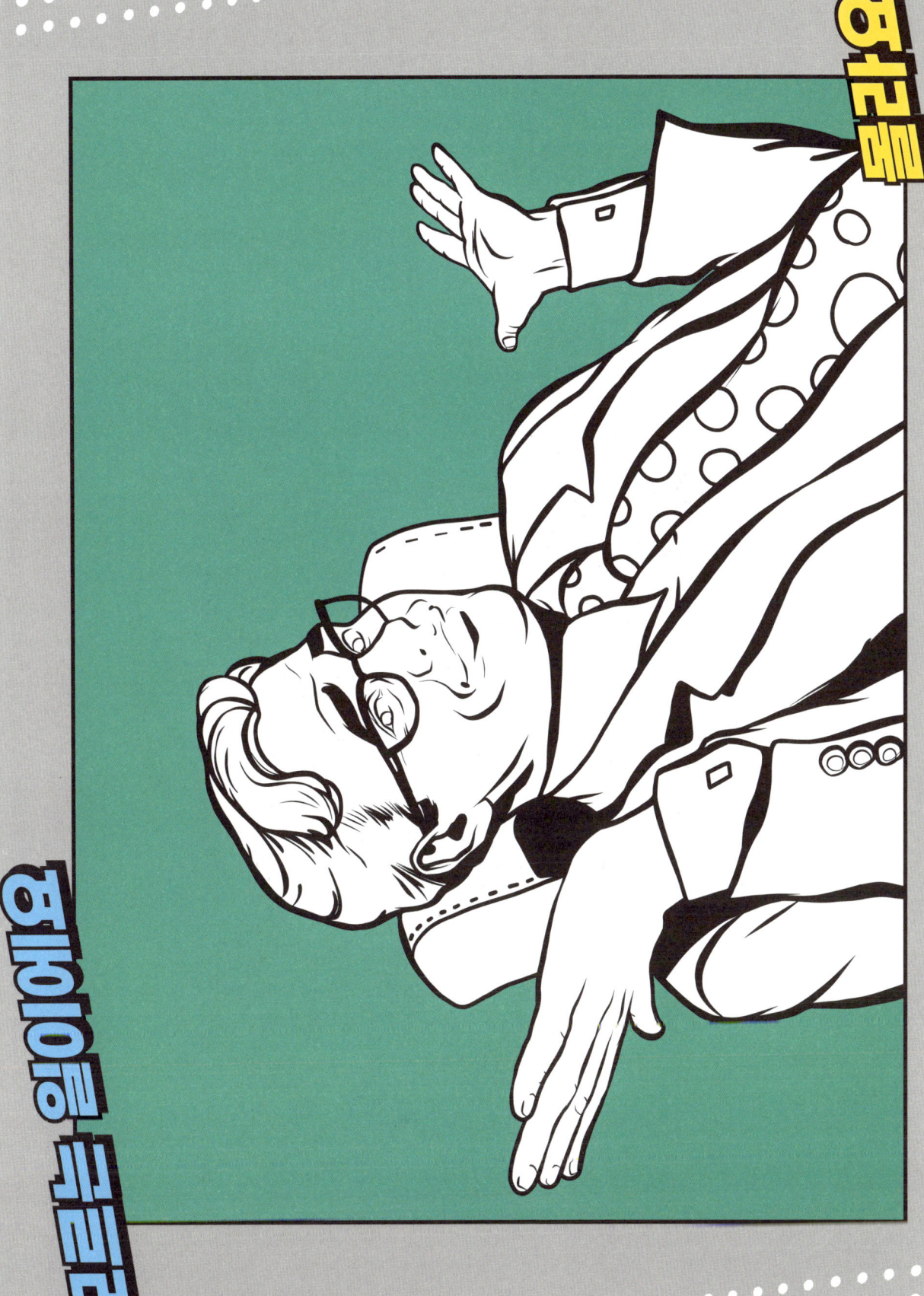

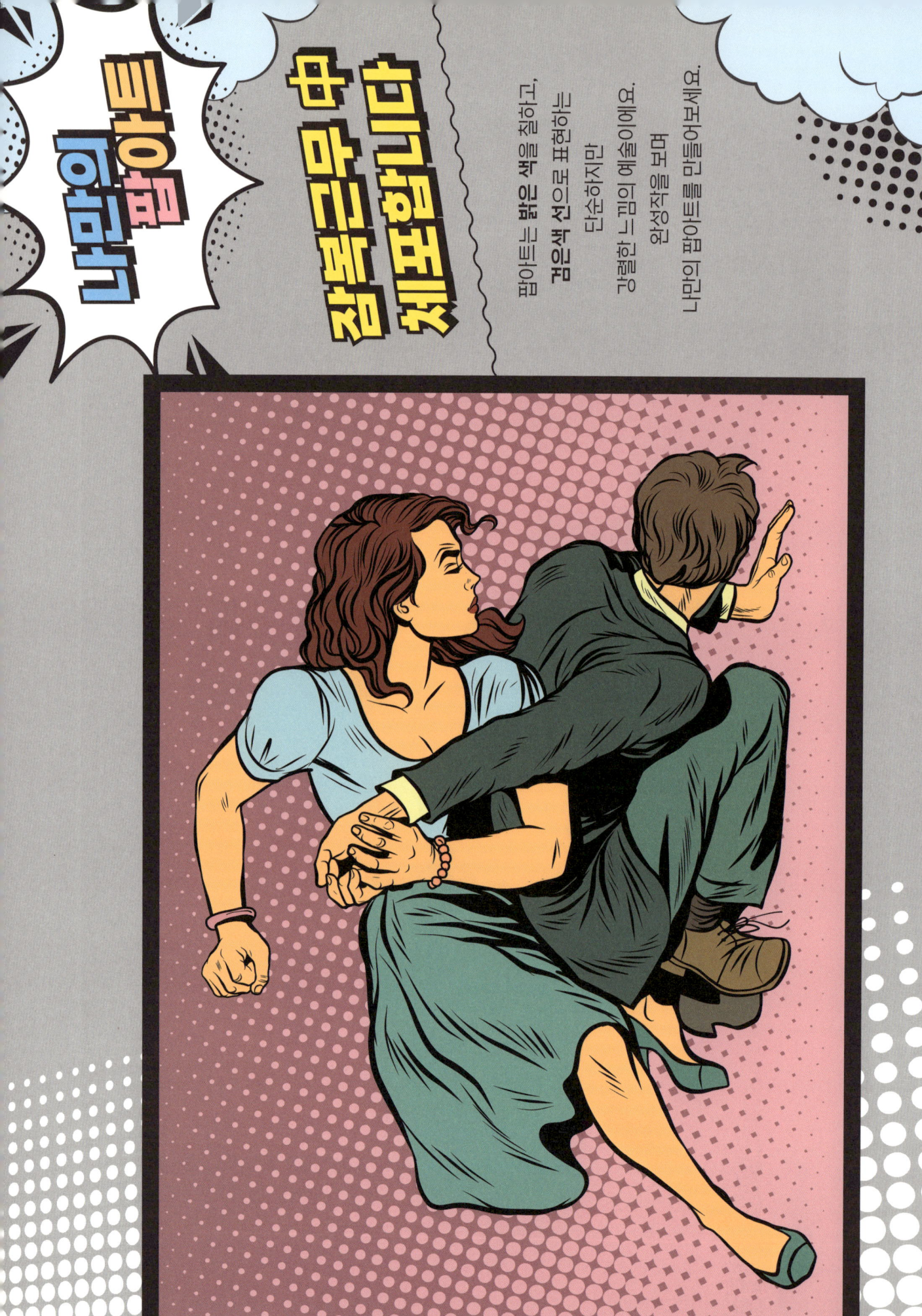

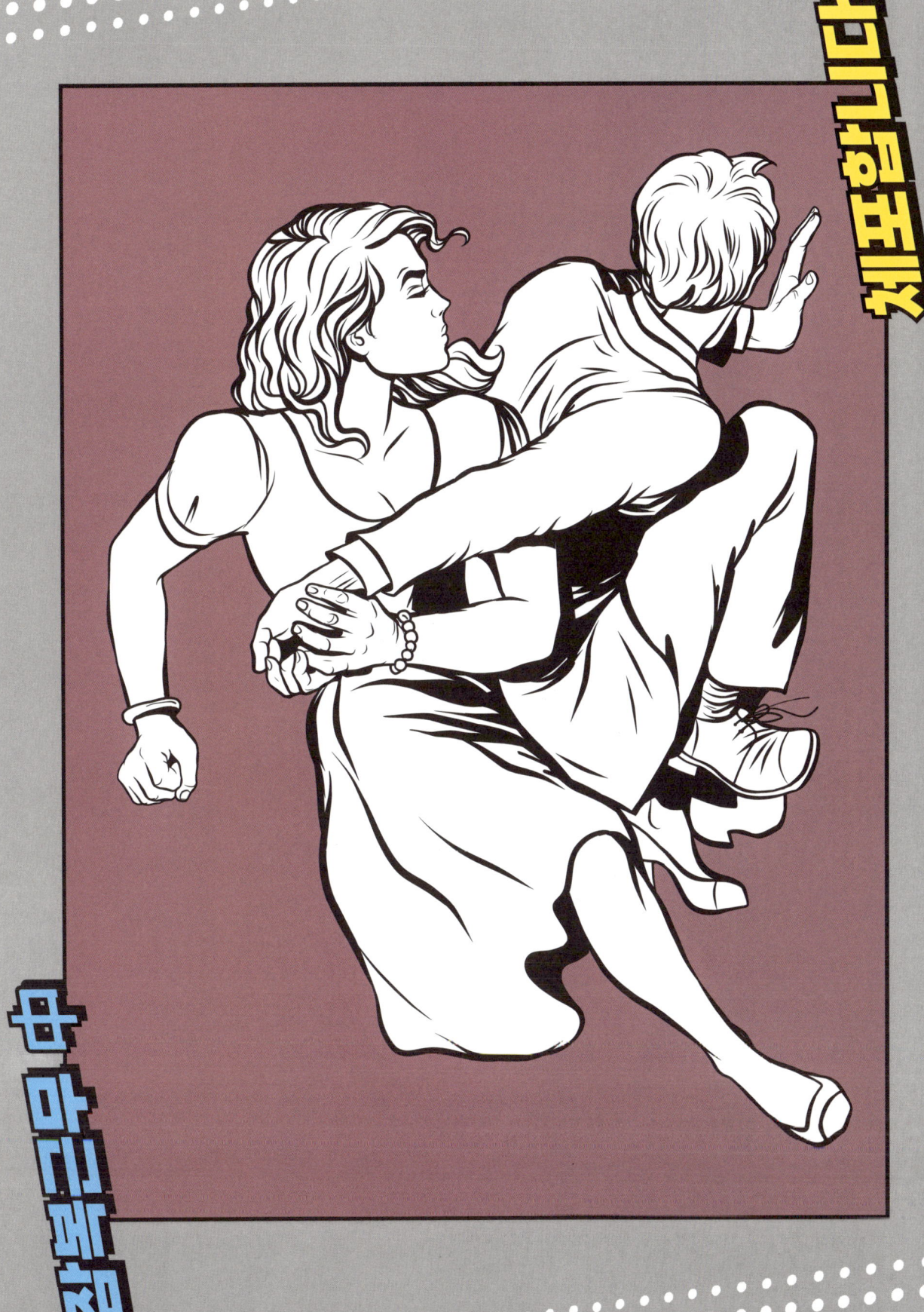

나만의 팝아트

노안에는 돋보기안경

팝아트는 **밝은 색**을 칠하고, **검은색 선**으로 표현하는 단순하지만 강렬한 느낌의 예술이에요. 완성작을 보며 나만의 팝아트를 만들어보세요.

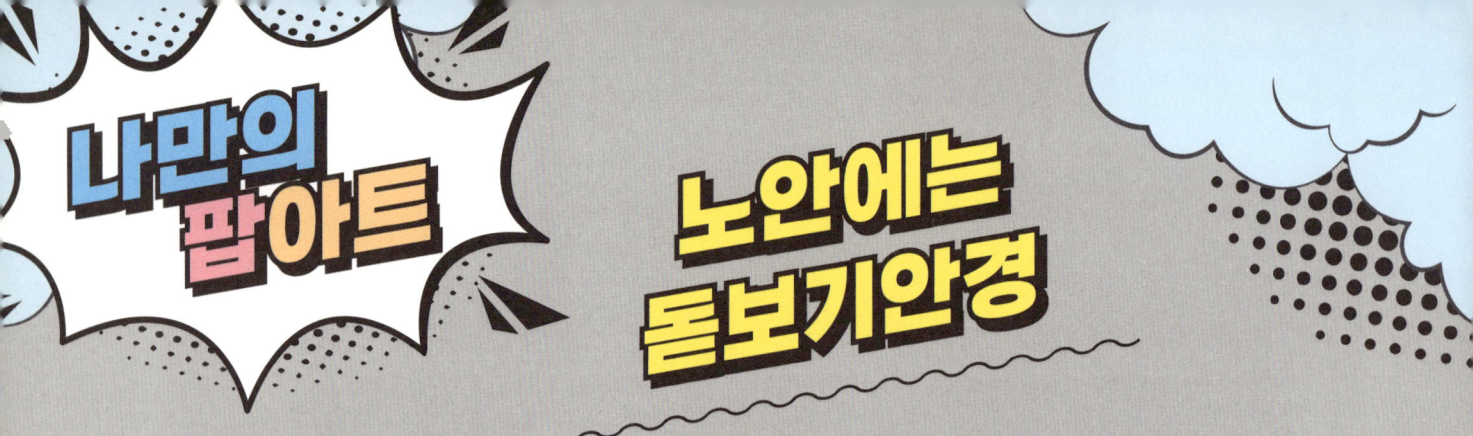

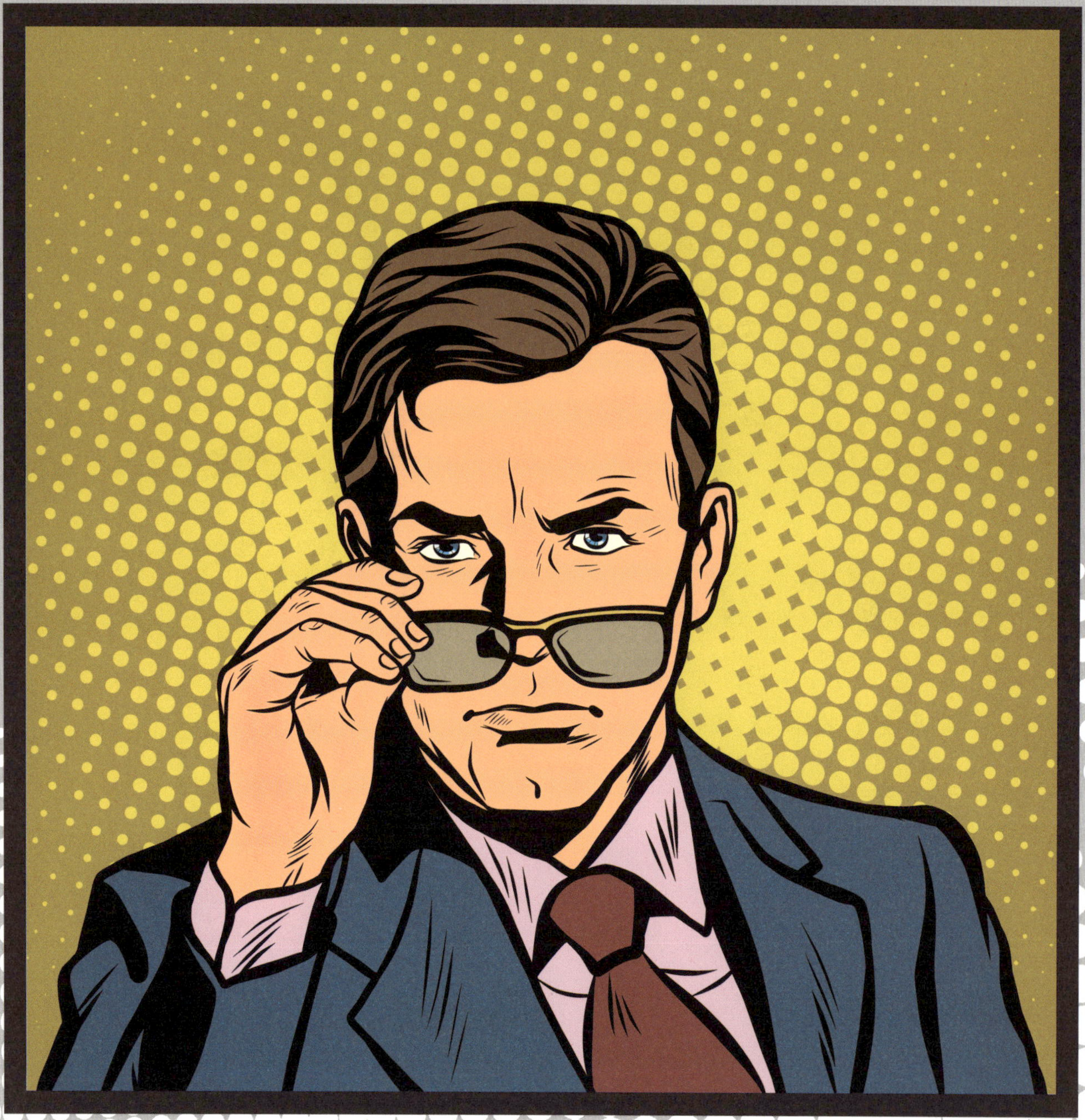

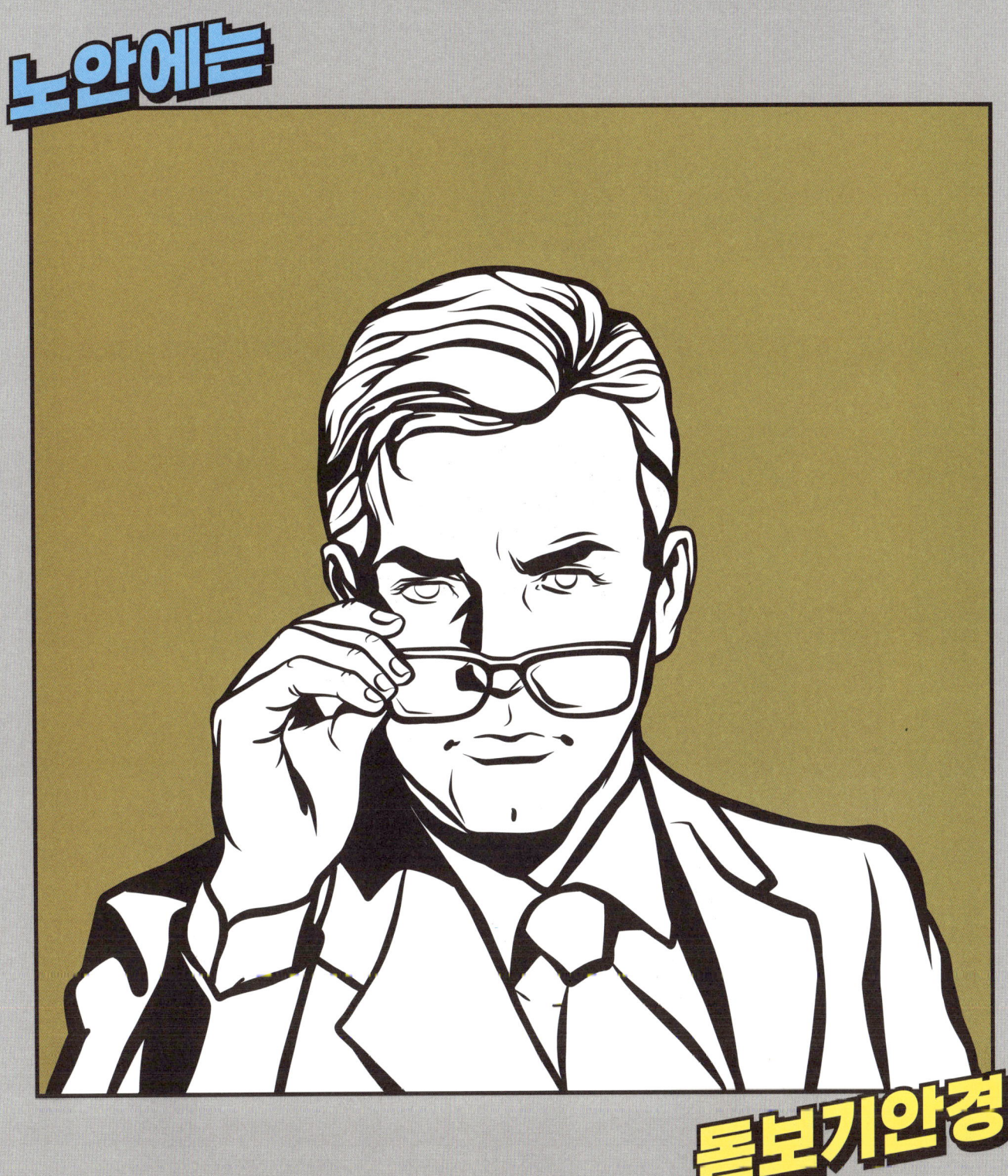

나만의 팝아트

두통엔 펜잘

팝아트는 **밝은 색**을 칠하고, **검은색 선**으로 표현하는 단순하지만 강렬한 느낌의 예술이에요. 완성작을 보며 나만의 팝아트를 만들어보세요.

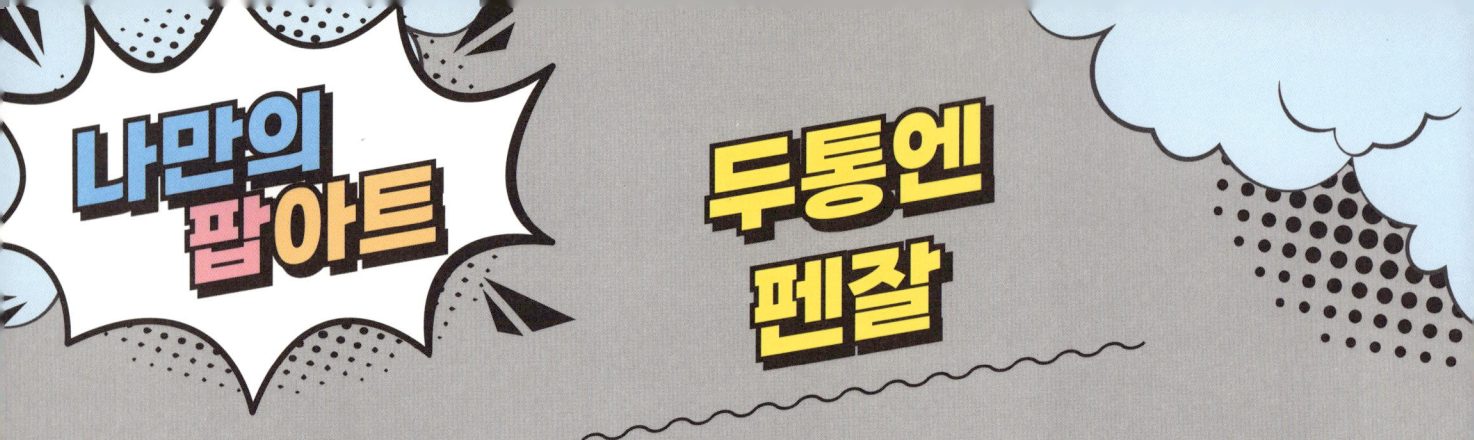

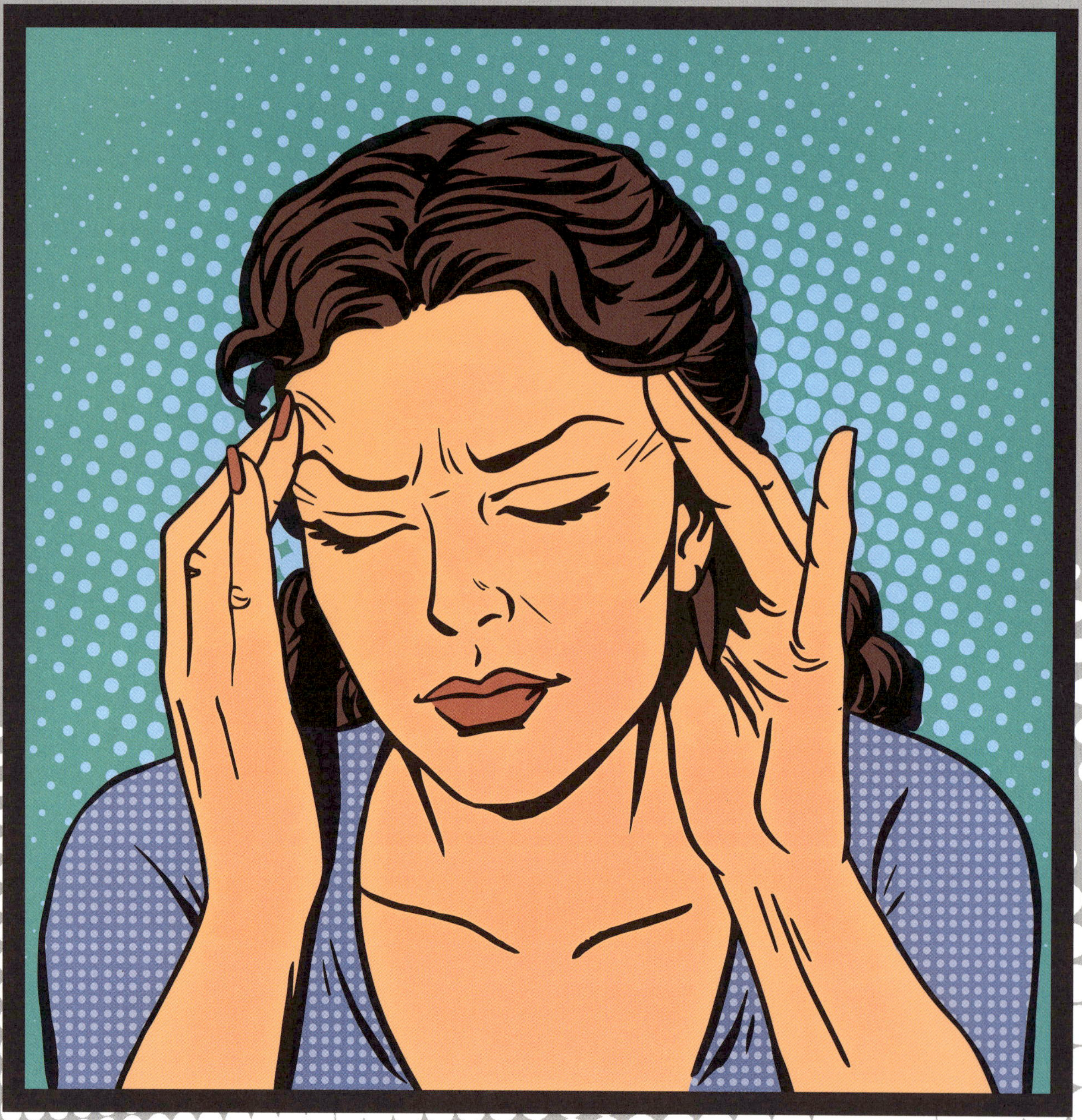

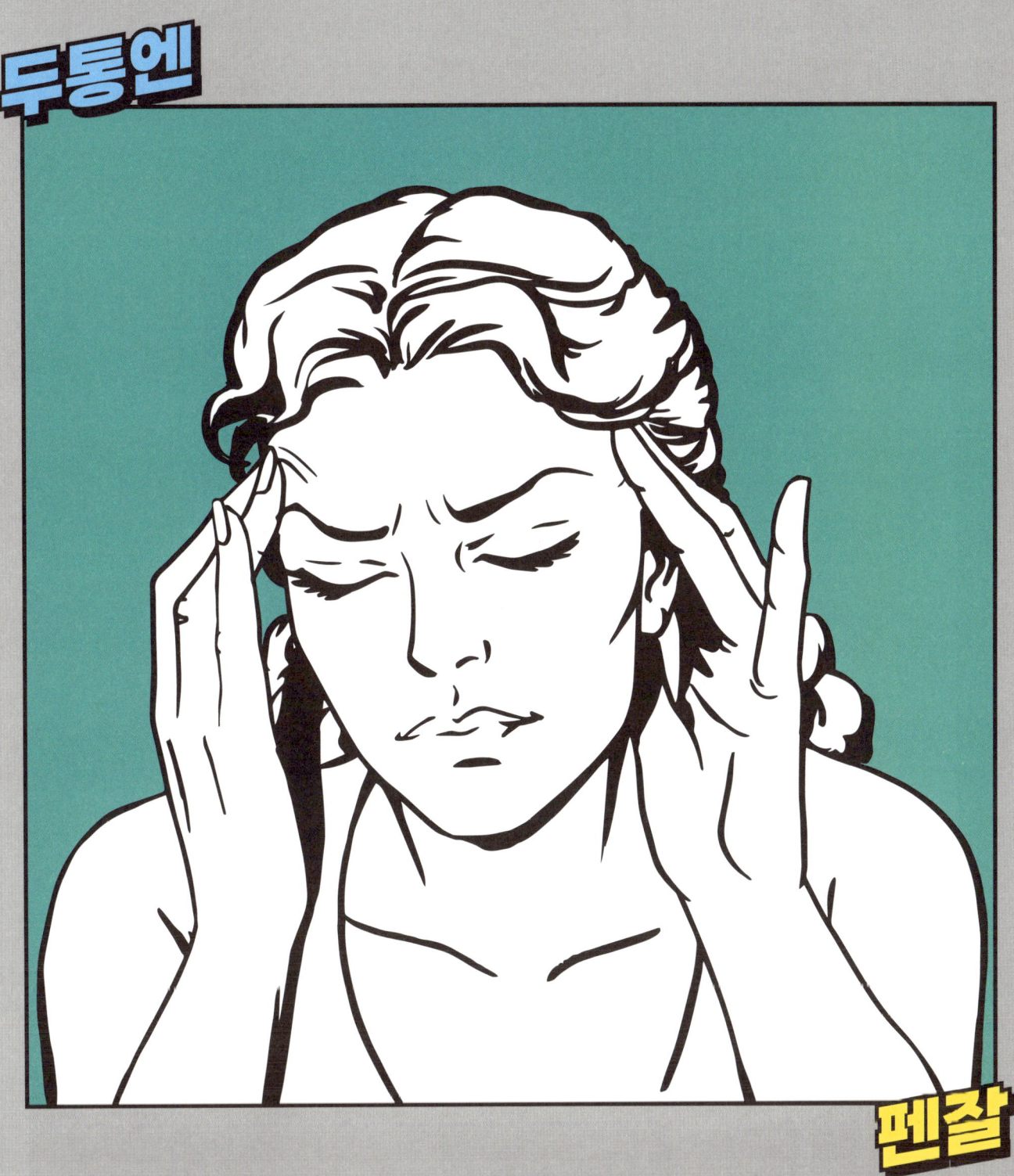

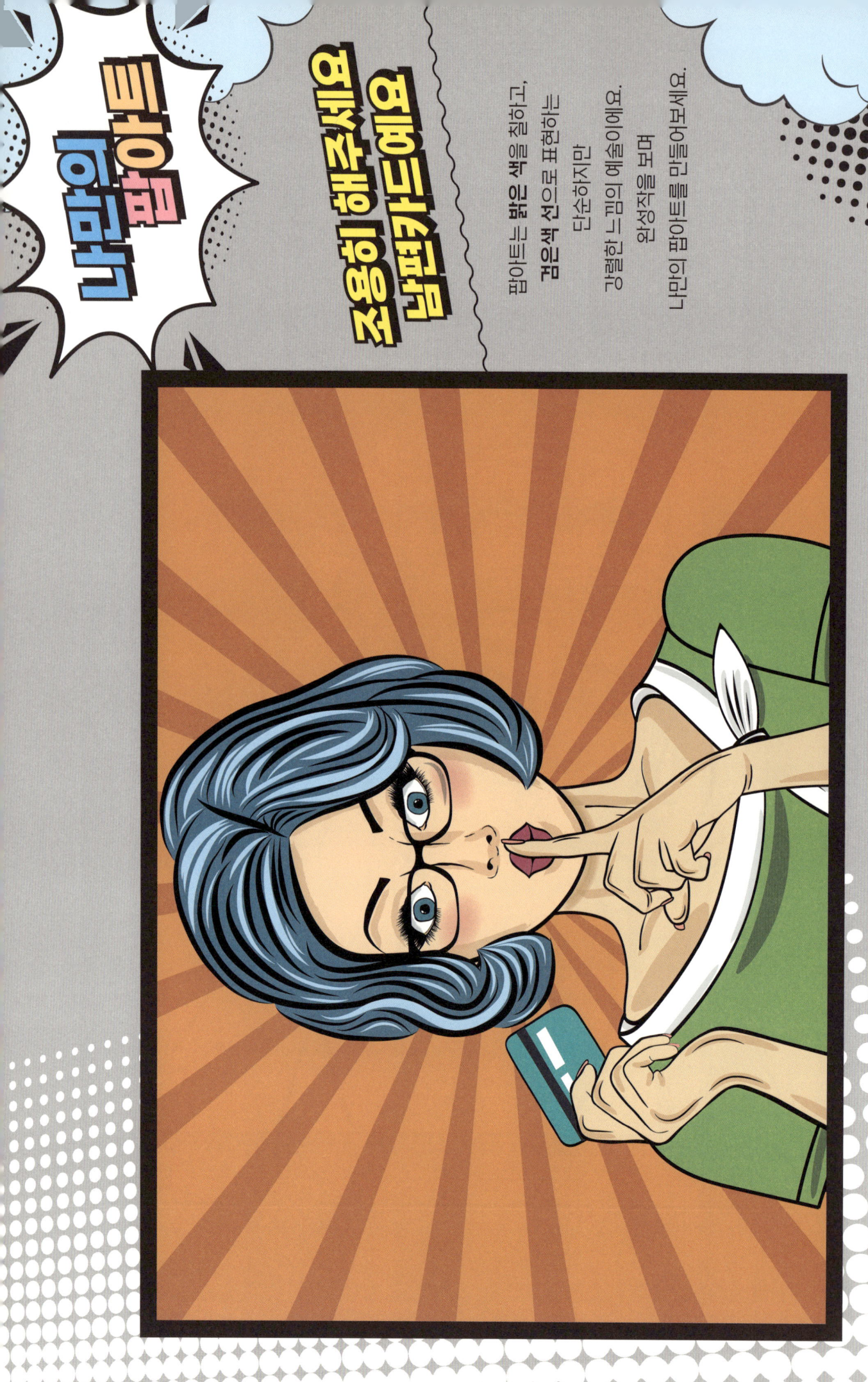

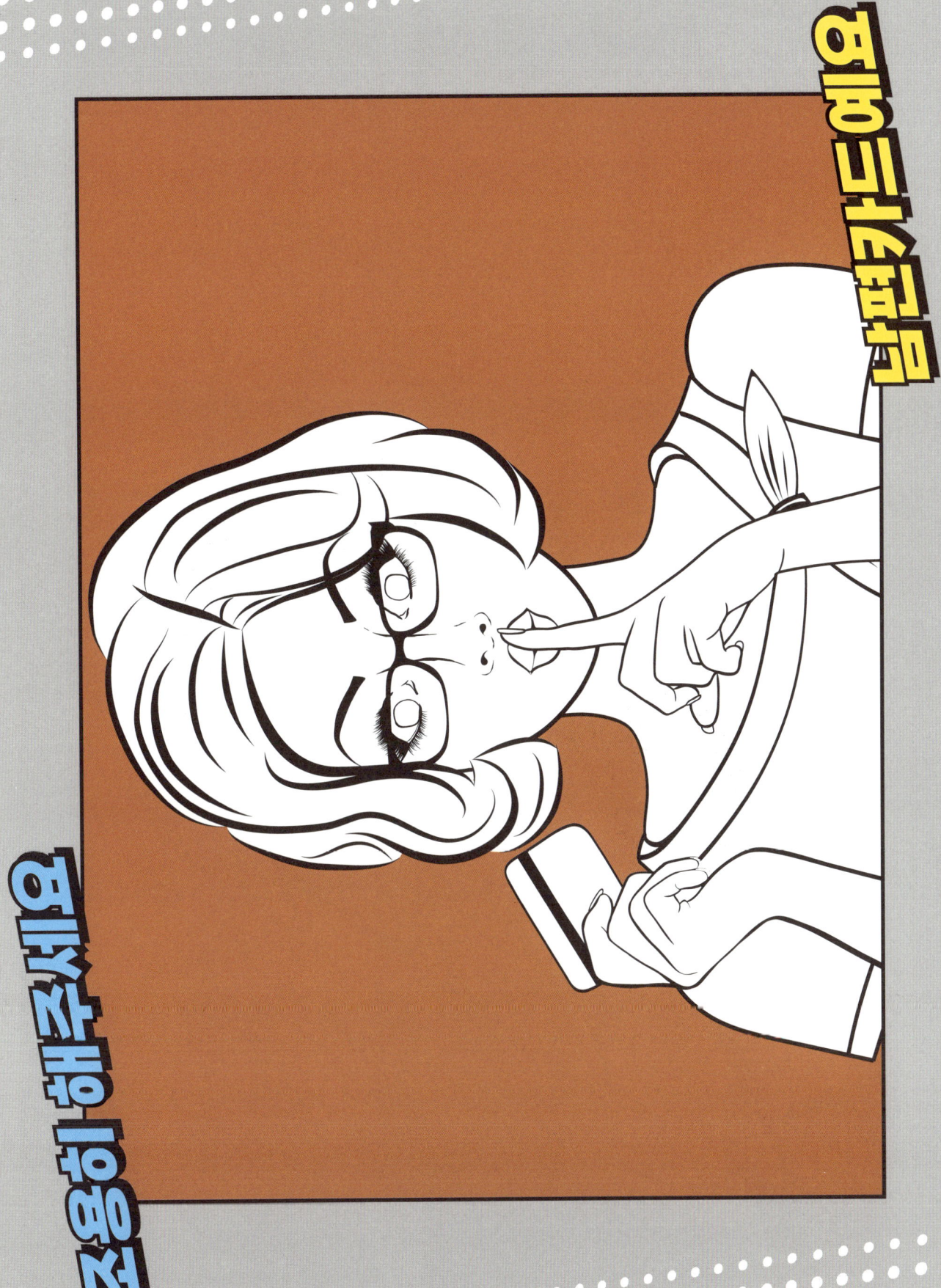

나만의 팝아트

사랑과 정열을 그대에게 꽃보다 남자

팝아트는 **밝은 색**을 칠하고, **검은색 선**으로 표현하는 단순하지만 강렬한 느낌의 예술이에요.
완성작을 보며 나만의 팝아트를 만들어보세요.

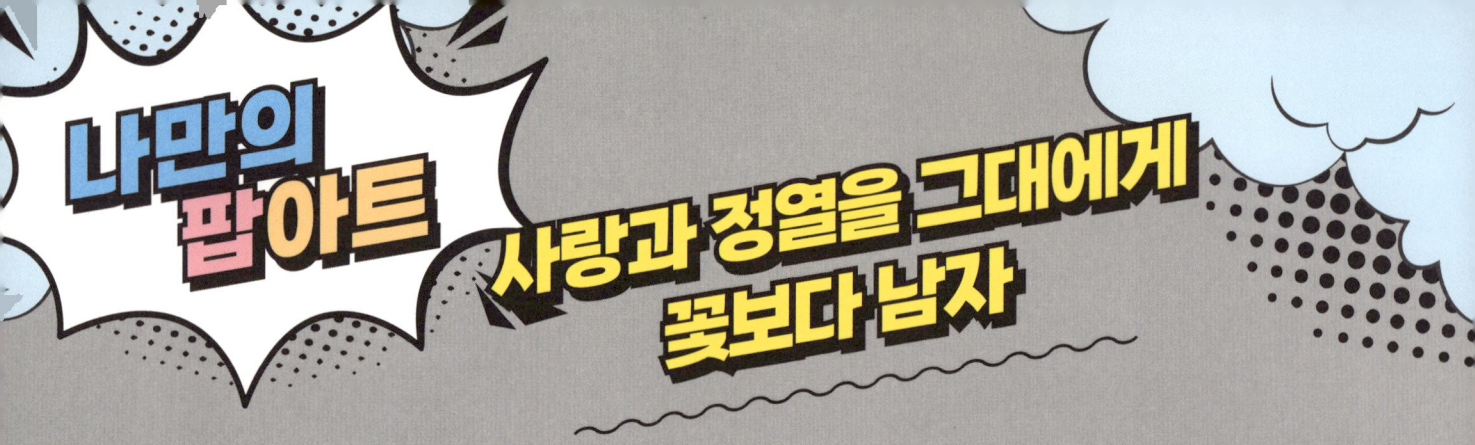

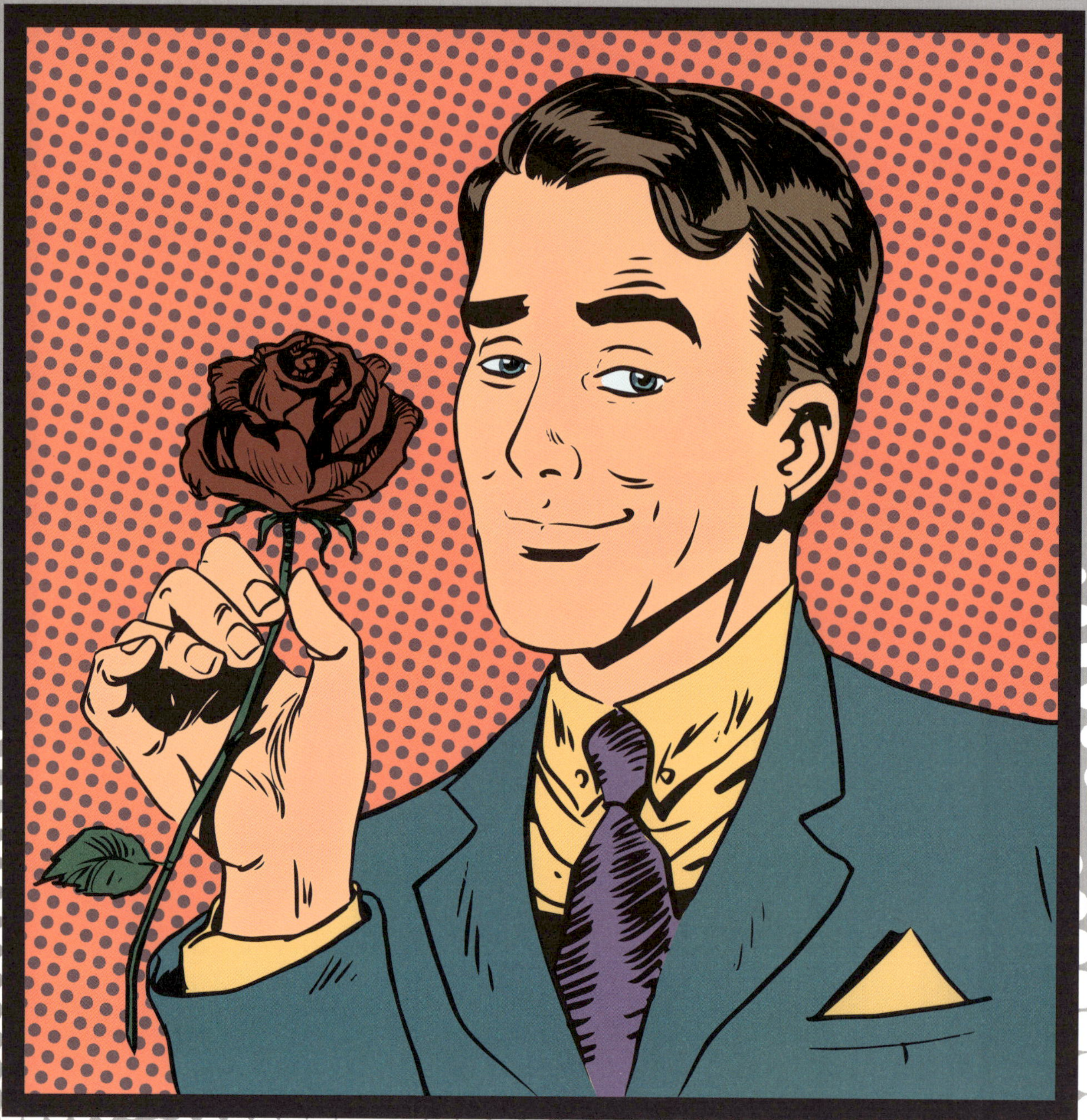

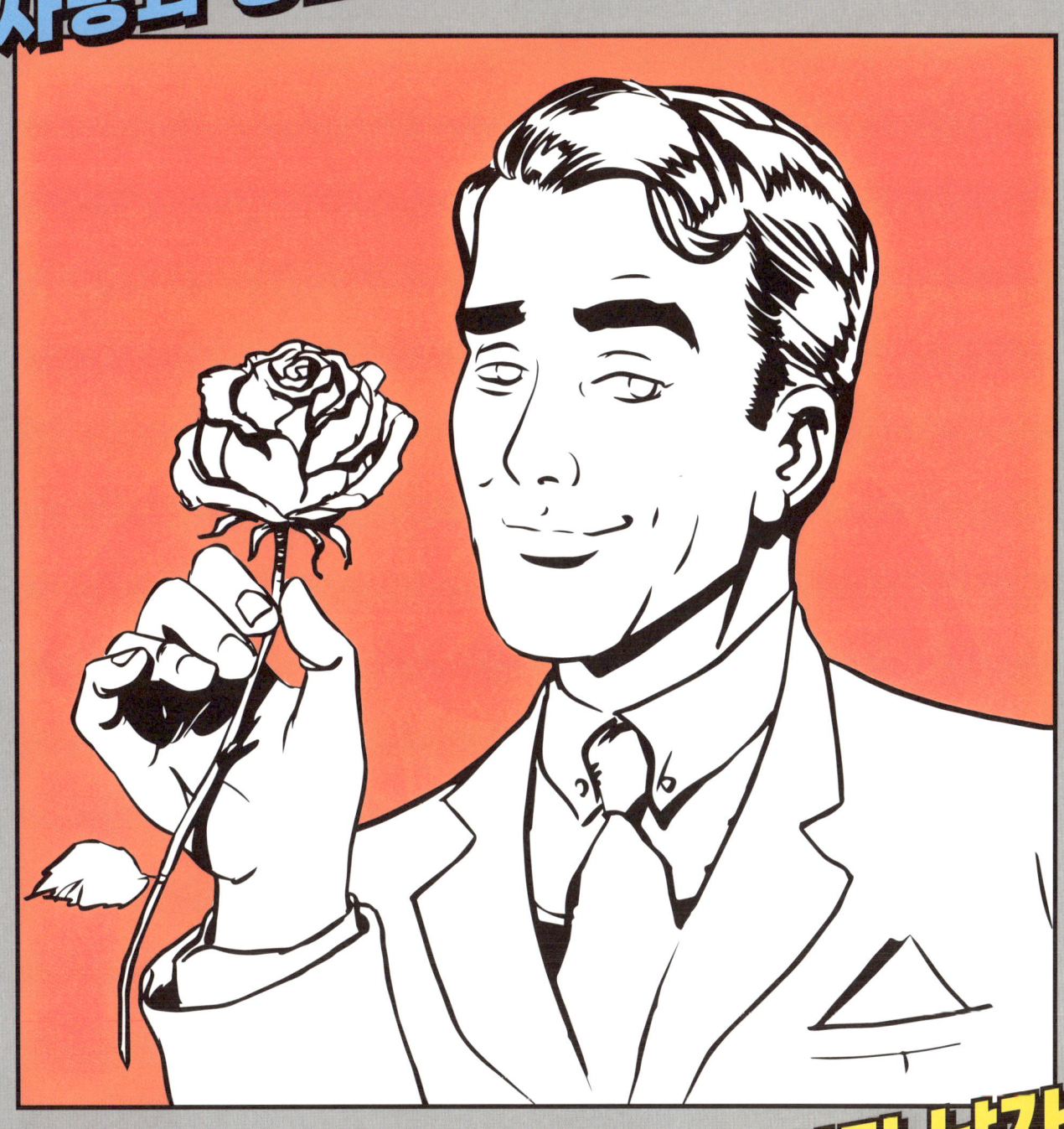

나만의 팝아트

내 꿈은 보디빌더 근육질 몸매

팝아트는 **밝은 색**을 칠하고, **검은색 선**으로 표현하는 단순하지만 강렬한 느낌의 예술이에요. 완성작을 보며 나만의 팝아트를 만들어보세요.

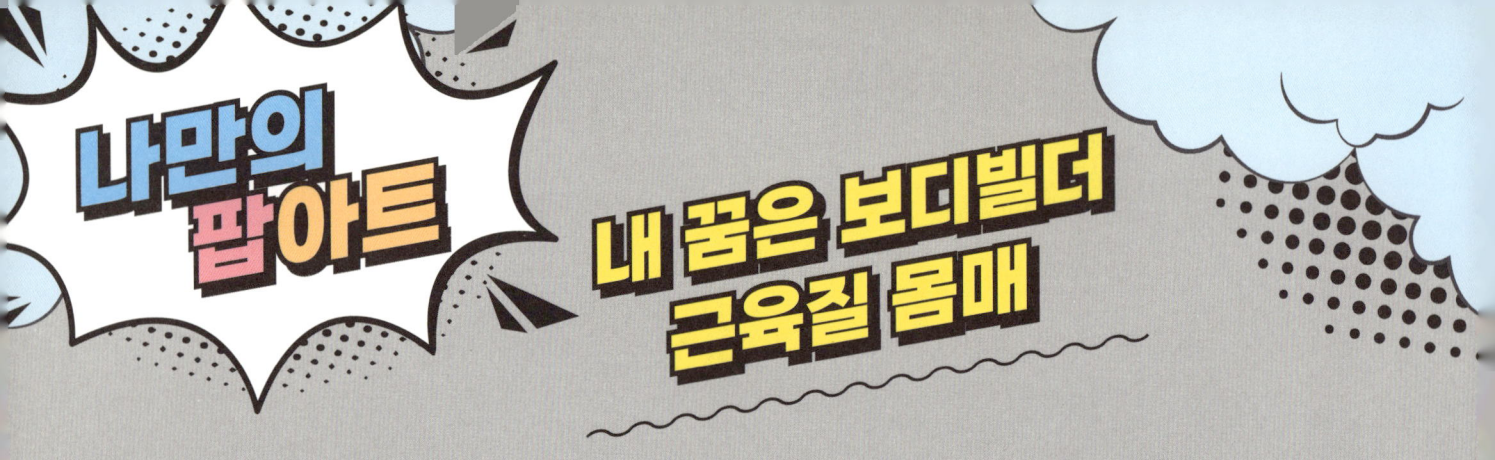

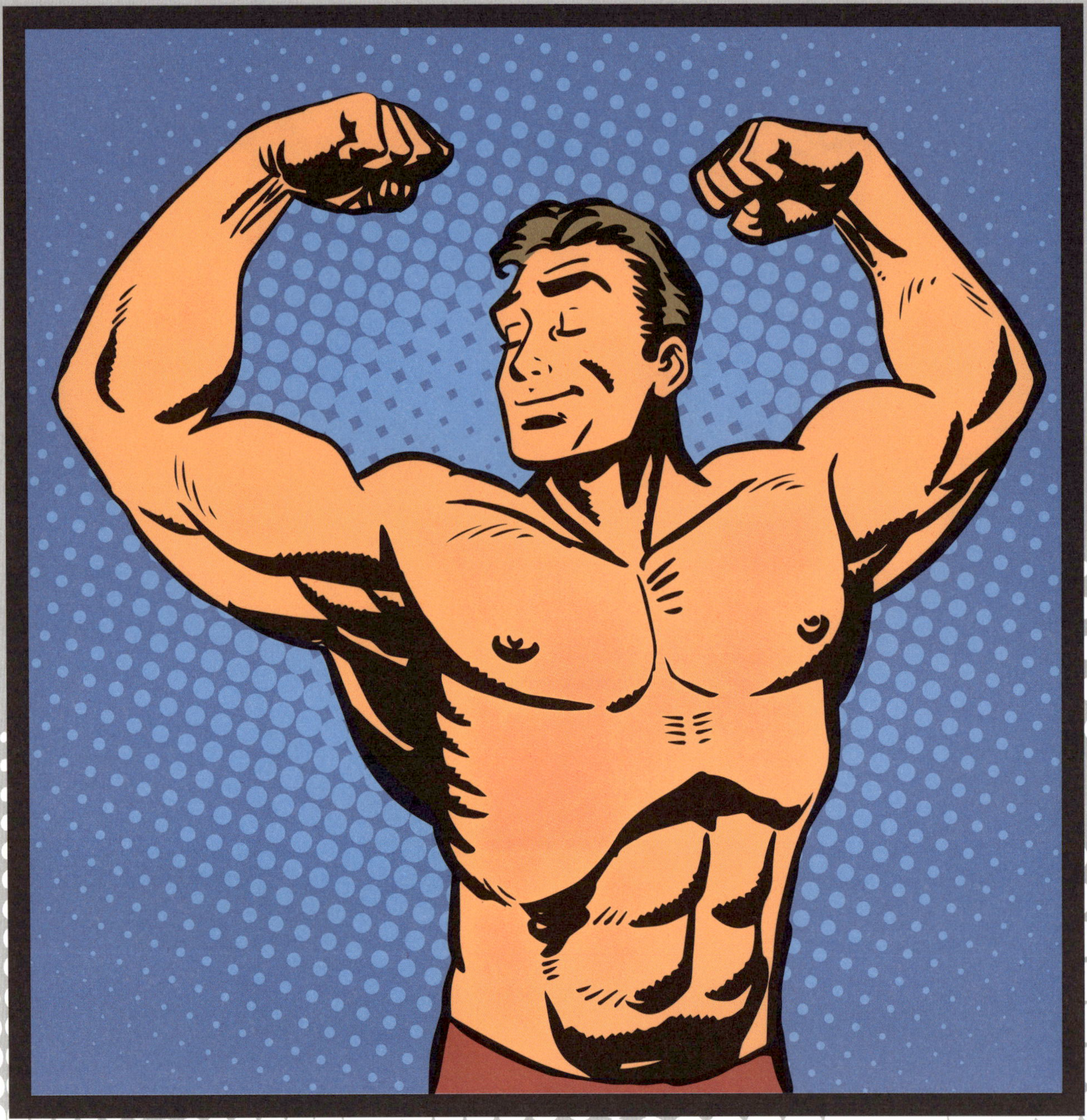

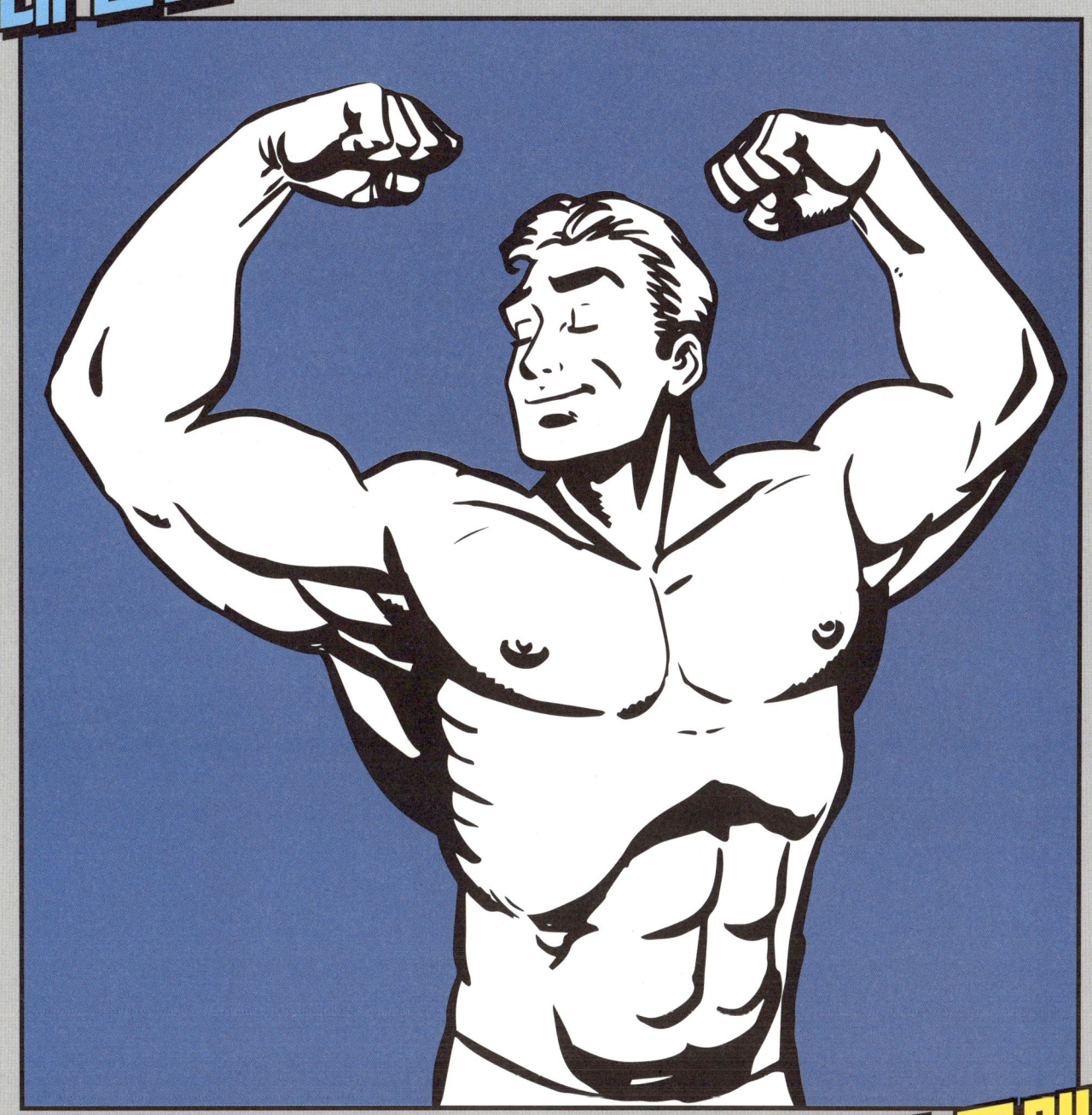

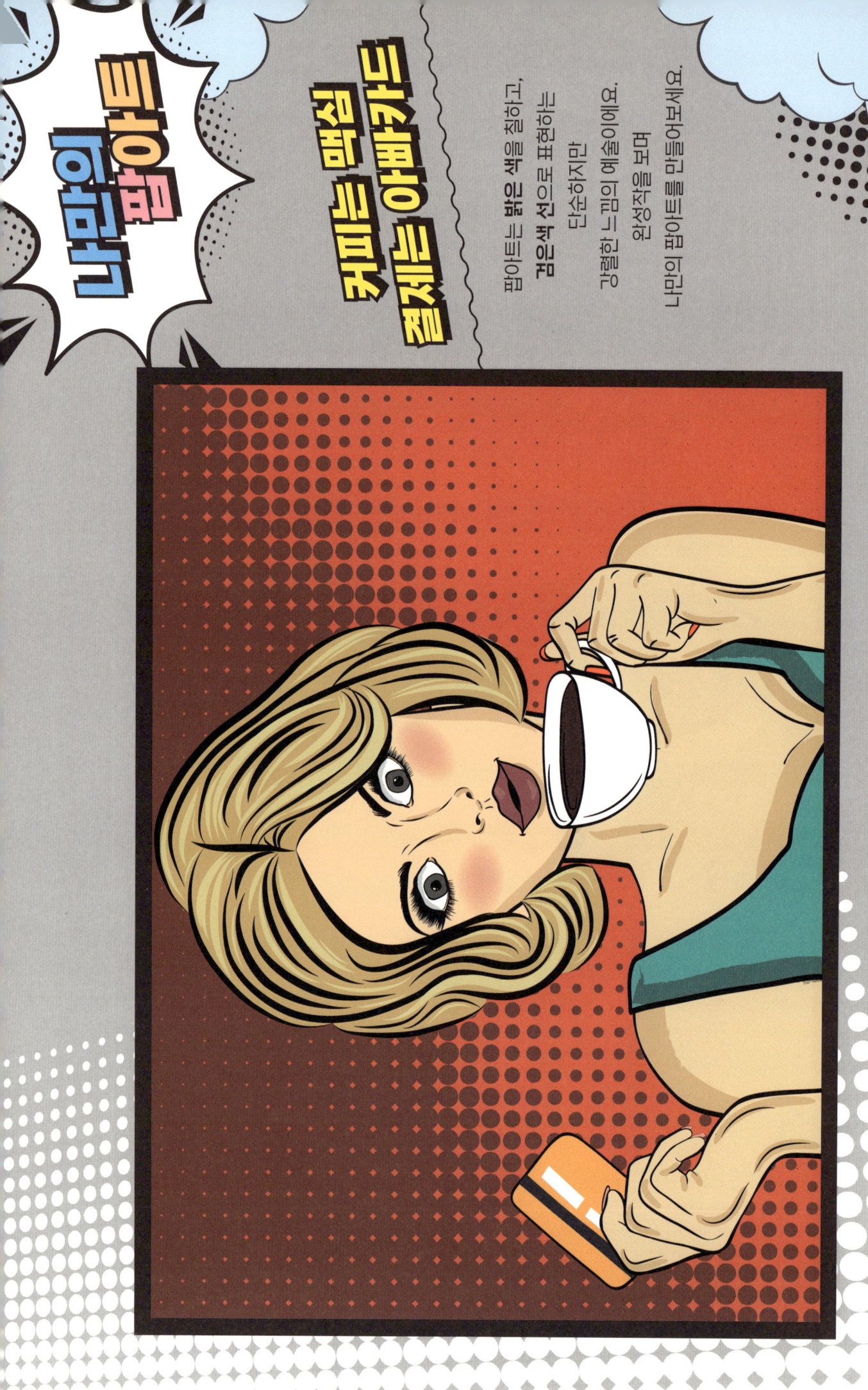

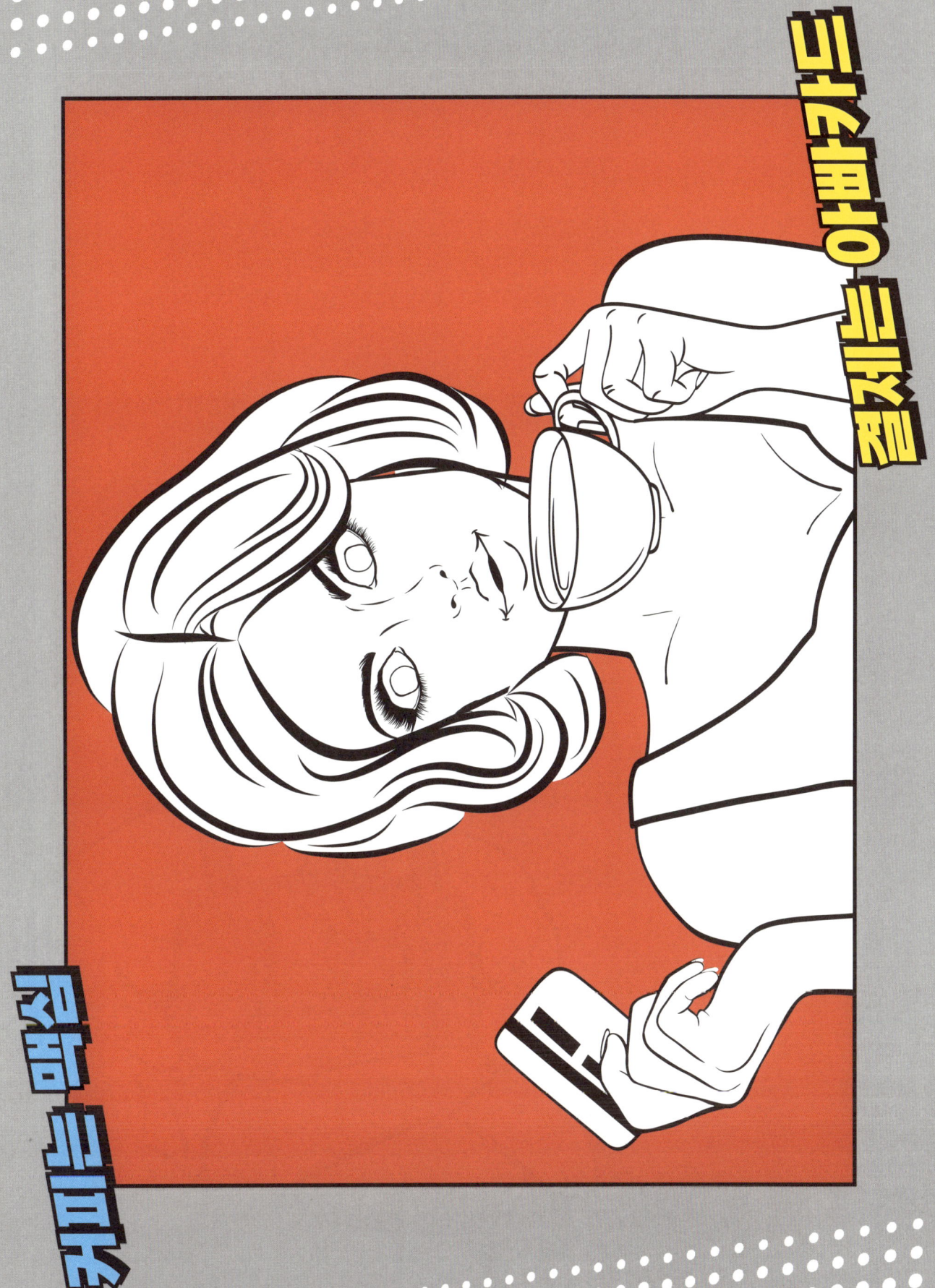

나만의 팝아트

커트에 염색까지 하던 대로 맞죠?

팝아트는 **밝은 색**을 칠하고, **검은색 선**으로 표현하는
단순하지만 강렬한 느낌의 예술이에요.
완성작을 보며 나만의 팝아트를 만들어보세요.

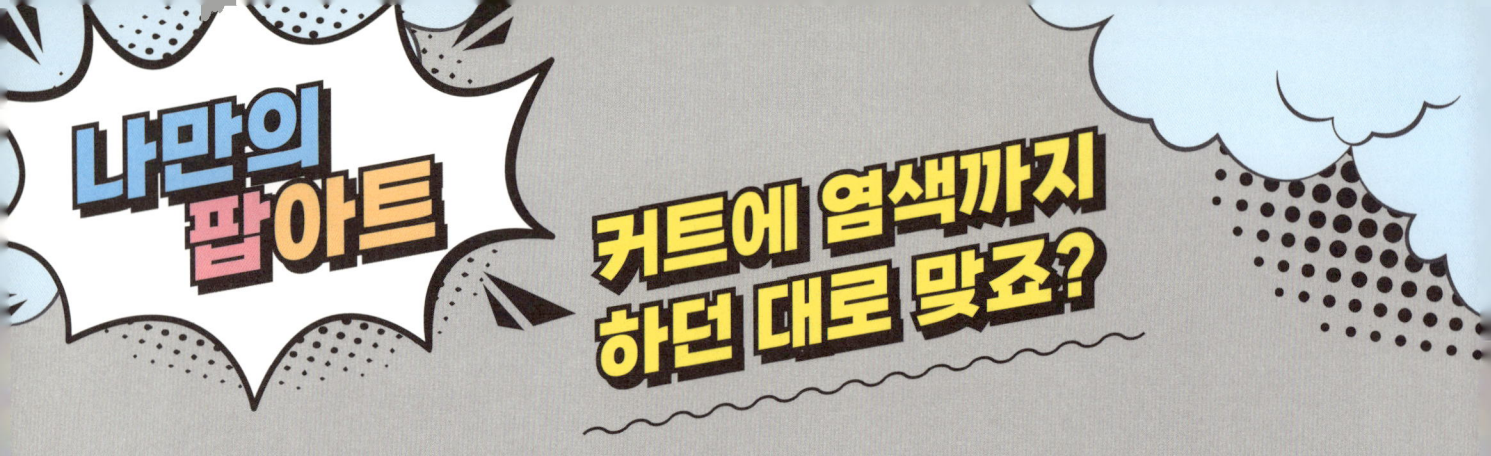

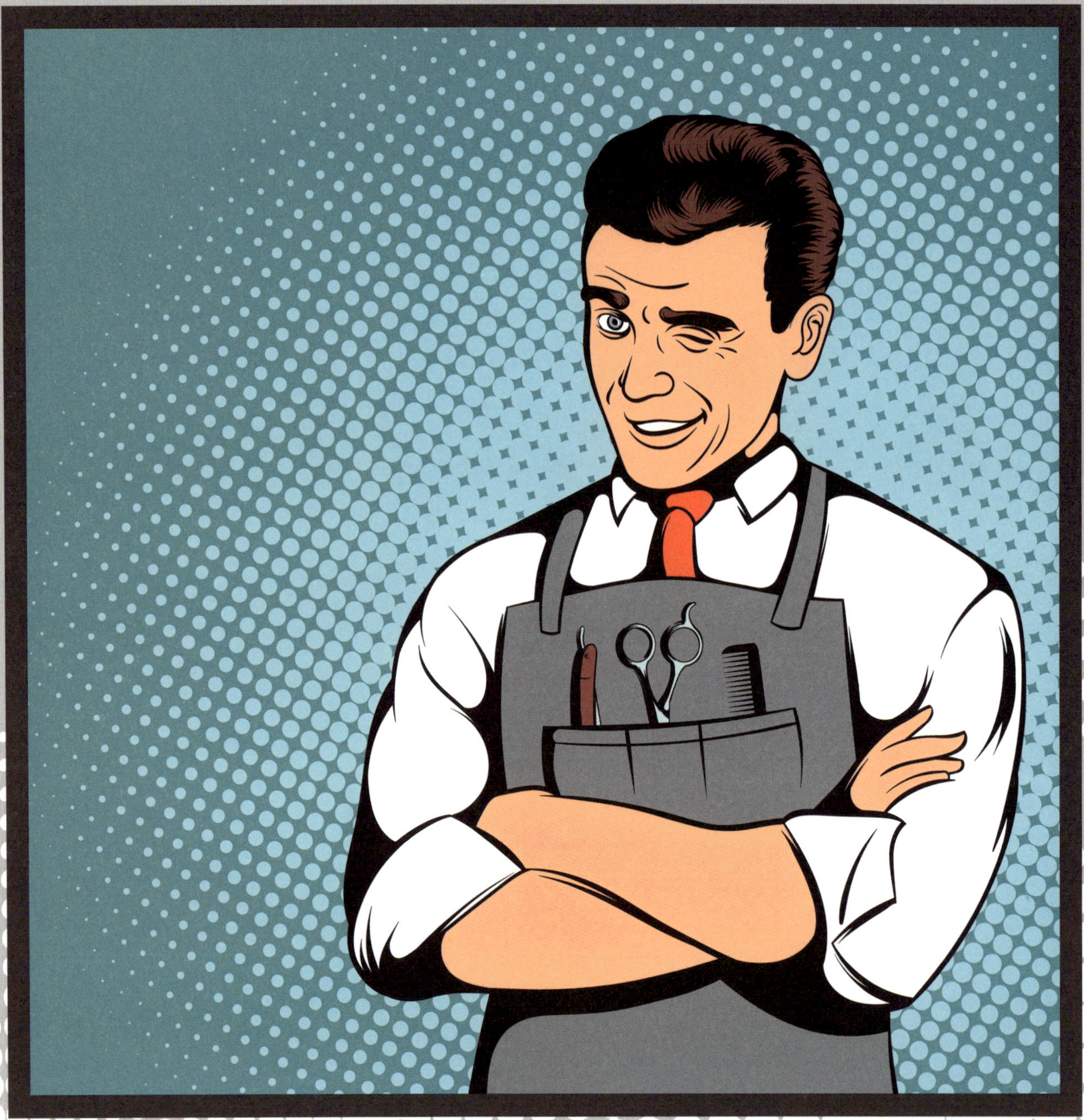

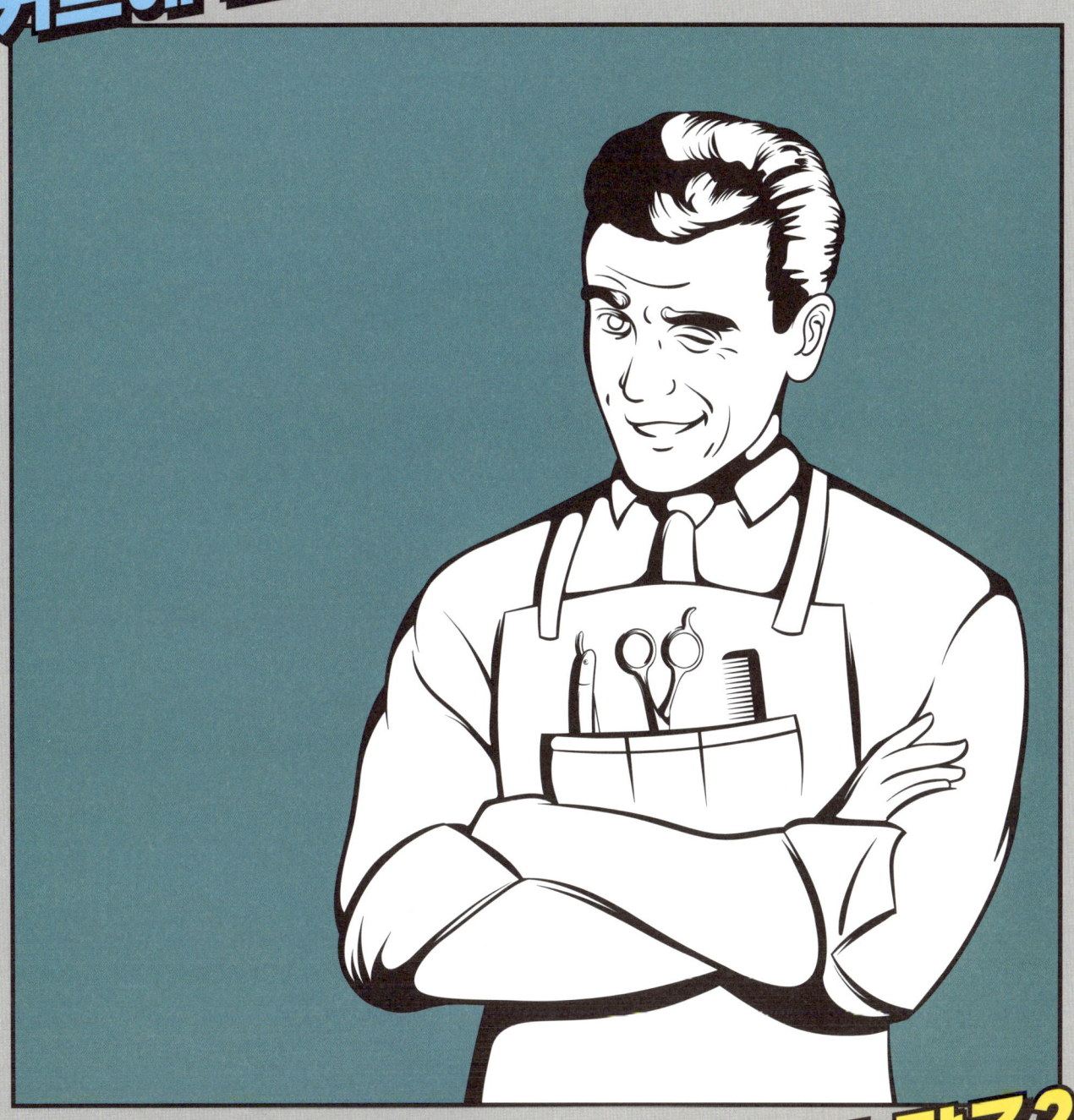

나만의 팝아트

멋쟁이 중절모 사나이

팝아트는 **밝은 색**을 칠하고, **검은색 선**으로 표현하는
단순하지만 강렬한 느낌의 예술이에요.
완성작을 보며 나만의 팝아트를 만들어보세요.

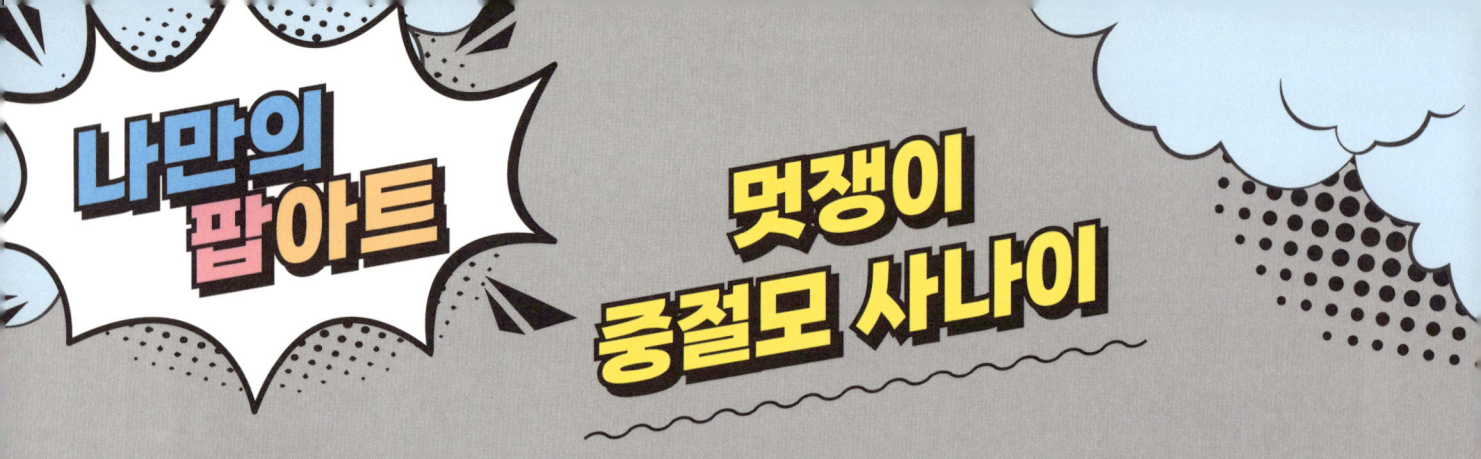

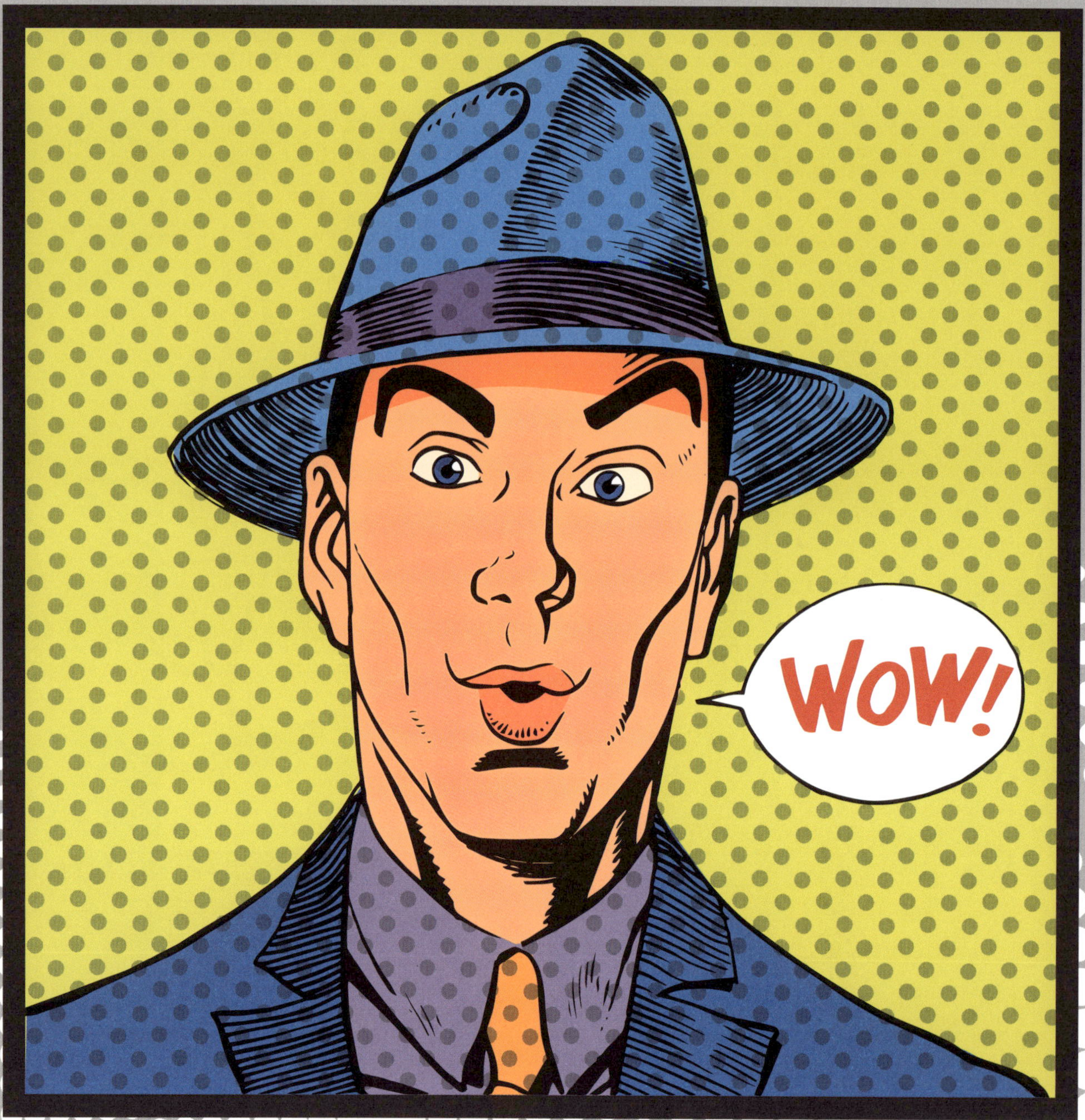

멋쟁이

오호!

중절모 사나이

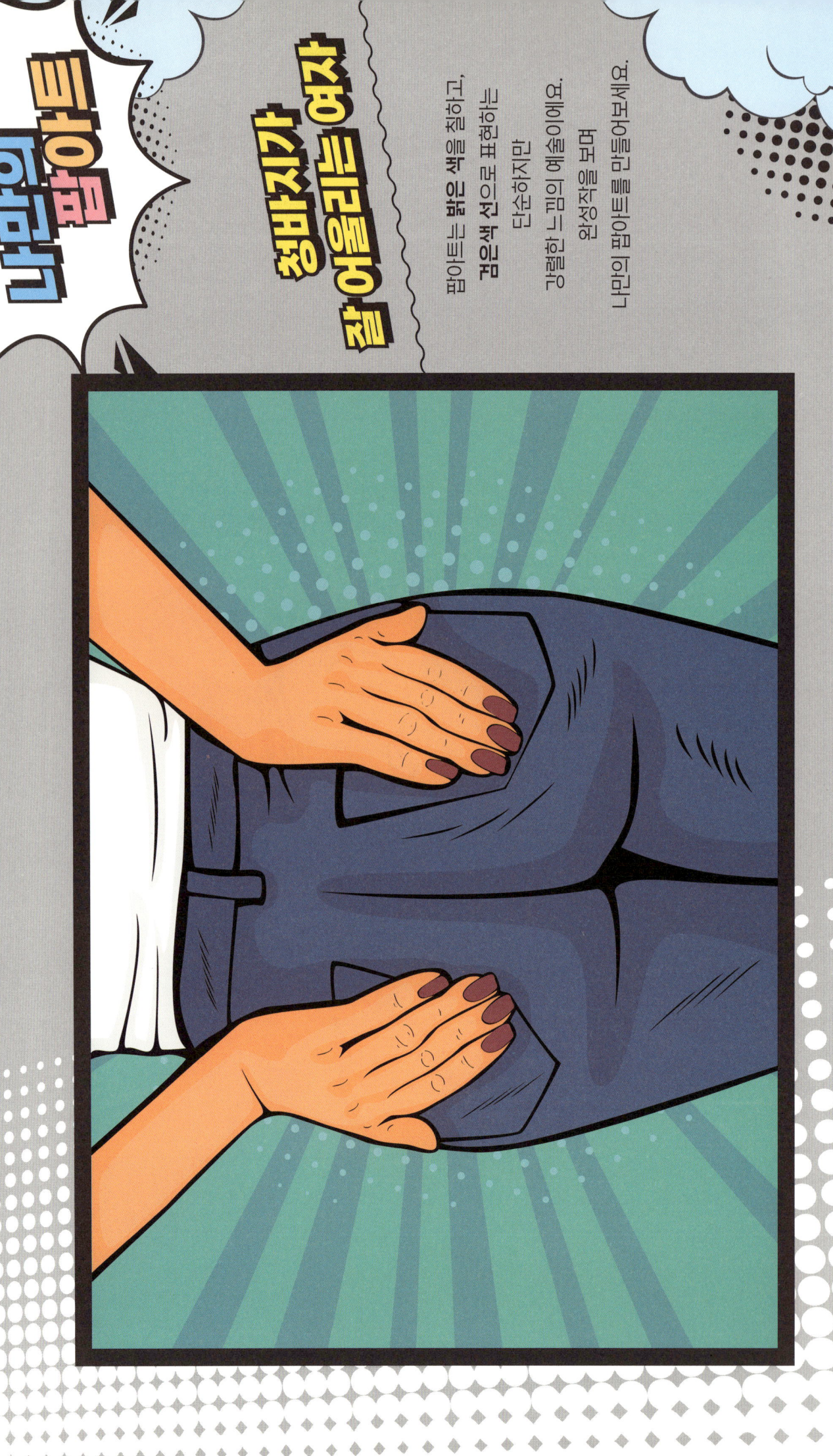

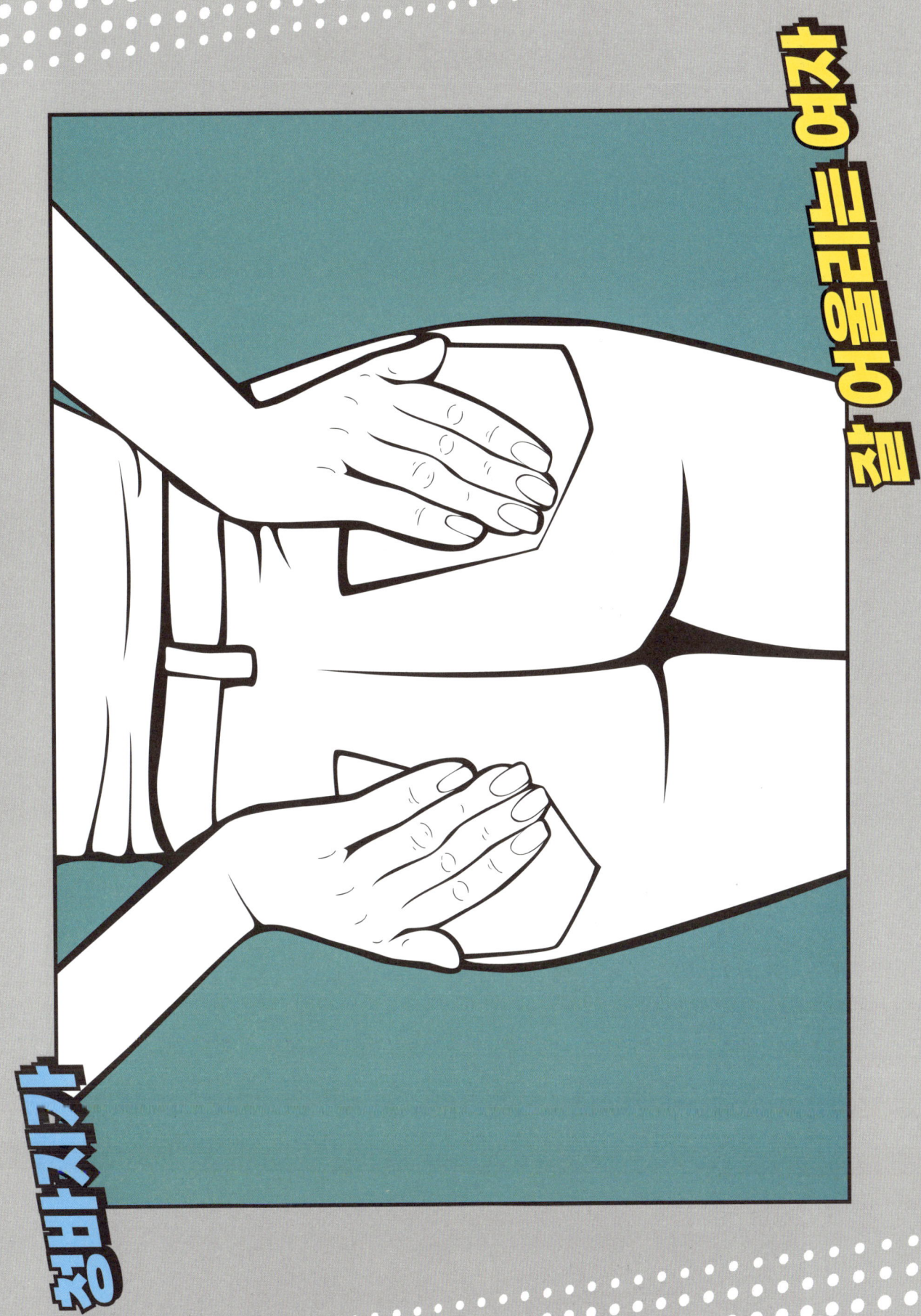

나만의 팝아트

첫째 아들의 첫 출근

팝아트는 **밝은 색**을 칠하고, **검은색 선**으로 표현하는
단순하지만 강렬한 느낌의 예술이에요.
완성작을 보며 나만의 팝아트를 만들어보세요.

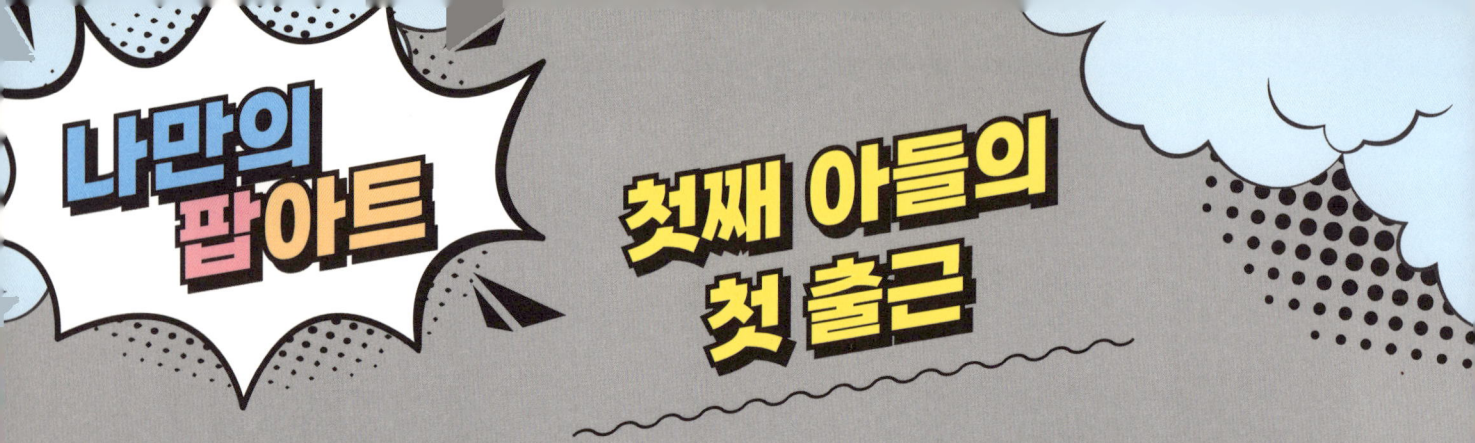

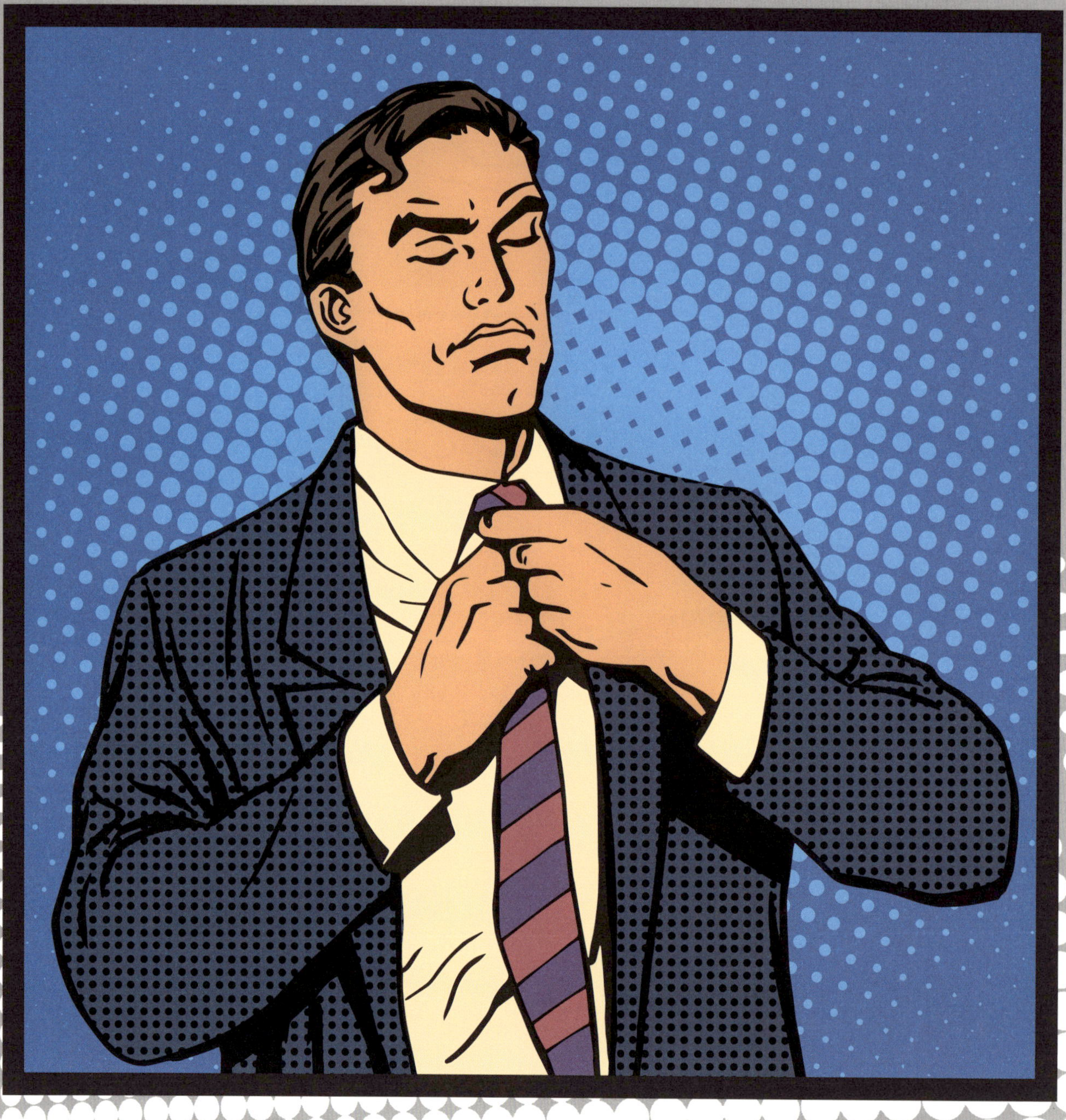

첫째 아들의 첫 출근

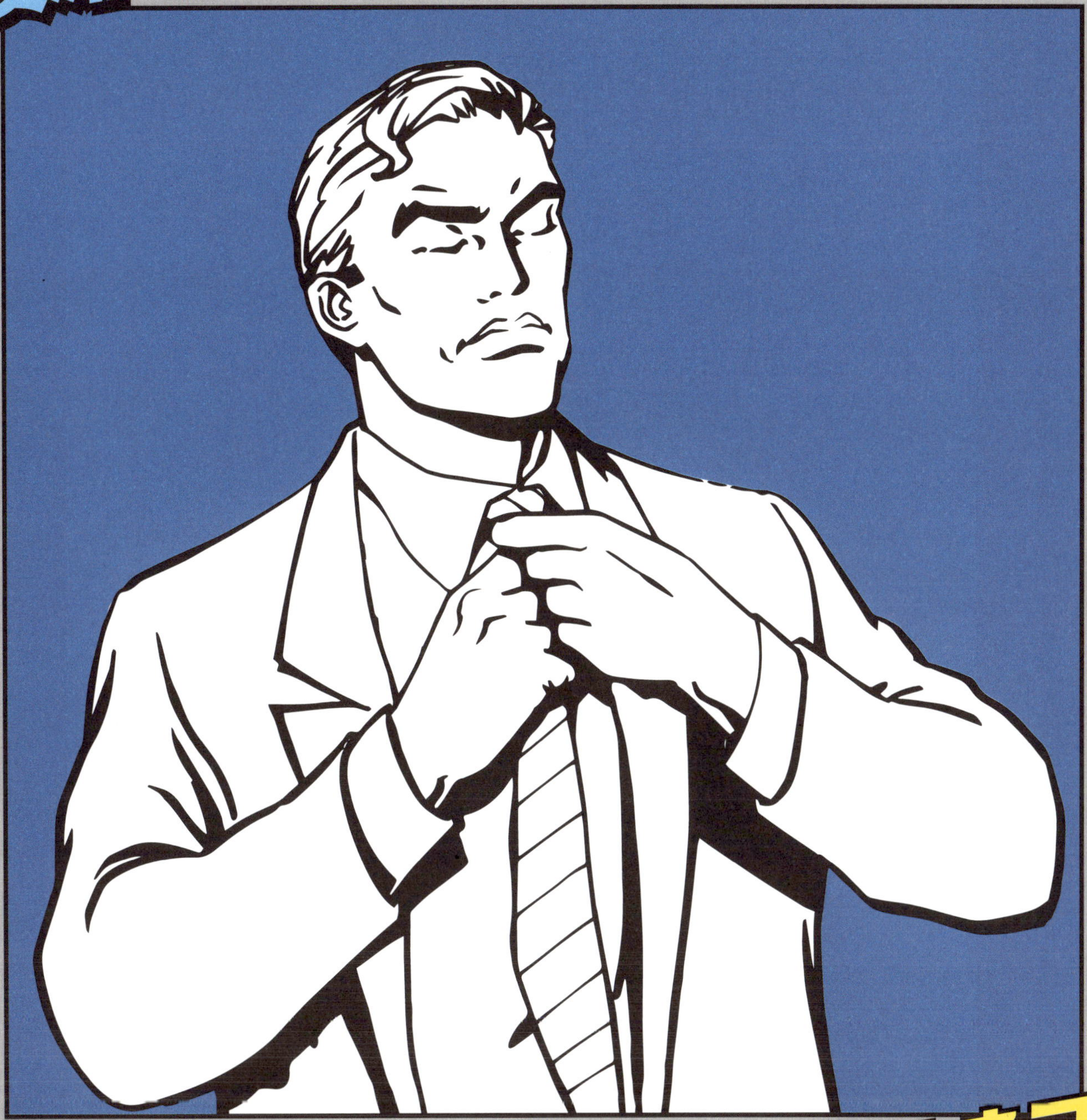

나만의 팝아트

노래 부르는 베짱이

팝아트는 **밝은 색**을 칠하고, **검은색 선**으로 표현하는 단순하지만 강렬한 느낌의 예술이에요. 완성작을 보며 나만의 팝아트를 만들어보세요.

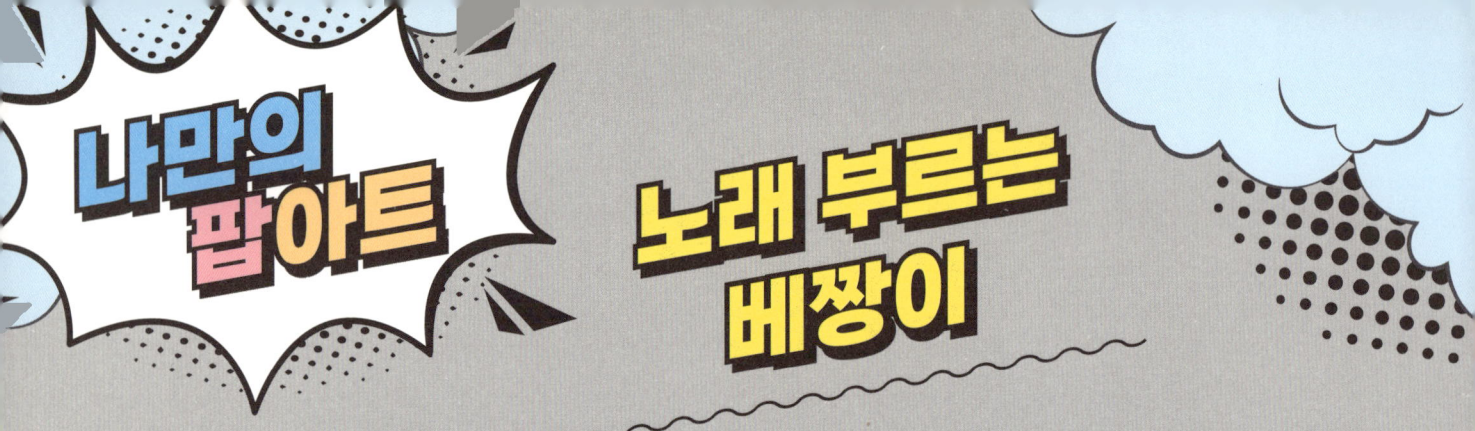

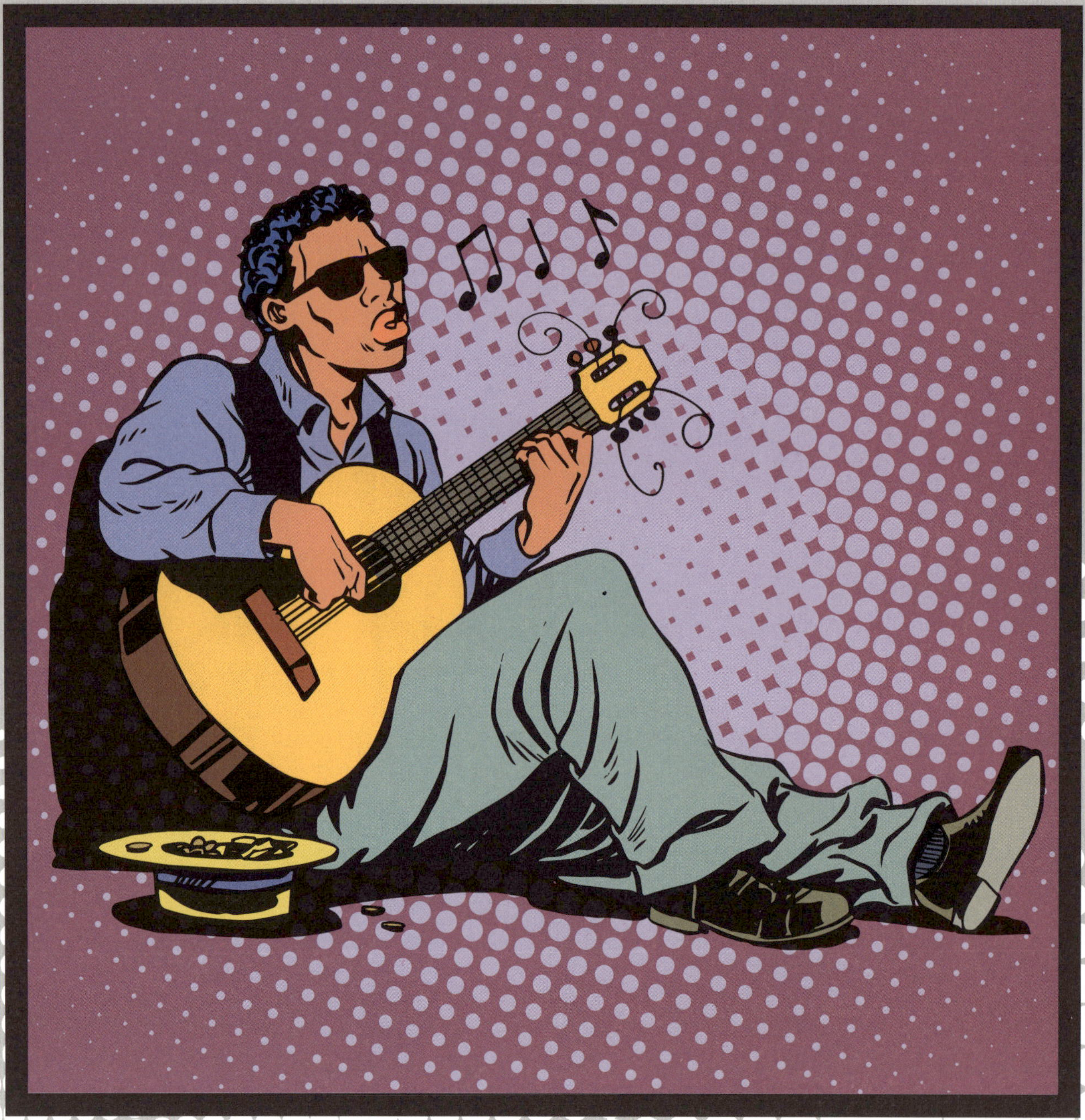

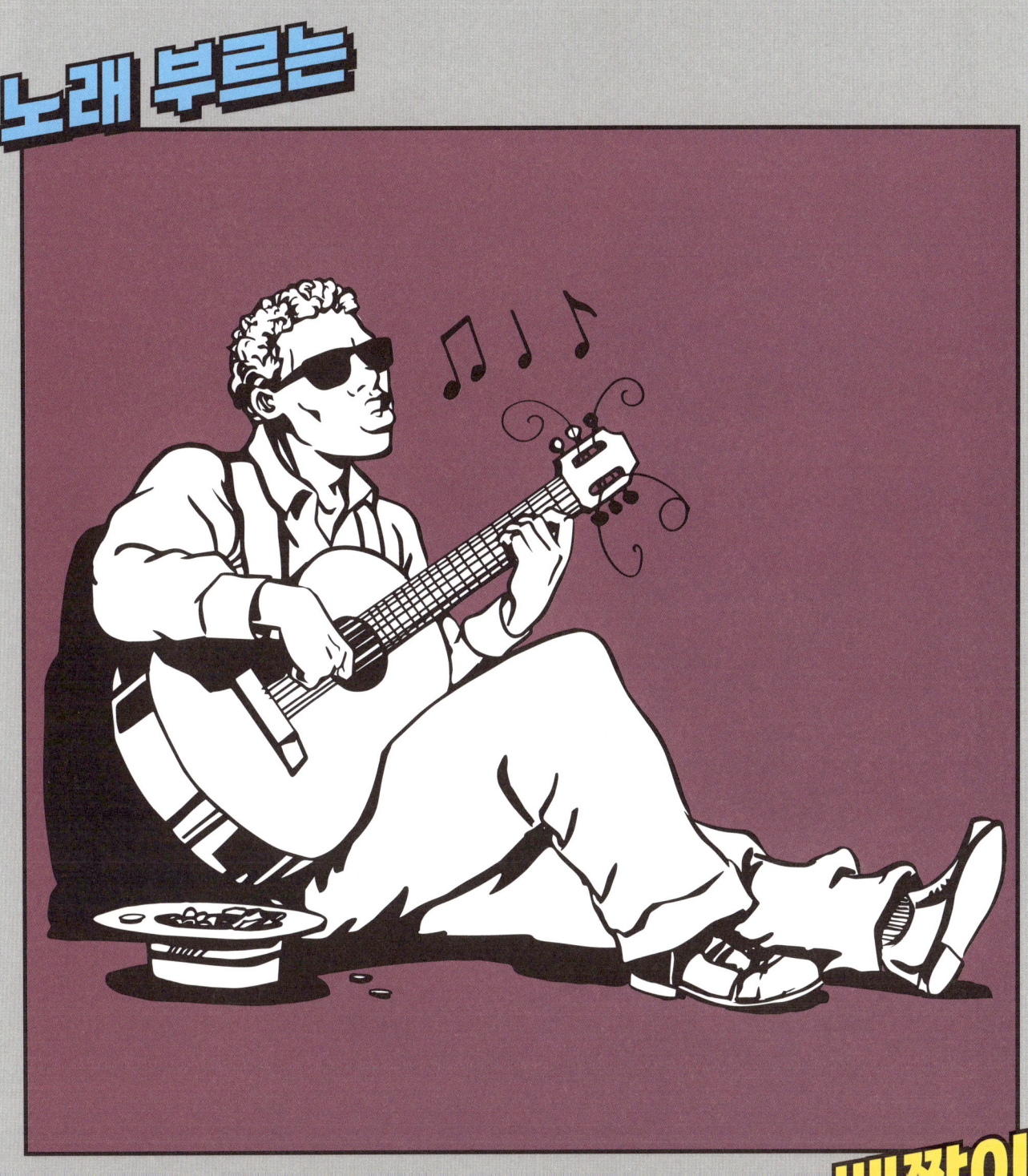

나만의 팝아트

명화상식 응용하여 팝아트를

팝아트는 밝은 색을 칠하고,
검은색 선으로 표현하는
단순하지만
강렬한 느낌의 예술이에요.
완성작을 보며
나만의 팝아트를 만들어보세요.

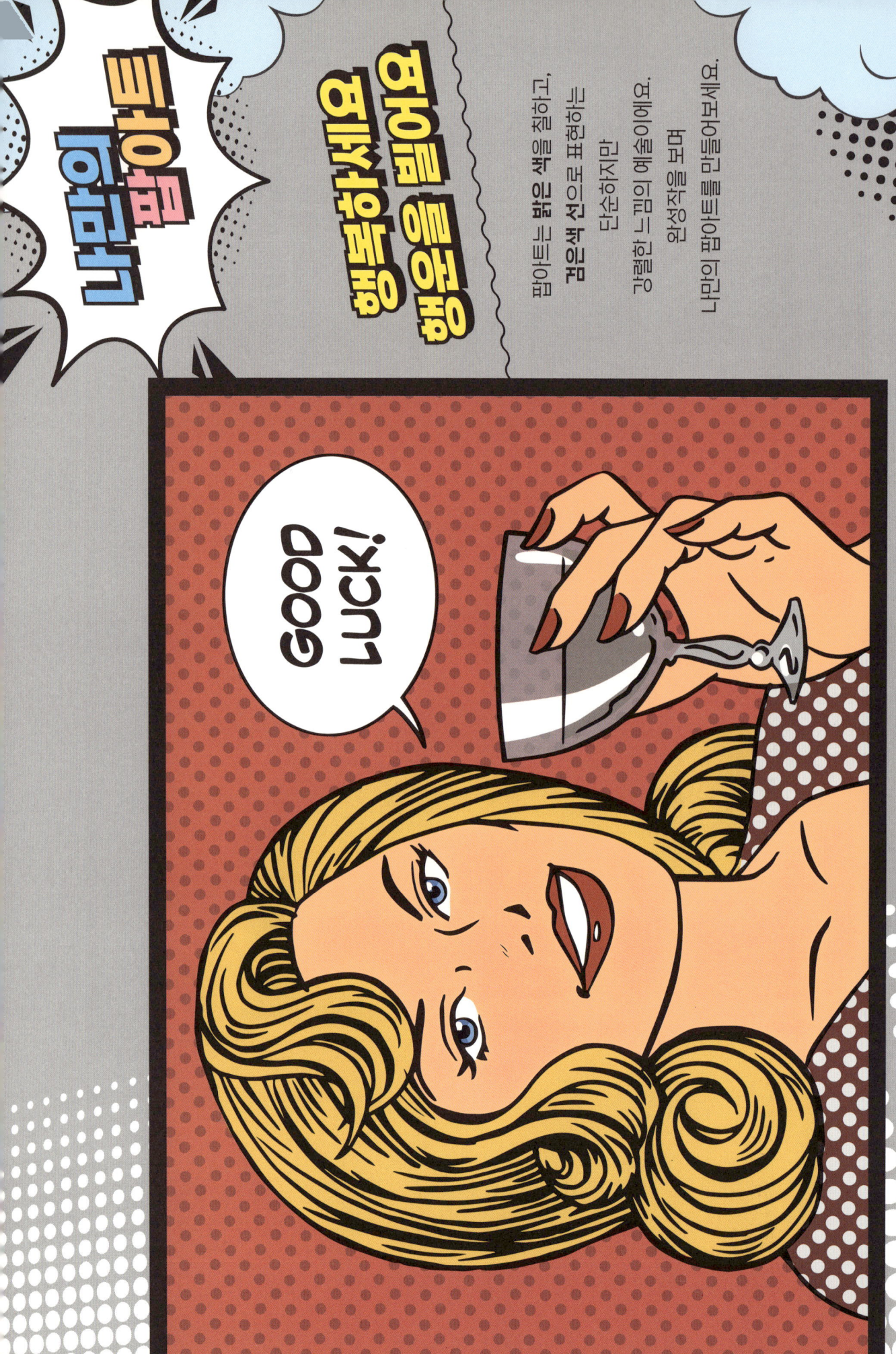

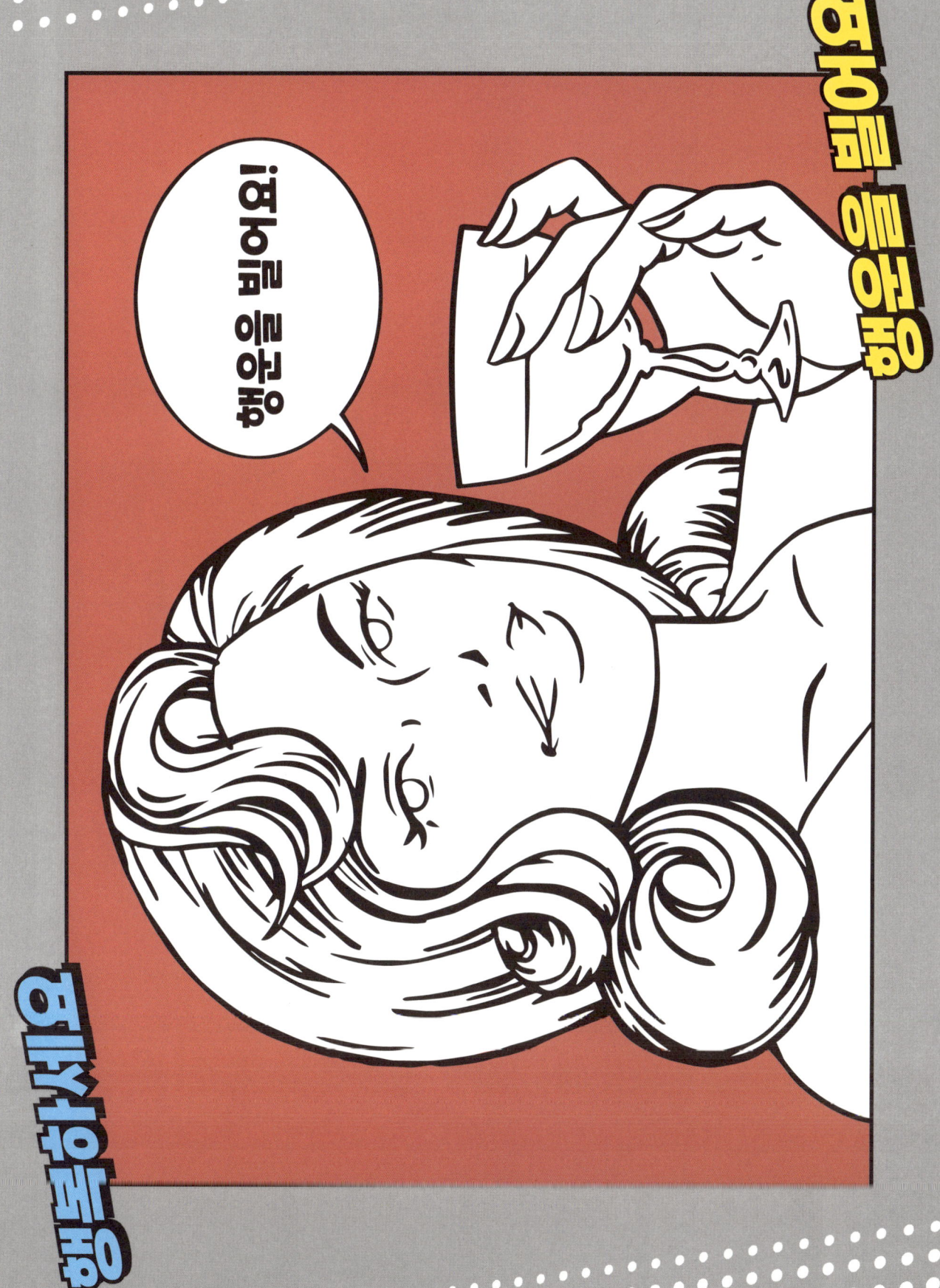

나만의 팝아트

보인다... 복권 1등 번호가 보인다!

팝아트는 **밝은 색**을 칠하고, **검은색 선**으로 표현하는 단순하지만 강렬한 느낌의 예술이에요. 완성작을 보며 나만의 팝아트를 만들어보세요.

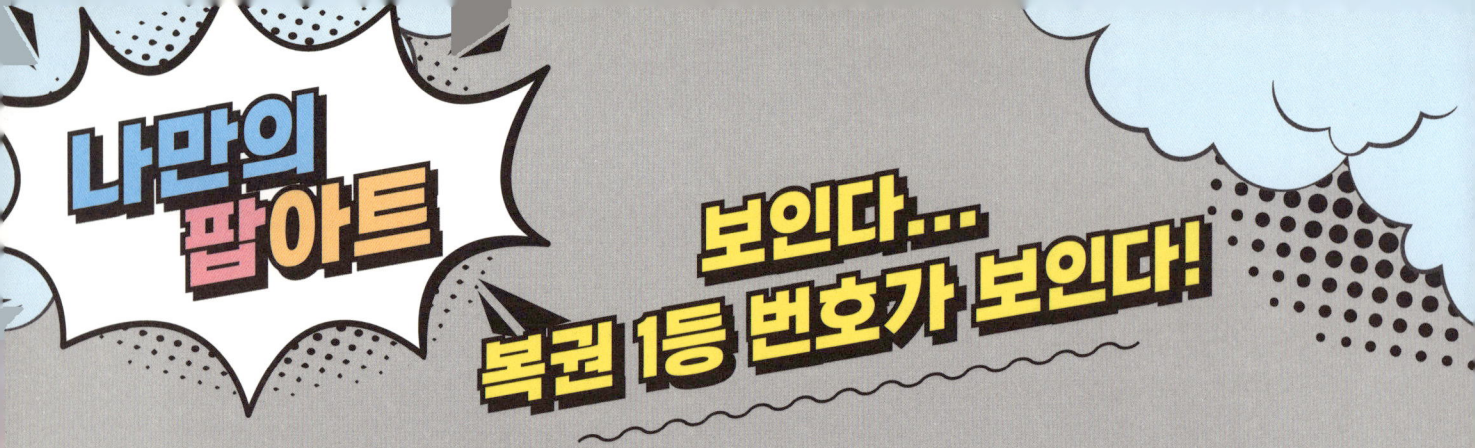

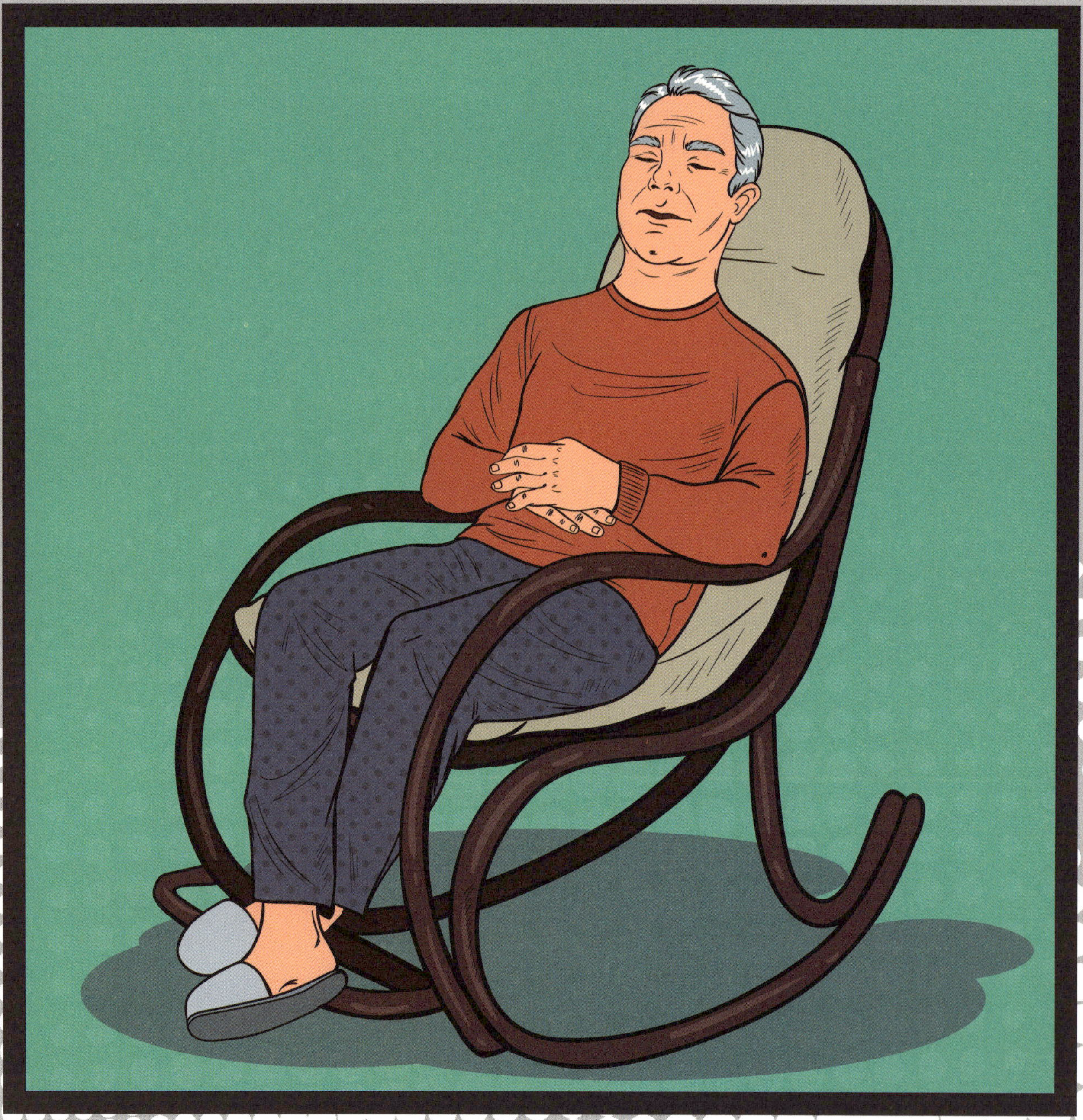

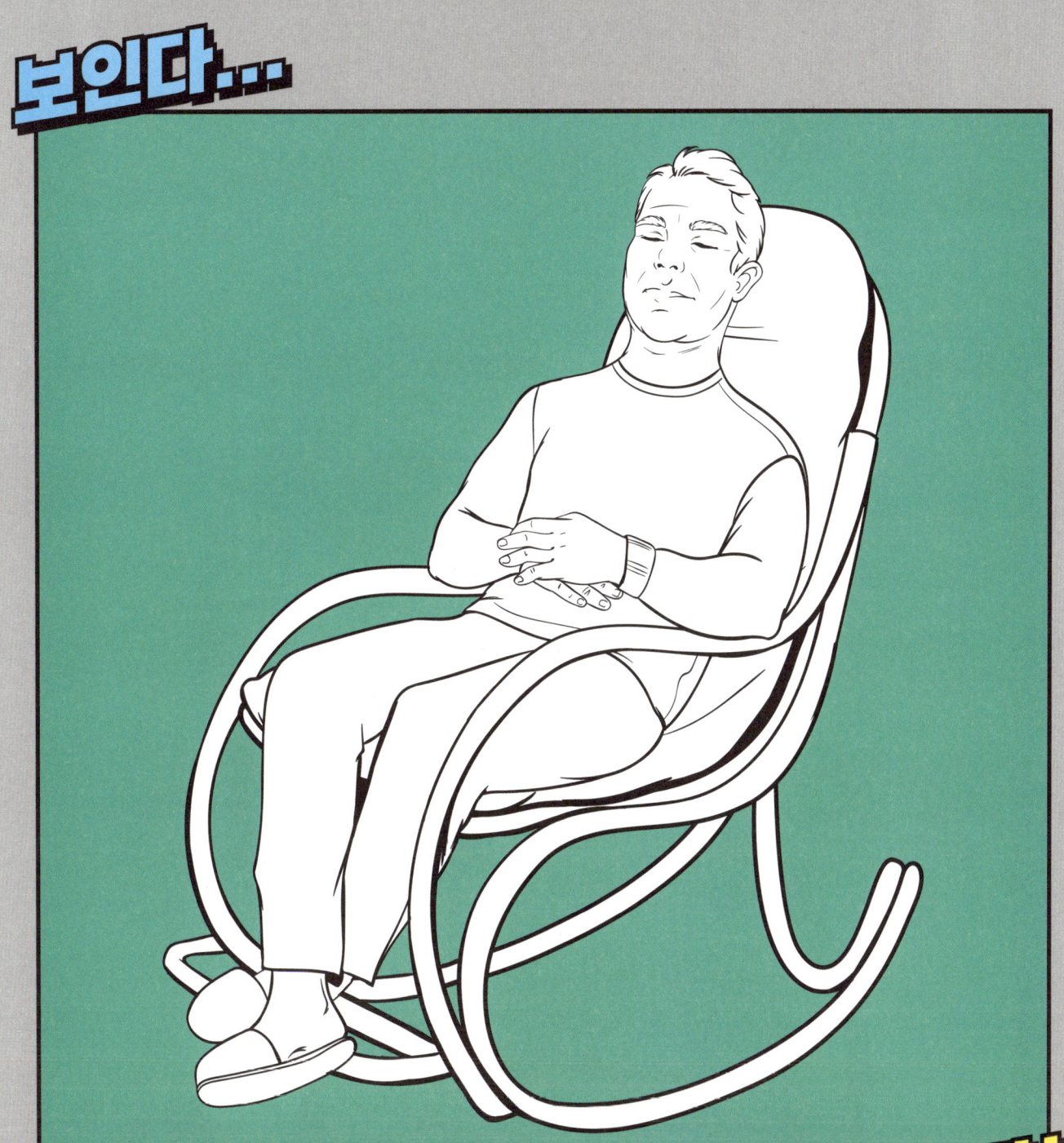

나만의 팝아트

열심히 돈 벌어서 하와이 갈 거예요

팝아트는 **밝은 색**을 칠하고, **검은색 선**으로 표현하는 단순하지만 강렬한 느낌의 예술이에요. 완성작을 보며 나만의 팝아트를 만들어보세요.

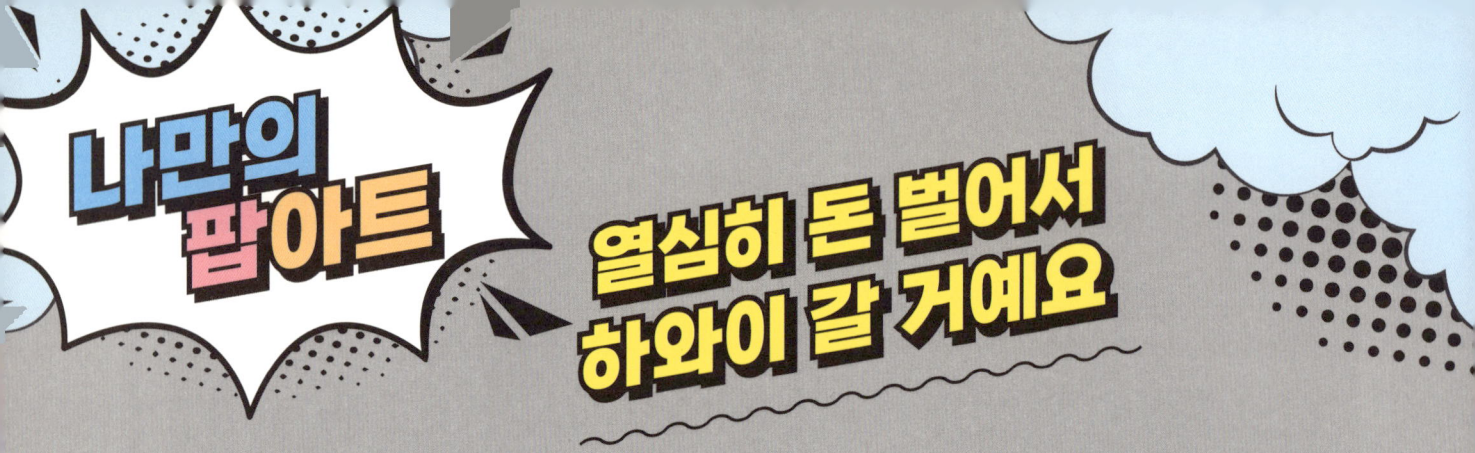

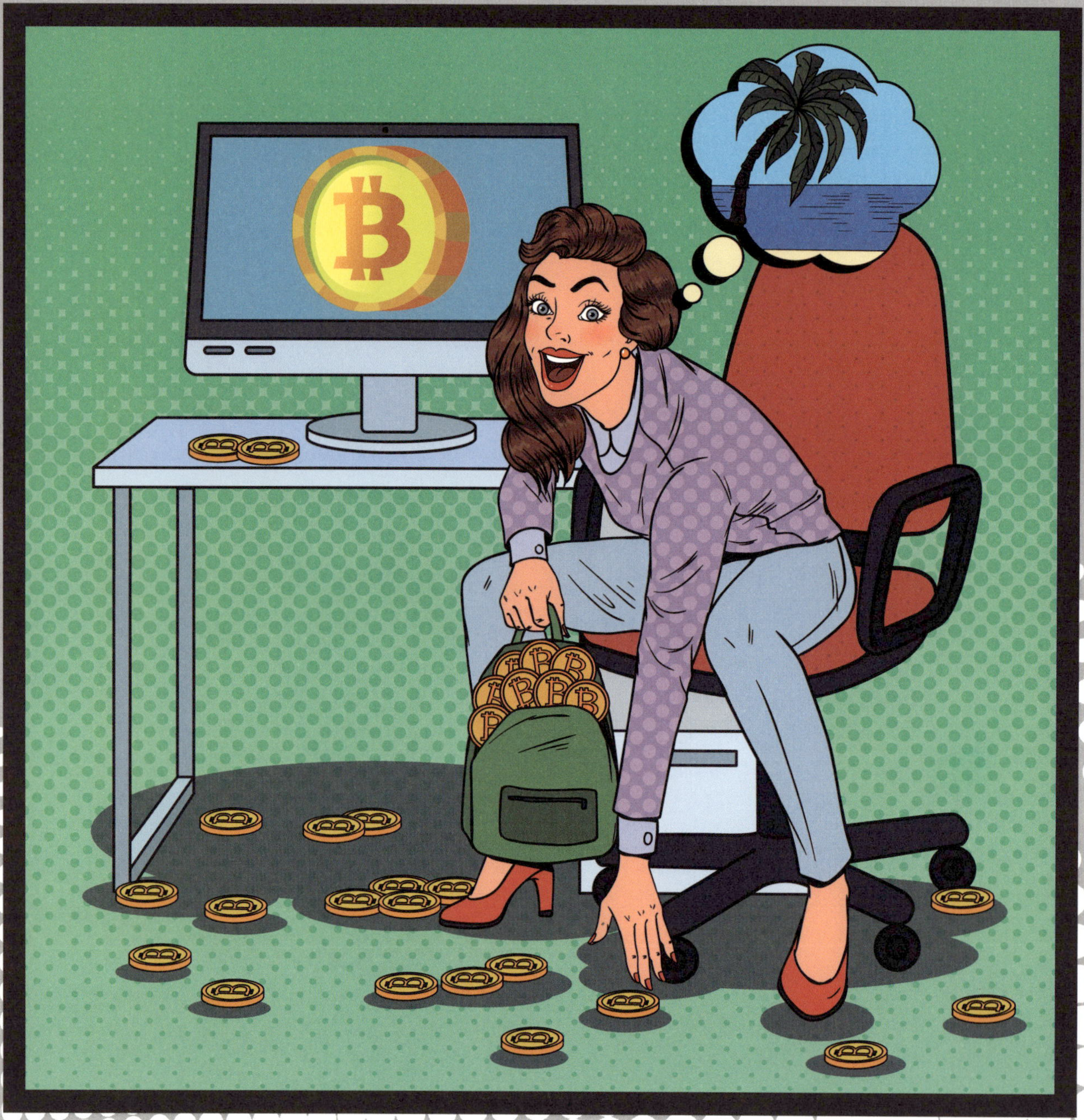

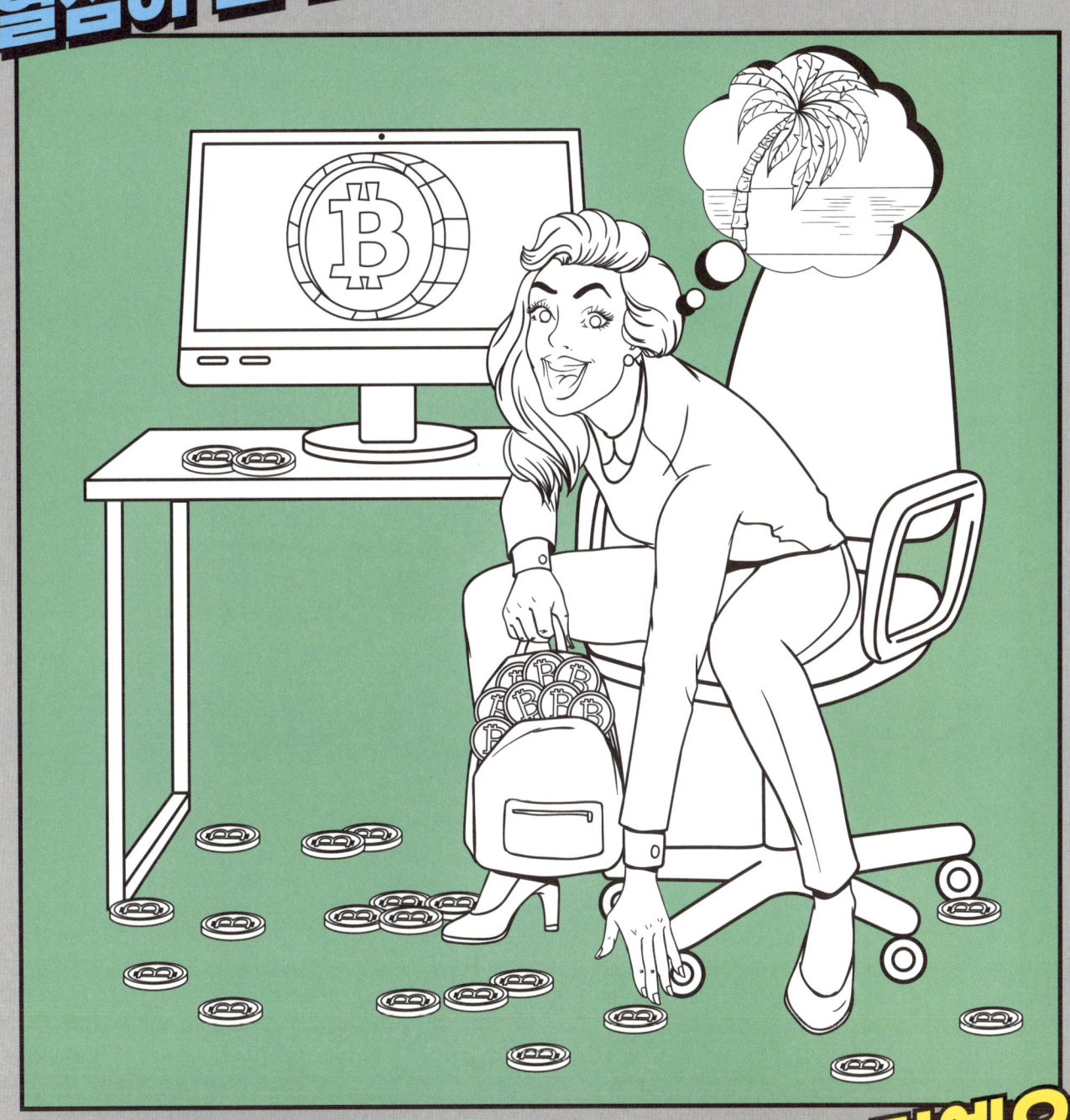

나만의 팝아트

이것만 자르면 자유다!

팝아트는 밝은 색을 칠하고, 검은색 선으로 표현하는 단순하지만 강렬한 느낌의 예술이에요. 완성작을 보며 나만의 팝아트를 만들어보세요.

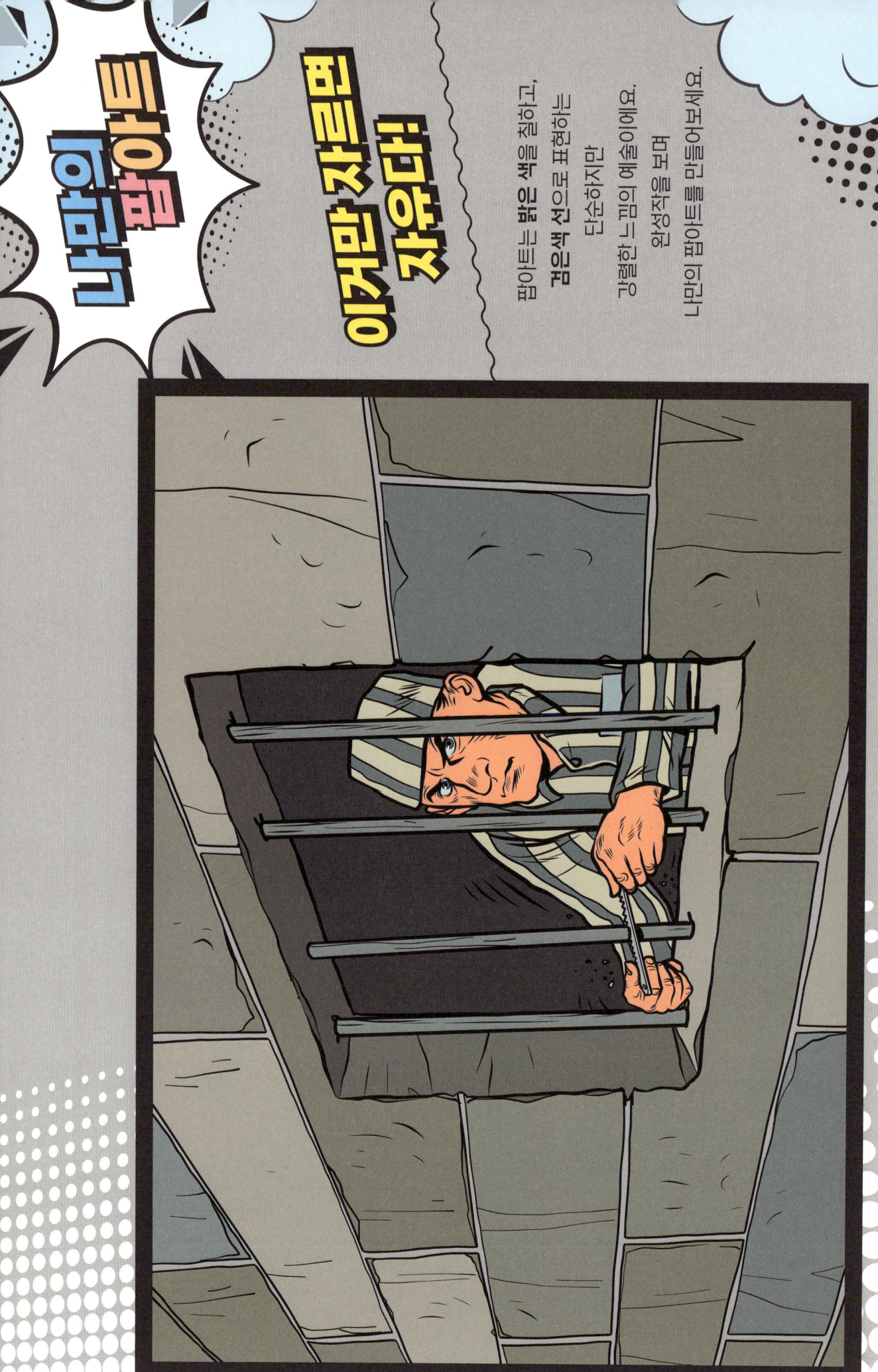

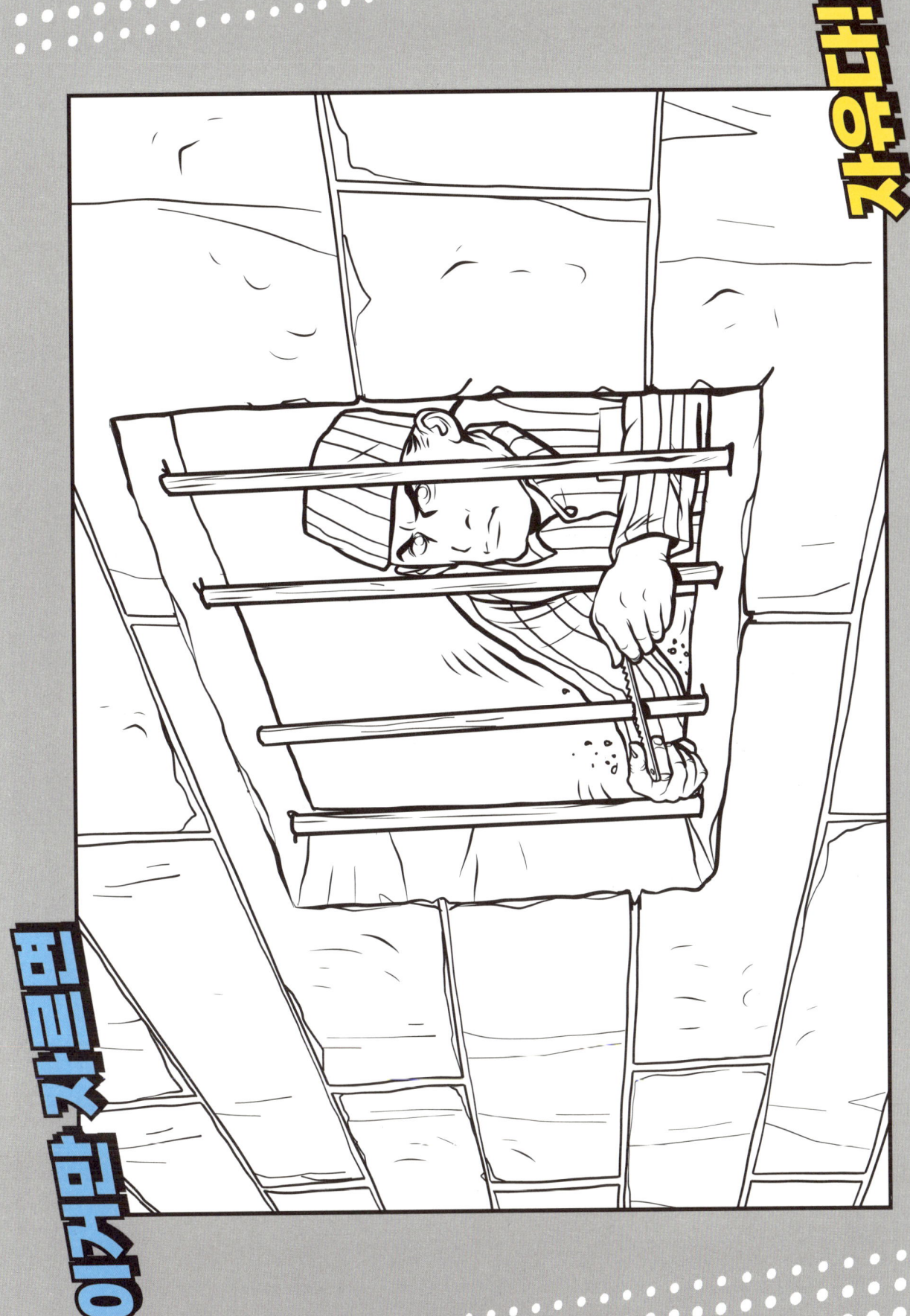

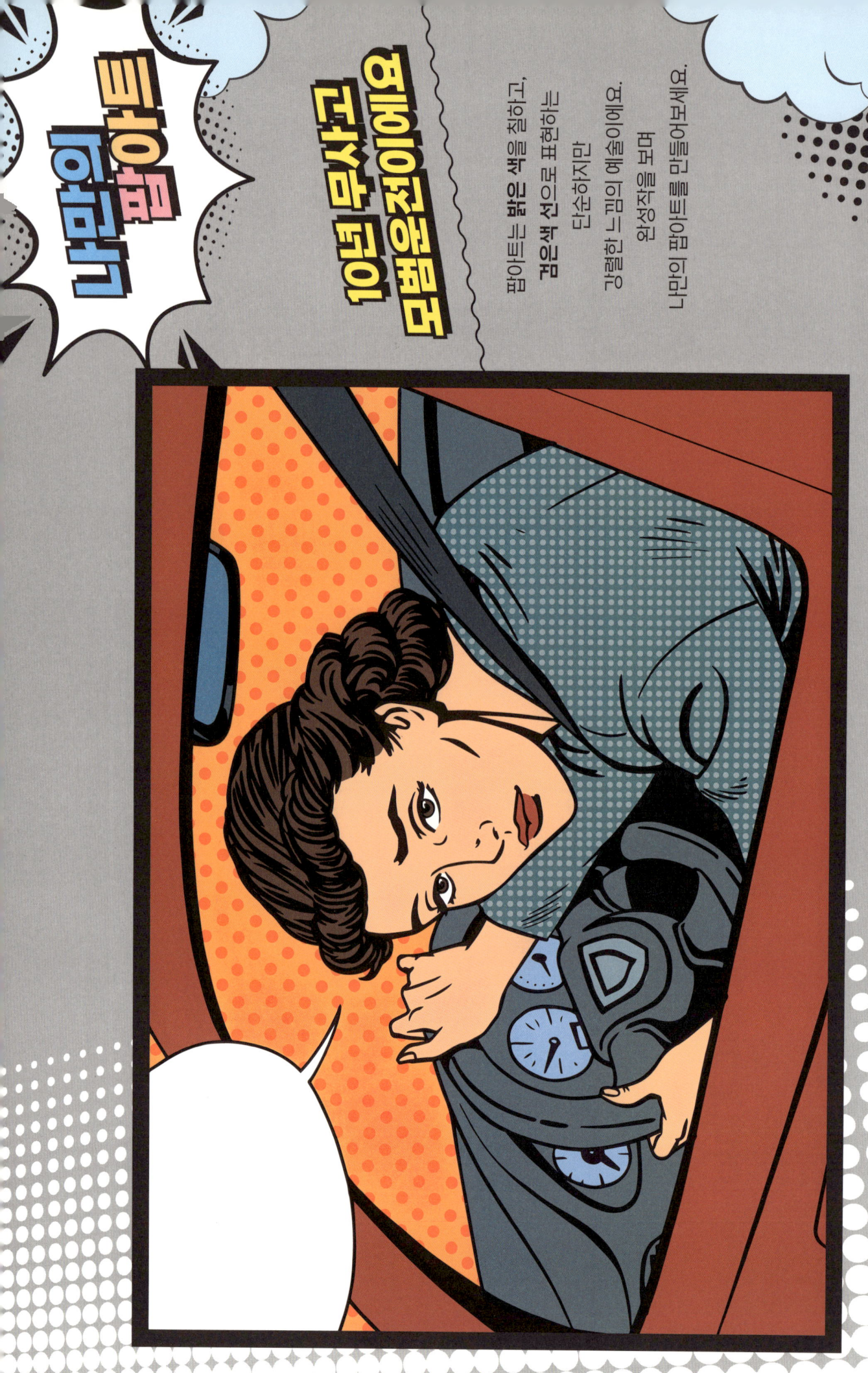

나만의 아트

10년 무사고 모범운전자이에요

팝아트는 밝은 색을 칠하고, 검은색 선으로 표현하는 단순하지만 강렬한 느낌의 예술이에요. 완성작을 보며 나만의 팝아트를 만들어보세요.

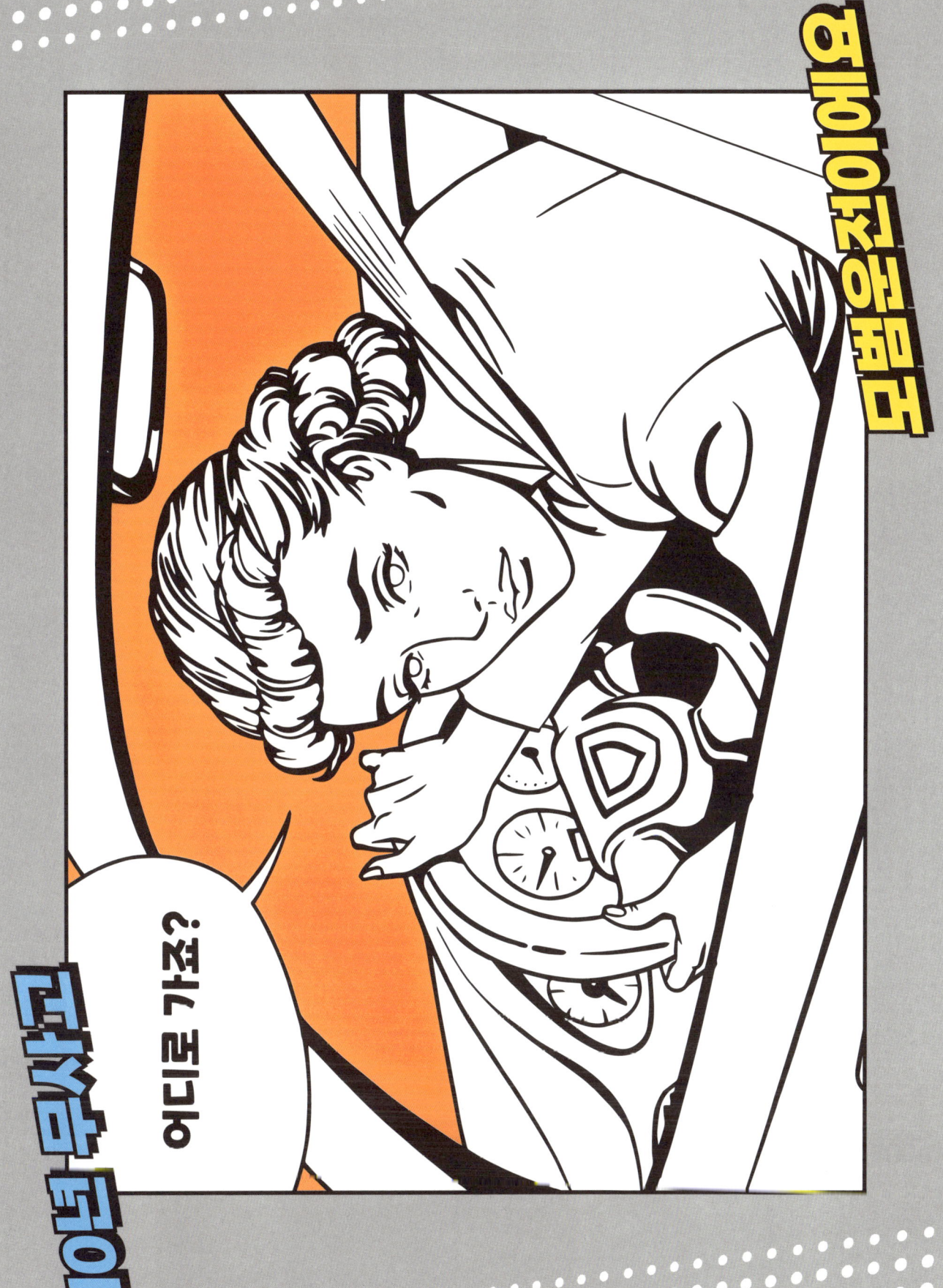

나만의 팝아트

오늘은 월급날 내가 한턱 쏜다

팝아트는 **밝은 색**을 칠하고, **검은색 선**으로 표현하는
단순하지만 강렬한 느낌의 예술이에요.
완성작을 보며 나만의 팝아트를 만들어보세요.

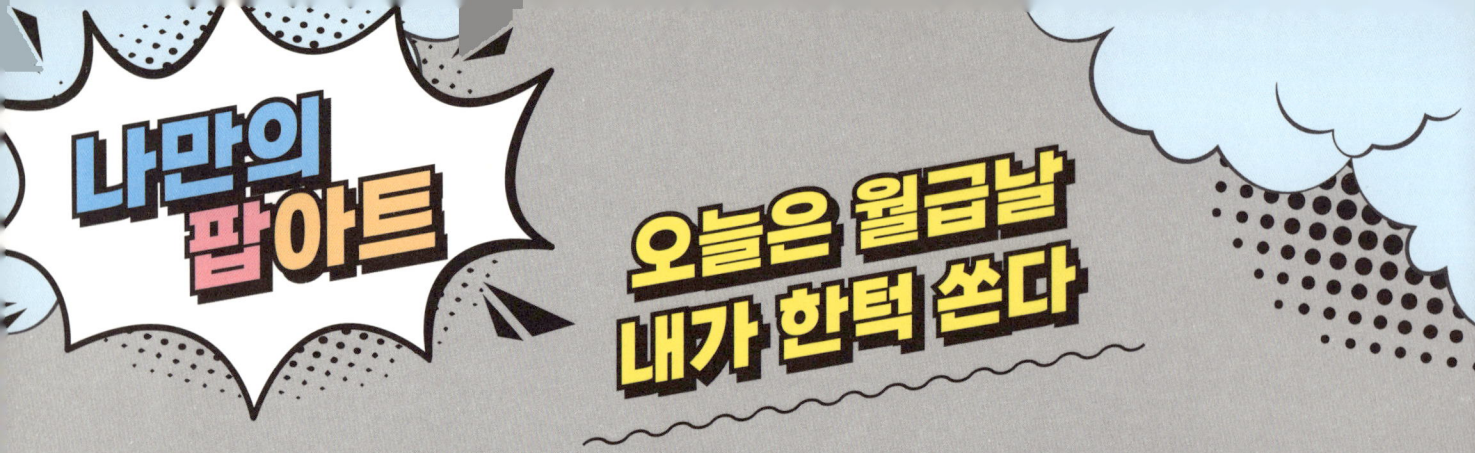

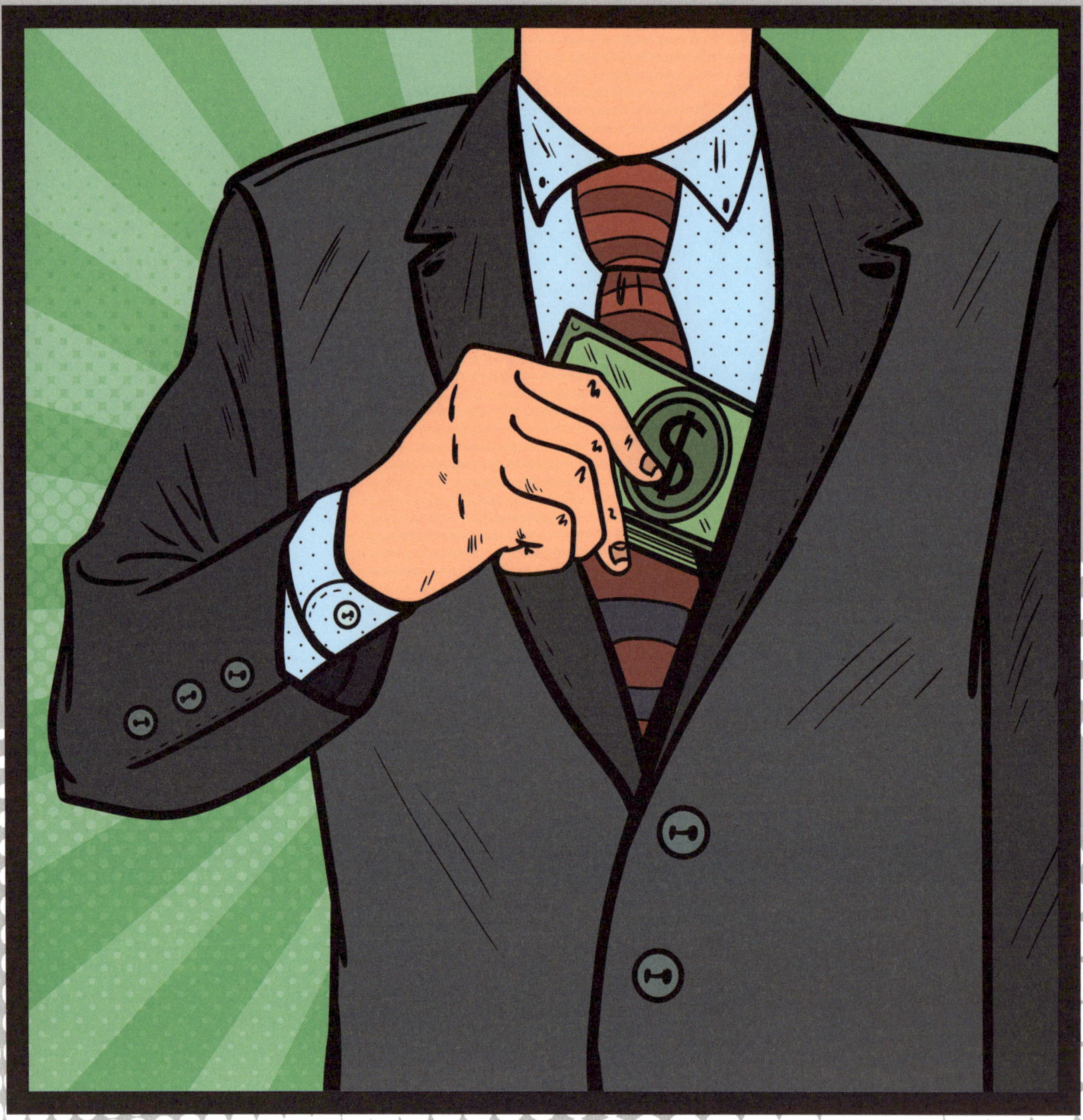

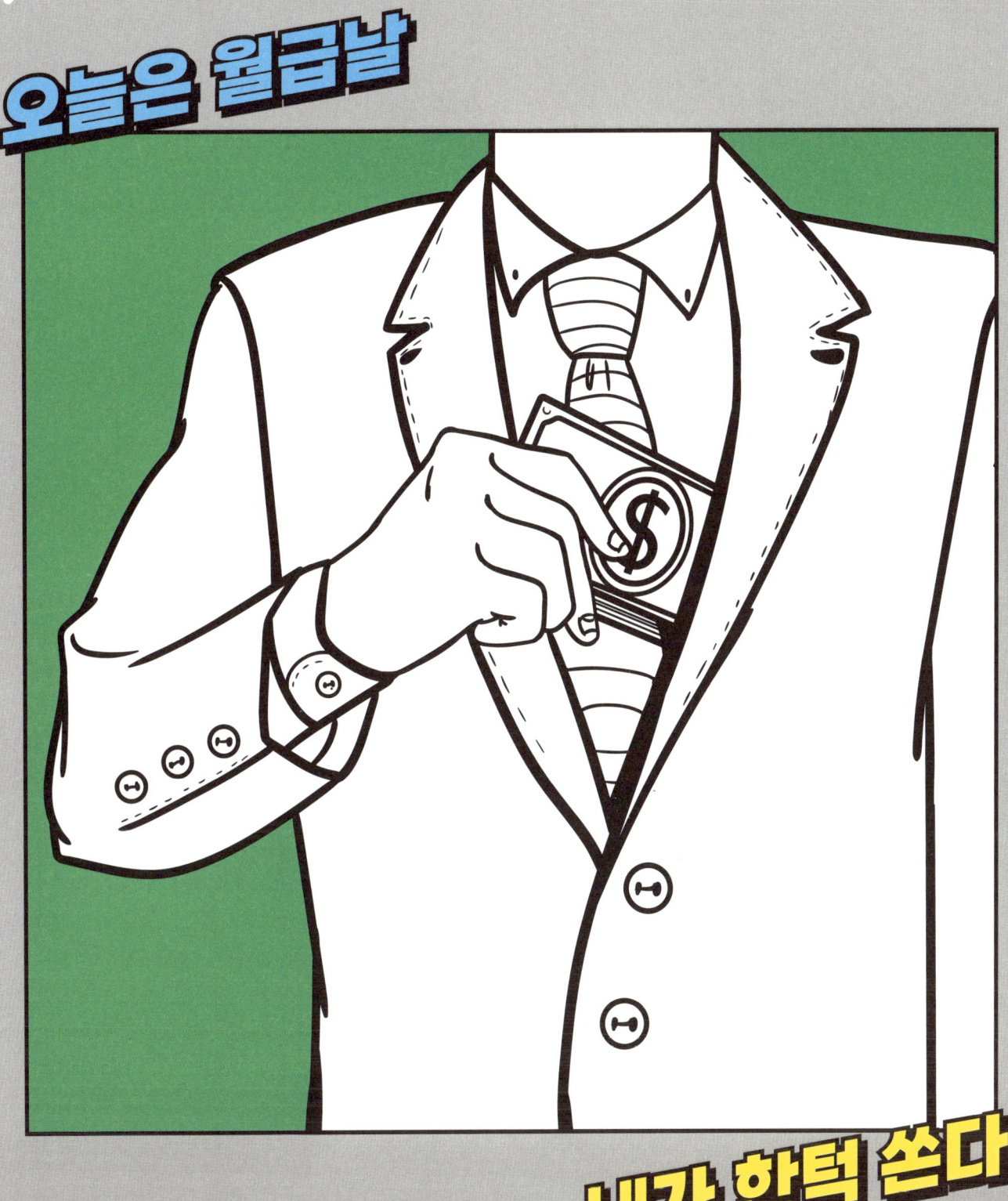

좋은 책을 만드는 길, 독자님과 함께 하겠습니다.

시니어를 위한 하하하 03 색칠북 팝아트편

초 판 발 행	2023년 8월 30일(인쇄 2023년 6월 19일)
발 행 인	박영일
책 임 편 집	이해욱
저 자	SD사회복지연구소
편 집 진 행	박종옥 · 김호은
표지디자인	박수영
편집디자인	홍영란 · 박서희
발 행 처	(주)시대고시기획
출 판 등 록	제 10-1521호
주 소	서울시 마포구 큰우물로 75 [도화동 538 성지 B/D] 9F
전 화	1600-3600
팩 스	02-701-8823
홈 페 이 지	www.sdedu.co.kr
I S B N	979-11-383-5385-4 (13650)
정 가	9,000원

※ 이 책은 저작권법의 보호를 받는 저작물이므로 동영상 제작 및 무단전재와 배포를 금합니다.
※ 잘못된 책은 구입하신 서점에서 바꾸어 드립니다.

시니어 취미 활동북 시리즈

시니어를 위한 하하하
하루에 하나씩 하자!

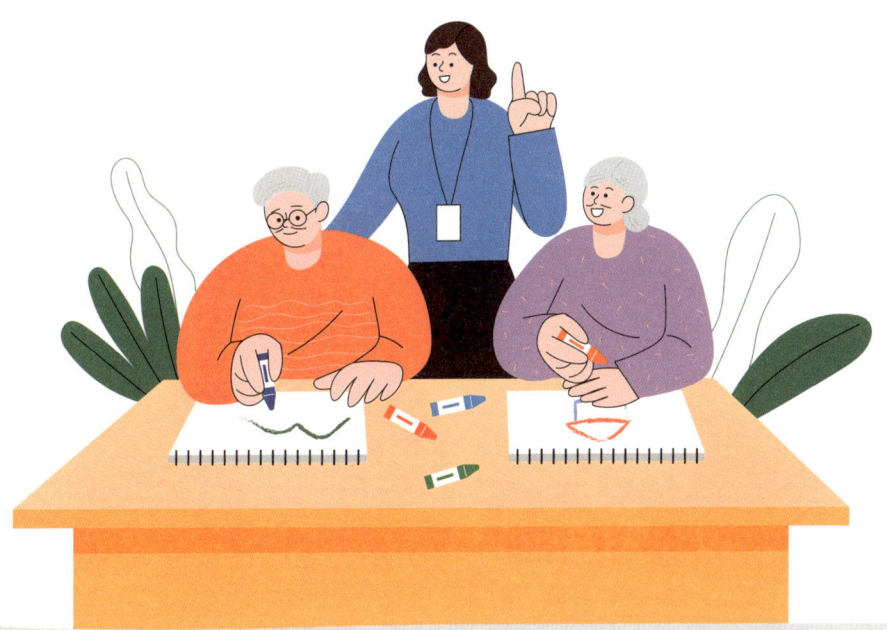

뇌 신경세포 자극으로 인지기능 향상과 치매 예방!

퍼즐, 색칠 등 다양한 두뇌 자극 활동으로
인지기능을 향상하고 치매를 예방할 수 있어요!

☆ 인지기능 향상
- 사고 속도 향상
- 단기 기억력 향상
- 주의력, 집중력 향상

☆ 삶의 만족도 향상
- 수면의 질 향상
- 스트레스 해소 및 기분 관리
- 손가락 운동으로 소근육 단련

시니어를 위한 하하하 시리즈 도서
하루에 하나씩 하자!

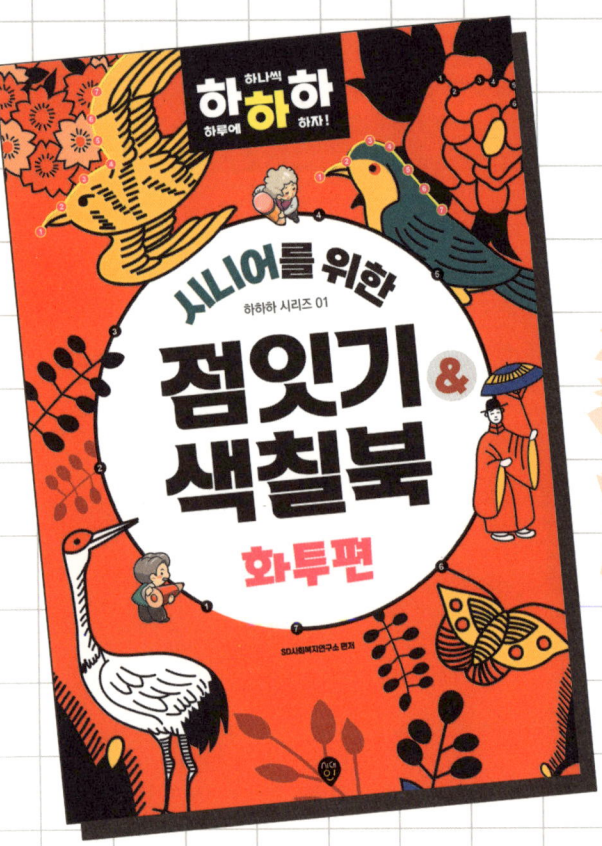

01
점잇기&색칠북
화투편

- 시니어에게 익숙한 화투 그림!
- 숫자를 세며 점을 이으면 완성되는 그림!
- 준비물이 필요 없는 쉽고 간단한 취미생활!
- 인지기능과 집중력 향상!

02
퍼즐&색칠북
어린시절편

- 어린시절 추억을 회상하게 하는 그림!
- 가위로 자르고 퍼즐을 맞추면 완성!
- 인지기능과 집중력 향상!
- 색칠하기와 가위질로 소근육 단련!

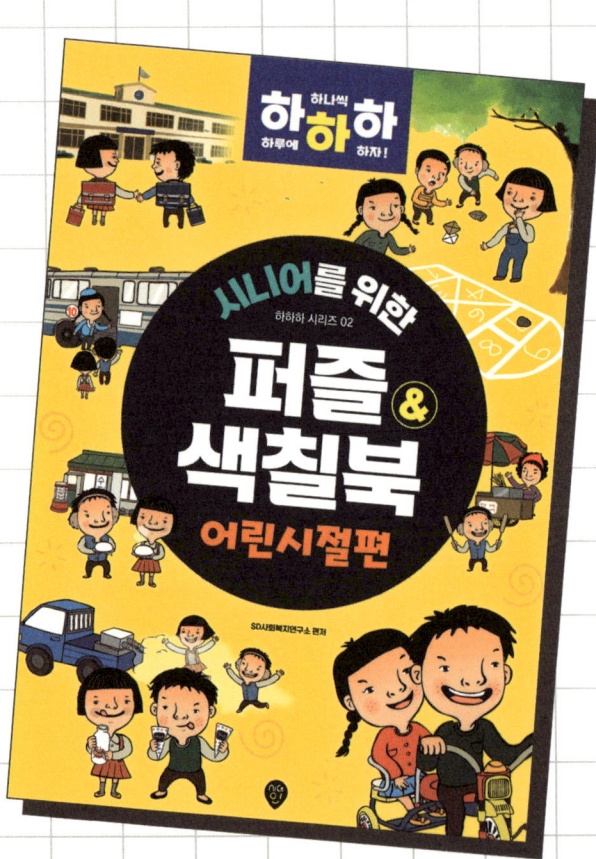